E. Dicke · H. Schliack · A. Wolff

# Bindegewebsmassage

Lizenzausgaben: LIBRAIRIE MALOINE, Paris — PICCIN EDITORE — Libreria Scientifica e Medica Internationale, Padova — Sidney S. Simon, New York

| | | | |
|---|---|---|---|
| 1. Auflage | 1953 | 6. Auflage | 1969 |
| 2. Auflage | 1954 | 7. Auflage | 1972 |
| 3. Auflage | 1956 | 8. Auflage | 1975 |
| 4. Auflage | 1958 | 9. Auflage | 1976 |
| 4. Nachauflage | 1962 | 10. Auflage | 1977 |
| 5. Auflage | 1968 | 10. Auflage / Nachdruck | 1979 |

E. DICKE · H. SCHLIACK · A. WOLFF

# BINDEGEWEBSMASSAGE

Mit Beiträgen von

E. Bruckmann · A. Hendrickx · S. Klein · G. Langendörfer

H.-H. Mutschler · G. Walther †

Zehnte Auflage

116 Abbildungen

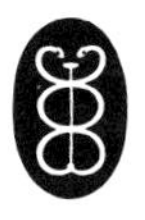

HIPPOKRATES VERLAG STUTTGART

Elisabeth Dicke *wurde als Tochter des Fabrikanten Bernhard Amann am 10. März 1884 in Lennep geboren. Nach Absolvierung der höheren Mädchenschule schloß sie ihre Bildung, vor allem in sprachlicher Hinsicht, in Pensionaten in der Schweiz und England ab. 1904 heiratete sie Hans Dicke. Ihre einzige Tochter wurde ihr leider wieder genommen.*

*Seit früher Jugend zeigte sie großes Interesse an allem, was mit der ärztlichen Wissenschaft zusammenhing. Sie ging nach Berlin zu Dr. Kirchberg und Professor Klapp und absolvierte dort mit großem Erfolg ihr krankengymnastisches Examen. In ihrer Heimat, in Wuppertal-Barmen, baute sie ihre Praxis auf. Güte und Hilfsbereitschaft, gepaart mit seltener Begabung für ihren Beruf, brachten ihr viel Anerkennung und Erfolg.*

*1942 verlegte sie ihren Wohnsitz nach Überlingen am Bodensee, wo sie bis zum Sommer 1952 Ausbildungskurse in ihrer Methode hielt und am 11. August 1952 dort verstarb.*

ISBN 3-7773-0022-5

Schemata der Abbildungen 108–116 aus: *K. Hansen, H. Schliack,* Schema der segmentalen Hautinnervation – Dermatome, Georg Thieme Verlag, Stuttgart 1968.

 Printed in Germany 1977. Druckerei: W. Kohlhammer GmbH, Stuttgart-Obertürkheim

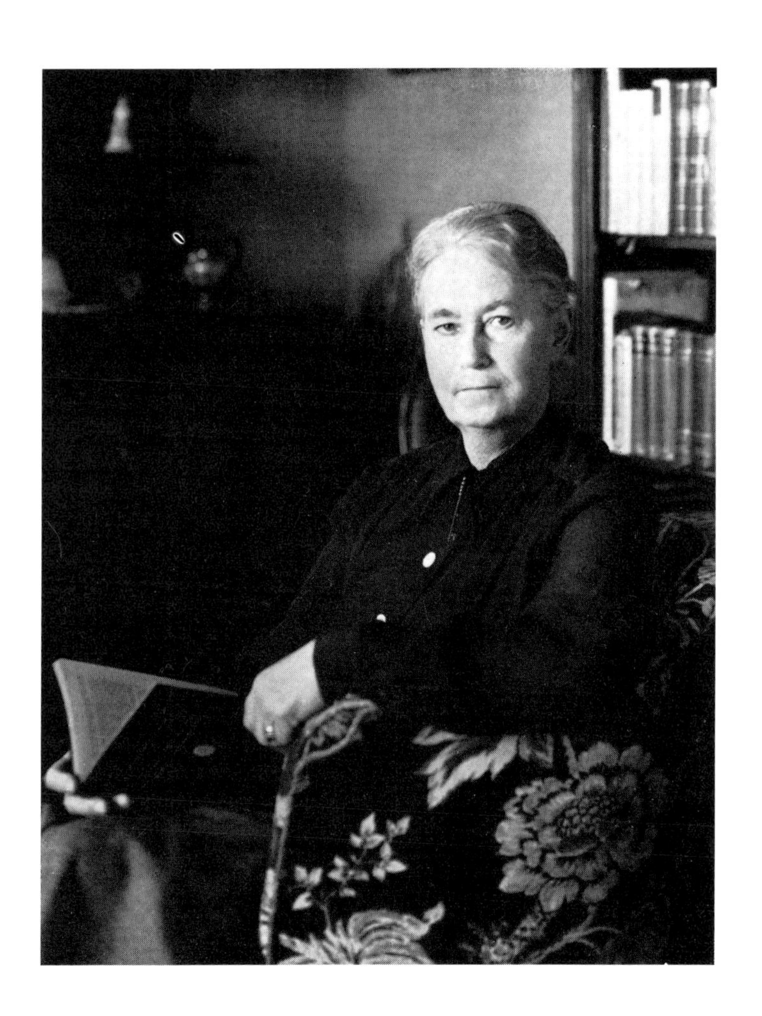

# Inhaltsverzeichnis

*Alphabetisches Inhaltsverzeichnis* . . . . . . 7
*Vorwort zur neunten Auflage* . . . . . . 9
*Vorwort zur sechsten Auflage* . . . . . . 9
*Vorwort zur fünften Auflage* . . . . . . 9

**1. Grundlagen**

Dicke, E.: Entstehung und Entwicklung der Methode . . . . . . 11
Schliack, H.: Theoretische Grundlagen zum Wirkungsmechanismus der Bindegewebsmassage . . . . . . 14
Klein, S., und Hendrickx, A., Neural-physikalische Bedingungen für den Grundaufbau bei der Bindegewebsmassage . . . . . . 34
Walther, G.: Anatomie, Physiologie u. Pathophysiologie des Bindegewebes 38

**2. Technik**

Dicke, E.: Praktische Vorbemerkungen . . . . . . 49
Dicke, E.: Allgemeine Richtlinien der Technik . . . . . . 50

**3. Spezielle Behandlungen**

Schliack, H.: Allgemeine Indikationen, Kontraindikationen und Verordnungen . . . . . . 88
Mutschler, H.-H., u. Walther, G.: Chirurgisch-orthopädische Erkrankungen 90
Die Bindegewebsmassage in der Orthopädie . . . . . . 90
Frakturen – Luxationen – Kontrakturen . . . . . . 92
Arthrosis deformans . . . . . . 96
Nachbehandlung bei Voßscher Operation . . . . . . 97
Hüftbeugekontrakturen bei Stümpfen . . . . . . 99
Die Perthessche Erkrankung . . . . . . 100
Reizgelenke . . . . . . 100
Genua valga — X-Beine . . . . . . 101
Fußbehandlung . . . . . . 102
Periarthritis humero-scapularis . . . . . . 104
Epicondylitis humeri . . . . . . 108
Überlastungsmyalgien – Schreibkrämpfe – überspielte Musiker u.a. 110
Polyarthritis, akut, chronisch . . . . . . 110
Muskelrheumatismus . . . . . . 113
Das Sudecksche Syndrom . . . . . . 115
Erkrankungen der Wirbelsäule . . . . . . 116
Lumbago . . . . . . 116
Die chronische Lumbago . . . . . . 118
Torticollis, der akute »rheumatische« Schiefhals . . . . . . 118
Zervikalsyndrom . . . . . . 120
Scheuermannsche Krankheit . . . . . . 123
Bechterewsche Krankheit . . . . . . 124
Rachitis . . . . . . 126
Skoliose . . . . . . 127
Narbenbehandlung . . . . . . 128
Zirkumskripte Sklerodermie . . . . . . 129
Dekubitus . . . . . . 130
Vorbehandlung bei orthopädischen Operationen . . . . . . 130

Schliack, H.: Erkrankungen des Nervensystems . . . . . . . . . . . 131
Entstehung und Behandlung peripherer Nervenläsionen . . . 131
Brachialgien . . . . . . . . . . . . . . . . . . . . . . 133
Ischialgien . . . . . . . . . . . . . . . . . . . . . . 135
Behandlungsrichtlinien bei peripheren Nervenläsionen . . . . 141
Die generalisierten Lähmungsbilder . . . . . . . . . . . . 142
Die polyneuritischen Lähmungen . . . . . . . . . . . . . 142
Die Poliomyelitis . . . . . . . . . . . . . . . . . . . 143
Muskelerkrankungen . . . . . . . . . . . . . . . . . . 145
Die Querschnittslähmungen . . . . . . . . . . . . . . . 146
Multiple Sklerose . . . . . . . . . . . . . . . . . . . 148
Die zerebralen Lähmungen . . . . . . . . . . . . . . . 149
Parkinsonismus . . . . . . . . . . . . . . . . . . . . 152
Kopfschmerzsyndrome . . . . . . . . . . . . . . . . . 153
Migräne . . . . . . . . . . . . . . . . . . . . . . . 160

Walther, G., und Schliack, H.: Durchblutungsstörungen der Extremitäten 163
Die arteriellen Durchblutungsstörungen . . . . . . . . . . . 163
Arteriosklerotische Durchblutungsstörungen . . . . . . . . 163
Diabetische Angiopathie, Gefäßleiden bei Zuckerkrankheit . 164
Winiwarter-Bürgersche Erkrankung . . . . . . . . . . . 165
Raynaudsche Krankheit . . . . . . . . . . . . . . . . 167

Venöse Durchblutungsstörungen . . . . . . . . . . . . . . 171
Krampfadern . . . . . . . . . . . . . . . . . . . . . 171
Oberflächliche Thrombophlebitiden . . . . . . . . . . . . 173
Ulcus cruris varicosum . . . . . . . . . . . . . . . . 174
Die tiefen Bein- und Beckenvenenthrombosen . . . . . . . 175
Behandlung bei Hämorrhoiden . . . . . . . . . . . . . 176

Frostschäden . . . . . . . . . . . . . . . . . . . . . . 176

Walther, G.: Innere Krankheiten . . . . . . . . . . . . . . 177
Herzkrankheiten . . . . . . . . . . . . . . . . . . . . . 177
Angina pectoris . . . . . . . . . . . . . . . . . . . . 180
Infarkt . . . . . . . . . . . . . . . . . . . . . . . 182

Erkrankungen der Atmungsorgane . . . . . . . . . . . . . 187
Heiserkeit, trachealer Reizhusten . . . . . . . . . . . . 187
Heuschnupfen, chronischer Schnupfen . . . . . . . . . . 187
Asthma bronchiale . . . . . . . . . . . . . . . . . . 188
Andere Lungenerkrankungen . . . . . . . . . . . . . . . 197

Erkrankungen des Magen-Darmkanals . . . . . . . . . . . . 198
Magenerkrankungen . . . . . . . . . . . . . . . . . . 198
Gastritis . . . . . . . . . . . . . . . . . . . . . . 198
Ulcus ventriculi . . . . . . . . . . . . . . . . . . . 199
Ulcus duodeni . . . . . . . . . . . . . . . . . . . . 203
Kardiospasmus . . . . . . . . . . . . . . . . . . . . 204
Dünndarm . . . . . . . . . . . . . . . . . . . . . . 205
Dickdarm – Obstipation . . . . . . . . . . . . . . . . 206

Erkrankungen der Leber, der Galle und der Gallenwege . . . . 210

Erkrankungen der Nieren und Nierenbecken . . . . . . . . 216
Blasenerkrankungen . . . . . . . . . . . . . . . . . . . . 221
Bettnässen . . . . . . . . . . . . . . . . . . . . . . . 224

Langendörfer, G.: Anwendung der Bindegewebsmassage in Frauenheilkunde und Geburtshilfe . . . . . . . . . . . . . . . . . 228
Erkrankungen der weiblichen Geschlechtsorgane . . . . . . . 232
Ovarialinsuffizienz . . . . . . . . . . . . . . . . . . . 233
Amenorrhoe . . . . . . . . . . . . . . . . . . . . . . 233
Oligomenorrhoe . . . . . . . . . . . . . . . . . . . . 235
Polymenorrhoe . . . . . . . . . . . . . . . . . . . . . 235
Dysmenorrhoe . . . . . . . . . . . . . . . . . . . . . 235
Regulationsstörungen im Klimakterium . . . . . . . . . . . 237
Geburten . . . . . . . . . . . . . . . . . . . . . . . . 237
Laktation . . . . . . . . . . . . . . . . . . . . . . . . 238
Kreuzschmerzen der Frau . . . . . . . . . . . . . . . . . 238

*Literaturverzeichnis* . . . . . . . . . . . . . . . . . . . . . 240
*Verzeichnis der Mitarbeiter* . . . . . . . . . . . . . . . . . 242
*Abbildungsverzeichnis* . . . . . . . . . . . . . . . . . . . . 243

# Alphabetisches Inhaltsverzeichnis

**A**llgemeine Indikationen, Kontraindikationen und Verordnungen 88
Amenorrhoe 233
Anatomie, Physiologie und Pathophysiologie des Bindegewebes 38
Andere Lungenerkrankungen 197
Angina pectoris 180
Anwendung der Bindegewebsmassage in Frauenheilkunde und Geburtshilfe 228
Arteriosklerotische Durchblutungsstörungen 163
Arthrosis deformans 96
Asthma bronchiale 188
I. Aufbaufolge 61
II. Aufbaufolge 65
III. Aufbaufolge 72

**B**echterewsche Krankheit 124
Behandlungsrichtlinien bei peripheren Nervenläsionen 141
Behandlung bei Hämorrhoiden 176
Bettnässen 224
Bindegewebe in der Muskulatur 43
Bindegewebe in den Organen 43
Bindegewebsmassage unter Wasser 87
Blasenerkrankungen 221
Brachialgien 133

**D**as Bindegewebe als Kombinationsstruktur 41
Das Sudecksche Syndrom 115
Dekubitus 130
Diabetische Angiopathie 164
Dickdarm – Obstipation 206
Die arteriellen Durchblutungsstörungen 163
Die Bindegewebsmassage in der Orthopädie 90
Die chronische Lumbago 118
Die Perthessche Erkrankung 100
Die Poliomyelitis 143
Die polyneuritischen Lähmungen 142
Die Querschnittslähmungen 146
Die tiefen Bein- und Beckenvenenthrombosen 175
Die zerebralen Lähmungen 149
Durchblutungsstörungen der Extremitäten 163
Dünndarm 205
Dysmenorrhoe 235

Entstehung und Behandlung peripherer Nervenläsionen 131
Entstehung und Entwicklung der Methode 11
Epicondylitis humeri 108
Erkrankungen der Leber, der Galle und der Gallenwege 210
Erkrankungen der Nieren und der Nierenbecken 216
Erkrankungen der weiblichen Geschlechtsorgane 232

Fasern des Bindegewebes 39
Faseriges Bindegewebe 42
Frakturen – Luxationen – Kontrakturen 92
Frostschäden 176
Fußbehandlung 102

Gastritis 198
Geburten 237
Genua valga — X-Beine 101

Heiserkeit, Rachenkatarrh, Räusperzwang, trachealer Reizhusten 187
Heuschnupfen 187
Herzkrankheiten 177
Hüftbeugekontrakturen bei Stümpfen 99

Infarkt 182
Innere Krankheiten 177
Ischialgien 135

Kardiospasmus 204
Kleiner Aufbau – Grundaufbau 51
Kopfschmerzsyndrome 153
Krampfadern 171
Krankheiten des Bindegewebes 47
Kreuzschmerzen der Frau 238

Laktation 238
Lumbago 116

Magenerkrankungen 198
Mechanische Eigenschaften kollagener Fibrillen, Bänder, Sehnen 40
Migräne 160
Multiple Sklerose 148
Muskelerkrankungen 145
Muskelrheumatismus 113

Nachbehandlung nach Voßscher Operation 97
Narbenbehandlung 128
Neuralphysikalische Bedingungen für den Grundaufbau bei der Bindegewebsmassage 34

Oberflächliche Thrombophlebitiden 173
Oligomenorrhoe 235

Parkinsonismus 152
Periarthritis humero-scapularis 104
Physiologie 44
Polyarthritis, akut, chronisch 110
Polymenorrhoe 235
Praktische Vorbemerkungen 49

Rachitis 126
Raynaudsche Krankheit 167
Regulationsstörungen im Klimakterium 237
Reizgelenke 100

Scheuermannsche Krankheit 123
Segmentale Organbeziehungen 32
Skoliose 127

Theoretische Grundlagen zum Wirkungsmechanismus der Bindegewebsmassage 14
Therapeutische Konsequenzen 33
Torticollis, der akute »rheumatische Schiefhals« 118

Überlastungsmyalgien 110
Ulcus cruris varicosum 174
Ulcus duodeni 203
Ulcus ventriculi 199

Venöse Durchblutungsstörungen 171
Vorbehandlung bei orthopädischen Operationen 130

Winiwarter-Bürgersche Erkrankung 165
Wirkung der Hormone auf den Bindegewebsstoffwechsel 46

Zellen im Bindegewebe 38
Zervikalsyndrom 120
Zirkumskripte Sklerodermie 129

## Vorwort zur neunten Auflage

Gegenüber der achten Auflage wurden einige wenige Abbildungen erneuert, sowie kleine Ergänzungen eingefügt.

*Remagen und Berlin, im November 1975*

A. Wolff
H. Schliack

## Vorwort zur sechsten Auflage

Die weitgehend überarbeitete fünfte Auflage hat so guten Anklang gefunden, daß schon nach mehreren Monaten die sechste folgen muß. Wir sehen darin ein erfreuliches Zeichen des Interesses an dieser ausgezeichneten Behandlungsmethode und eine Anerkennung unserer Arbeit. Es ist verständlich, daß in so kurzer Zeit keine wichtigen neuen Gesichtspunkte zu erkennen oder gar zu verarbeiten sein konnten. Die sechste Auflage erscheint daher in unveränderter Form. Nach wie vor sind wir für jede Anregung zu Korrekturen und Ergänzungen dankbar.

*Rom und Berlin, im Januar 1969*

A. Wolff
H. Schliack

## Vorwort zur fünften Auflage

Die erste Fassung dieses Buches hat Frau Dicke selbst noch geschrieben ihr Erscheinen 1952 nicht mehr erlebt. Die folgenden drei Auflagen wurden nur unwesentlich verändert.
Inzwischen ist ihre Behandlungsmethode, die Bindegewebsmassage, nicht nur in Deutschland, sondern in der ganzen Welt bekannt geworden. Da die bisherigen Auflagen nicht eigentlich ein Lehrbuch, sondern mehr einen sub-

jektiven Erfahrungsbericht darstellten, erschien es bei der Neubearbeitung notwendig, die allgemeingültigen Richtlinien präzise klarzustellen, damit das Buch im In- und Ausland als Grundlage für den Unterricht brauchbar wird. Es soll als Anleitung für die angehenden Therapeuten, die keine Ärzte sind, verständlich sein, andererseits auch dem Arzt akzeptable Anhaltspunkte für seine Indikationen geben.

Diese vielschichtige Aufgabe war nicht leicht zu bewältigen, denn im allgemeinen versteht der Arzt nicht genug von der technischen Durchführung der Behandlung, die Therapeuten hingegen haben natürlicherweise Schwierigkeiten mit der Kennzeichnung und Definition von Krankheiten und ihren Ursachen. Wollte man nun beiden Interessenten – den Ärzten, die ja für die Indikation verantwortlich sind, und den Therapeuten – die nötigen Informationen in geeigneter Form darstellen, so war die Zusammenarbeit von Ärzten und erfahrenen Therapeuten gar nicht zu umgehen.

Wir haben gemeinsam die nun vorgelegte Form bearbeitet und uns dabei dankbar der Mitarbeit speziell erfahrener Mitarbeiter bedient. Wir haben uns bemüht, die bisher möglich erscheinenden theoretischen Erklärungen der Wirkungsweise der Bindegewebsmassage zu beschreiben. Im speziellen Teil glaubten wir, von der bisher sehr subjektiven Sicht abrücken zu sollen. Der heutige Status dieser Therapie erlaubt es, endlich vom Einzelfall zu allgemeingültigen Gesichtspunkten vorzustoßen. Wir haben daher die Einteilung der Erkrankungen nach allgemein anerkannten Kriterien vorgenommen, ihre Charakteristika jeweils in kurzen Sätzen dargestellt. Wir hoffen, daß wir durch dieses Vorgehen der Methode, auch im Ausland, neue Freunde gewinnen werden.

Trotz dieser neuen Tendenzen haben wir den alten Text von Frau Dicke und ihre wichtigen eigenen Beobachtungen, vor allem ihre Behandlungsschilderungen, soweit wie irgend möglich unverändert übernommen.

Durch vielerlei Zufälle wurde die Bearbeitung leider sehr verzögert. Der schwerste Verlust war der frühe Tod unseres Mitarbeiters, Herrn Chefarzt Dozent Dr. Walther.

Dem Hippokrates-Verlag danken wir für seine Geduld und sein verständnisvolles Entgegenkommen auf unsere Wünsche.

*Rom und Berlin, im Juli 1968*

A. Wolff
H. Schliack

# I. GRUNDLAGEN

## Entstehung und Entwicklung der Methode

Die Behandlungsweise einer »Massage reflektorischer Zonen im Bindegewebe« wurde von mir bei eigener Krankheit gefunden.

1929 litt ich an schweren Durchblutungsstörungen des rechten Beines. Das Bein war eiskalt, die Färbung grauweiß, die Zehen waren wie von Ringen eingeschnürt, sie standen unmittelbar vor einer Nekrose. Die Arteria dorsalis pedis war nicht mehr fühlbar. Man sprach ärztlicherseits zu mir von der Notwendigkeit einer Amputation als der letzten Möglichkeit einer Behandlung.

Unter diesen bedrückenden Aussichten versuchte ich, nach fünf Monate langem Liegen, mir selbst eine Erleichterung der begleitenden heftigen Rückenschmerzen zu verschaffen. Seit zwei Jahren war ich als Krankengymnastin tätig. Ich tastete aus der Seitenlage über Kreuzbein und Beckenkamm ein verdichtetes »infiltriertes« Gewebe und eine gegenüber links erhöhte Spannung der Haut und der Unterhautpartien. Ich versuchte, die Spannung durch ziehende Striche zu verteilen. An diesen Stellen bestand eine Überempfindlichkeit, das einfache Streichen mit der Fingerkuppe bewirkte große Schmerzhaftigkeit. Die Spannung wich jedoch allmählich; die Rückenschmerzen schwanden unter den lösenden Strichen zusehends, ein starkes Wärmegefühl setzte ein. Nach einigen Versuchen spürte ich anhaltende Linderung der Beschwerden.

Es setzte nun ein Kribbeln und Stechen im kranken Bein bis zur Sohle ein, abwechselnd mit Wärmewellen. Das Bein besserte sich stetig. Danach bezog ich auch die Regionen über dem rechten Trochanter und dem seitlichen Oberschenkel – Tractus iliotibialis – in die Strichführung ein. Dort bestand eine auffallende »Verhaftung« der Haut und des Unterhautgewebes. Nach dieser Behandlung wurden die Venen des Oberschenkels wieder sichtbar, sie füllten sich spontan mit Blut.

Im Verlaufe eines Vierteljahres bildeten sich die schweren Krankheitserscheinungen vollkommen zurück. Die Behandlung wurde über längere Zeit von einer Kollegin fortgeführt. Meine Tätigkeit als Krankengymnastin konnte ich nach einem Jahr wieder voll ausüben.

Aus den Erfahrungen dieser Erkrankung entwickelte sich allmählich eine systematisch aufgebaute Behandlungsmethode. Im Verlauf der Erkrankung hatten sich außerdem eine Reihe schwerer Störungen an den inneren Organen eingestellt: eine chronische Gastritis, eine entzündliche Leberschwellung, anginöse Beschwerden des Herzens, zuletzt eine Nierenkolik. Alle diese organischen und funktionellen Störungen konnte ich mit Erfolg durch die neugefundene Behandlungsweise beheben. Die Magenbeschwerden sowie die Beschwerden in der Herzgegend, die von Atemnot und starken Beklem-

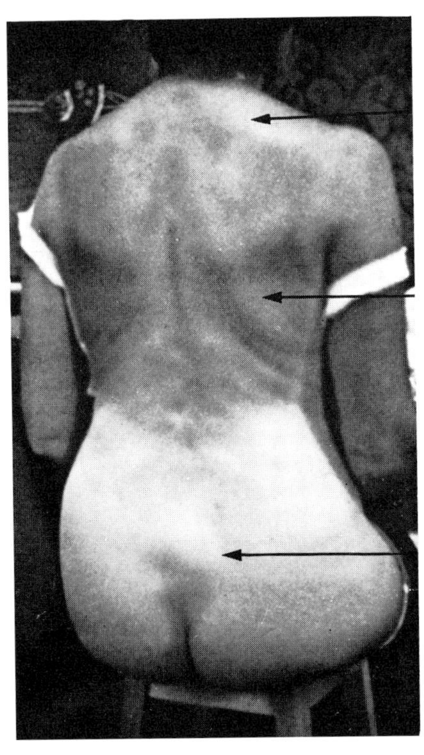


Abb. 1a Bindegewebsbefunde bei Leber-Galle-Störung
Aufnahme: Jean Revault, Kinésithérapeute, Paris

mungen begleitet waren, ließen unter der Behandlung nach. Die Nierenkolik, bei der der gerufene Arzt nicht zu erreichen war, ließ sich innerhalb von fünf Minuten lösen, wobei ein Nierenstein und eine Menge Harngrieß abging. Die behandelnde Kollegin arbeitete nach meinen Angaben.
Durch die Anwendung dieser Behandlungsweise erweiterte sich die Methode. Die an mir entdeckten Zonen der Körperoberfläche, von denen aus die einzelnen Organe beeinflußt werden konnten, fanden sich auch bei meinen Patienten. Nach den von mir entdeckten und ausgearbeiteten Erfahrungstatsachen bestehen solche reflektorischen Zonen nicht nur im Bereich der Haut und der Skelettmuskulatur, sondern ganz vornehmlich auch im Bereich des Unterhautbindegewebes. Hier fand ich bei funktionellen oder

gewissen organischen Störungen im Bereich der inneren Organe Quellungen, Einziehungen, erhöhte Spannungen (s. S. 12/13, Abb. 1 und s. Lit. Verz. Nr. 37, 38, 39), intensive Schmerzen, die sogenannten »Maximalpunkte«, die umgangen werden mußten, weil der Reiz von dort aus auf das erkrankte Organ zu stark war. Nachdem ich in dieser Weise für mich eine systema-

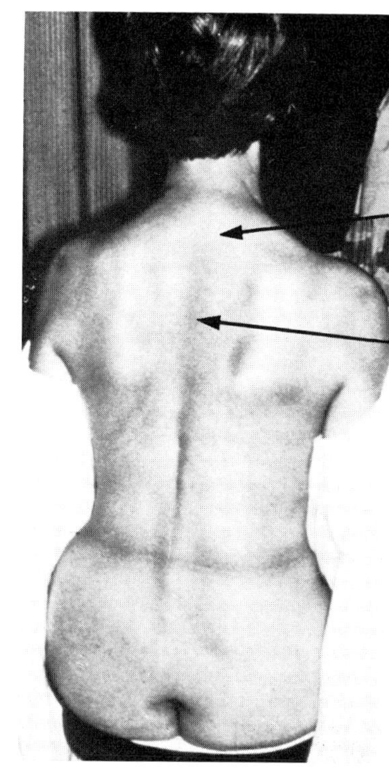


Abb. 1b Bindegewebsbefunde bei Migräne
Aufnahme: Wolff, Hannover

tische Behandlungsweise ausgebildet hatte, erfuhr ich, daß der englische Arzt HEAD entsprechende Hautzonen beschrieben hat, die zu den inneren Organen in Beziehung stehen.

Mit dieser Feststellung konnte die von mir analog gefundene Behandlungsmethode auf bekannte Grundlagen der Pathophysiologie gestellt werden. 1935 suchte ich Herrn Professor VEIL in Jena auf, um meine Arbeit in seiner Klinik und an seinen Patienten zu demonstrieren. Er erkannte den Wert der Methode und legte mir nahe, mich zur weiteren Auswertung an eine krankengymnastische Schule zu wenden. Im Jahre 1938 wurde ich von Frau Dr. TEIRICH-LEUBE, Leiterin der Krankengymnastikschule in Freiburg i. Br., aufgefordert, meine Behandlungsweise dort zu demonstrieren. Die Methode ist dann ein Jahr lang von Herrn Professor KOHLRAUSCH und Frau Dr. TEIRICH-LEUBE klinisch überprüft worden. Meine Erfahrungen wurden bestätigt. Das Ergebnis dieser Arbeit wurde gemeinsam herausgegeben in dem Buch »Massage reflektorischer Zonen im Bindegewebe bei rheumatischen und inneren Erkrankungen« (s. Lit. Verz. Nr. 22). Aus der vorwiegenden Bearbeitung des Bindegewebes ergab sich der Name »Bindegewebsmassage«, der sich trotz der nicht vollständig exakten Ausdrucksweise eingebürgert hat.

## Theoretische Grundlagen zum Wirkungsmechanismus der Bindegewebsmassage

Die Beurteilung der Wirkung von therapeutischen Maßnahmen ist schwierig und kompliziert selbst bei Behandlungsverfahren, deren pharmakologische und physiologische Angriffspunkte im Organismus hinreichend geklärt sind. Solche Heilmittel, von denen die Arzneimittelindustrie fast täglich neue Chargen liefert, werden deshalb in der Klinik nach einer möglichst »objektiven«, das heißt von jeglichen Suggestionen oder Wunschvorstellungen freien Anordnung geprüft: Blindversuch oder doppelter Blindversuch, in denen der Patient oder sogar der unmittelbar verordnende Arzt und der Patient nicht wissen, ob er mit der wirksamen Substanz oder mit einer unwirksamen, aber äußerlich gleich aussehenden Tablette behandelt wird.
Bei den physikalischen Behandlungsverfahren sind die Probleme gänzlich entgegengesetzt: Blindversuche sind unmöglich. Suggestionen und Wunschvorstellungen sind bei der Erfolgsbeurteilung sehr schwer auszuschließen. Breiteste Erfahrungen von möglichst verschiedenen Therapeuten müssen diesen zweifellos nicht unbedenklichen Mißstand ausgleichen.
Doch der Anspruch der wissenschaftlichen Medizin begnügt sich nicht – und darf sich auf die Dauer nicht begnügen – mit der vielleicht noch so gut gesichert erscheinenden Wirksamkeit einer Methode. Er darf niemals die prinzipielle Forderung einschränken lassen, daß ein Heilverfahren in seiner Wirkungsweise verstehbar, daß es also möglichst in allen Einzelheiten seines Eingreifens in den Stoffwechsel oder die Organfunktion rational, also »wissenschaftlich« erklärbar wird. Wir müssen zugeben, daß wir bei den meisten unserer Behandlungsverfahren von dieser Idealvorstellung weit entfernt sind – weiter vielleicht, als der Therapeut anzunehmen geneigt ist. Dies gilt selbst für einen so klar erscheinenden Vorgang wie die Wirkungsweise des Insulins auf die Zuckerkrankheit.
Doch aus der Einsicht, daß dieses Ideal in so vielen Fällen bis heute nicht erreicht werden konnte, kann man niemals die Berechtigung ableiten, prin-

zipiell auf die Arbeit an diesen Erkenntnissen zu verzichten. Ein Behandlungsverfahren, das von vornherein und bewußt auf rational-wissenschaftliche Erklärungsmöglichkeiten verzichtet und sich auf verbrämende, hohle Schlagworte: »Vegetative Wirkung« oder gar auf »Künstlerische Intuition« herausredet, begibt sich des Anspruches auf einen Platz in der modernen Medizin.

Wollen wir also dem Verfahren der Bindegewebsmassage, deren Wurzeln in der Intuition und Empirie lagen und dessen Wert nun durch vieltausendfache Erfahrung über jeden Zweifel gesichert erscheint, neue Impulse geben, so müssen wir nicht nur die Technik lehren und verbreiten, wir müssen vielmehr auch darüber nachsinnen, wie es eigentlich möglich ist, von der Haut und der Unterhaut her auf tieferliegende Gewebsstrukturen und sogar auf die inneren Organe einzuwirken.

Die Erfahrung, daß etwas Derartiges tatsächlich möglich ist, hat wohl jeder von uns in seiner Kindheit bereits gemacht, wenn die Därme durch eine zu reichlich genossene Geburtstagstorte in schmerzhafte Unruhe geraten waren und dann die warme Hand der Mutter oder auch die eigene Hand auf dem Leib bald wohltuende Beruhigung verschaffte. Selbstverständlich konnten dadurch die Därme nicht direkt erwärmt werden, denn in der Tiefe des Leibes herrscht allemal eine höhere Temperatur als an den Handflächen. Es muß sich also um einen reflektorischen Vorgang handeln, einen Reflex, der von der Haut auf die Eingeweide wirksam wird. Wir nennen dies einen »kuti-viszeralen Reflex«.

Das Medium, an dem die Arbeit bei der Bindegewebsmassage stattfindet, ist nicht »das« Bindegewebe schlechthin, sondern nur ein Teil dieses außerordentlich vielseitigen Gewebes. Als Bindegewebe im weiteren Sinne bezeichnen wir nämlich nicht nur das Unterhautgewebe, sondern auch das ganze Stützgewebe des Körpers, samt Knochen, Knorpeln, Bändern und Sehnen, das Füllgewebe, das die Eingeweide umgibt und das die Nerven und Gefäße einbettet. Das macht insgesamt etwa 16% des Körpergewichtes aus. Es dient als mechanische Stütze der Körperformen, als verbindende Klammer – »Bindegewebe« – für Zellen und Organe, als Überträger mechanischer Energie (Sehne), als Polster, als Raum für Leitungsbahnen, außerdem aber auch als Überträger von Nährstoffen und Abfallprodukten und als Wasserspeicher – 23% des Körperwassers befinden sich im Bindegewebe. Manche Teile des Bindegewebes sind spezialisiert für ganz bestimmte Aufgaben: Sehnen, Bandscheiben, andere erfüllen neben mechanischen Aufgaben (Polster) auch wesentliche Speicher- oder Stoffwechselfunktionen.

Das gesamte Bindegewebe wird von verschiedenartigen Nervenfasern versorgt, seine Funktionen: Durchblutung, Wassergehalt, Schmerzempfindlichkeit usw., werden also vom Nervensystem her gesteuert. Und umgekehrt vermag es, durch Vermittlung eben dieser Nervenverbindungen eigene Zustandsänderungen an die nervalen Zentren – vor allem an das Rückenmark – zu melden und auf diese Weise hier regulierende Impulse auszulösen.

Unser Wissen über die Wirkungsweise der Bindegewebsmassage auf den gesamten Organismus und gezielt auf bestimmte Einzelorgane ist noch lückenhaft. Es erscheint wichtig, ausdrücklich darauf hinzuweisen, denn es muß vermieden werden, diese Lücken durch Schlagworte zuzudecken.

Die Massage des subkutanen Bindegewebes kann durch unterschiedliche Weise verschiedenartige Wirkungen entfalten. Sie kann

1. unmittelbar lokal ein krankhaft verändertes Bindegewebe beeinflussen: Narben, lokale Durchblutungsstörungen,
2. kreislaufdynamische Allgemeinregulationen in Gang setzen. Das subkutane Bindegewebe ist sehr reich an feinen Blutgefäßen, die durch krampfhafte Engstellung oder durch Erweiterung eine sehr unterschiedliche Blutmenge in sich aufnehmen können.
   Jede ausgedehnte Bindegewebsmassage bewirkt eine eindrucksvolle, oft langanhaltende Hautröte als Ausdruck einer Weitstellung der Hautgefäße und damit gleichzeitig eine lokale Wärmeempfindung. Die möglichen, rein strömungsmechanischen Wirkungen auf den Gesamtkreislauf sind noch nicht genügend erforscht.
3. Die mechanische Mobilisierung und Durcharbeitung des subkutanen Gewebes kann weiterhin durch Änderung der Durchblutung, aber auch durch Freisetzen gewebseigener Stoffe die chemische Gewebsreaktion (Säuregehalt) und damit die lokale und die allgemeine Wasserbindungsbereitschaft des Bindegewebes beeinflussen.
   Es ist verständlich, daß die unter 2. und 3. genannten Auswirkungen, die hier nur skizzenhaft angedeutet werden können, Änderungen im Befinden und in Regulationen des Gesamtorganismus in Gang setzen können.
4. Die Bindegewebsmassage kann schließlich aber auch auf wahrscheinlich wieder unterschiedlichen Wegen nervale Impulse auslösen, sie kann durch Reflexe, die im Zentralnervensystem geschlossen werden, Reaktionen in weit entfernten Organen in Bewegung setzen.

Bei diesen nervalen Auswirkungen haben wir wahrscheinlich zu unterscheiden zwischen allgemeinen, d. h. den ganzen Körper betreffenden Auswirkungen, und mehr lokal begrenzten Reflexvorgängen.

Die Allgemeinwirkungen werden im allgemeinen subsumiert unter Begriffen, wie vegetative, humorale oder endogene Wirkungen. Dabei wird auf die Auslösung von Müdigkeit und Schlafbedürfnis hingewiesen oder auf die Erweiterung der Pupillen bei der Behandlung, um nur wenige Symptome zu nennen.

Es ist sehr schwierig zu entscheiden, ob nicht auch die unter 2. und 3. genannten Fakten Befindensäußerungen bewirken oder ob nicht etwa durch segmentgesteuerte Reflexe Durchblutungsänderungen im Gehirn selbst verursacht werden, die auf diese Weise Allgemeinreaktionen – Änderungen des Schlaf-Wach-Zustandes, der Aufmerksamkeit oder, ganz allgemein ausgedrückt, des subjektiven Befindens – erklärbar machen.

Durch diese Diskussionen soll nicht etwa die Wirkung der Bindegewebsmassage bezweifelt werden, im Gegenteil, wir wollen auf die vielseitigen Wirkungen besonders aufmerksam machen.

Eine der wichtigsten – wenn auch gewiß nicht die einzige – Wirkungen der Bindegewebsmassage besteht in der segmentgebundenen Reflexwirkung auf die Funktionen – Motorik, Sekretion und Durchblutung – der inneren Organe. Dieser Mechanismus wird oft als unwesentlich beiseite getan zugunsten sogenannter vegetativer Allgemeinwirkungen. Wir wollen aber gerade an dieser Stelle darauf aufmerksam machen, daß Frau DICKE selbst ihre erste Monographie über diesen Gegenstand unter folgendes Thema gestellt hat: »Massage reflektorischer Zonen im Bindegewebe« (Fischer, Jena 1942). Damit wird ganz bewußt an die reflektorischen, segmentgebundenen Krankheitszeichen der inneren Organe angeknüpft.

Diese segmentgebundenen Reflexe gehören für den Uneingeweihten vielleicht zu den rätselhaftesten Vorgängen. In Wahrheit sind sie aber heute schon verständlich. Die Geschichte ihrer Erforschung, ihre Physiologie gehören zu den reizvollsten Gebieten der modernen Medizin. Wir wollen diese Vorgänge als eines der überschaubaren Beispiele für die Wirkungsweise der Bindegewebsmassage auf die Organe ausführlicher darstellen. Um diese segmentalen Reflexvorgänge verständlich zu machen, müssen wir einige Erklärungen aus der Entwicklungsgeschichte der Wirbeltiere und des menschlichen Körpers herbeiziehen.

Der biologische Sinn der Segmentbildung läßt sich nur entwicklungsgeschichtlich erklären: Die Ahnen der höheren Wirbeltiere, die Fische und die Rep-

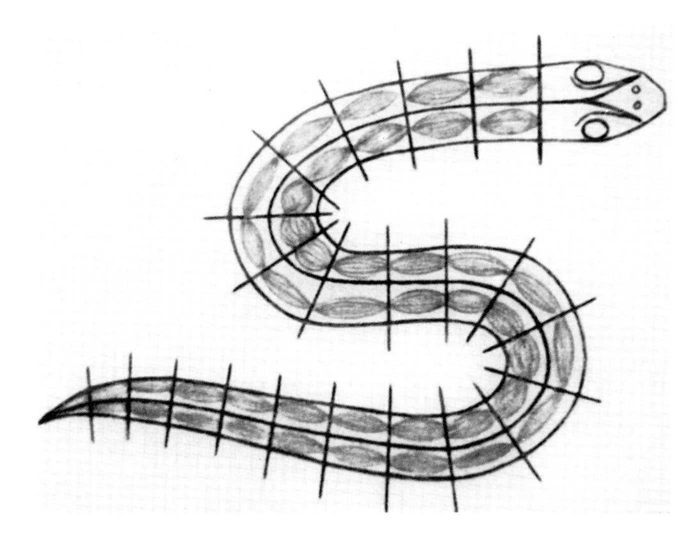

Abb. 2. Muskulatur einer Schlange (schematisch). Ein gestreckter Körper vermag Schlängelbewegungen nur mit Hilfe einer segmentierten Rumpfmuskulatur auszuführen

tilien, die ja z. T. gar keine Extremitäten besitzen, können sich nur durch ein Schlängeln des Körpers fortbewegen. Zu diesem Zweck müssen sie ihren Körper entsprechend einer Sinuskurve bewegen können (Abb. 2).

Wäre nun rechts und links der Wirbelsäule oder etwa rechts und links von einem elastischen Stab nur je ein einheitlicher Muskelstreifen vorhanden, der sich bald rechts, bald links zusammenzöge, so würde dieser Körper bald nach rechts und bald nach links herumschlagen, etwa wie ein Bogen, dessen Sehne man spannt (Abb. 3). Der Körper bekäme aber dadurch keine Impulse für eine Vorwärtsbewegung. Erst die unterteilte Muskulatur erlaubt eine abgestufte Bewegung durch harmonisch koordinierte Kontraktionen der hintereinandergeschalteten Muskelelemente. Nun wird die Schlängelung längs einer Sinuskurve möglich, und durch diese Be-

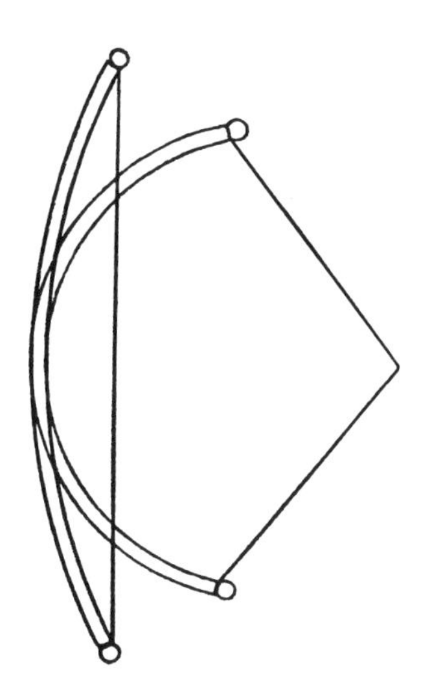

Abb. 3. Ein einheitlicher Muskelstreifen würde den Körper nach einer Seite biegen wie die Sehne den Bogen

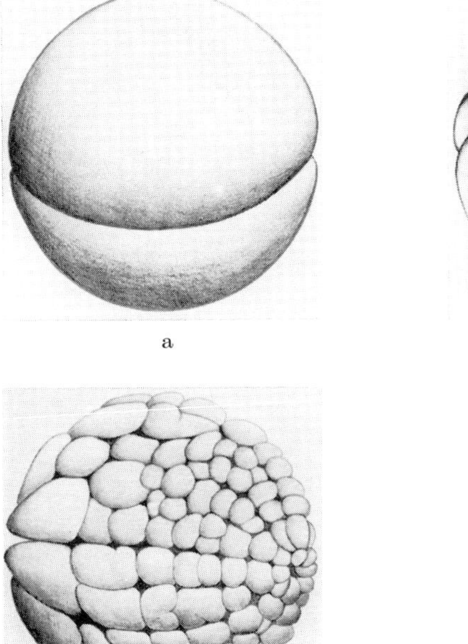

a

b

c

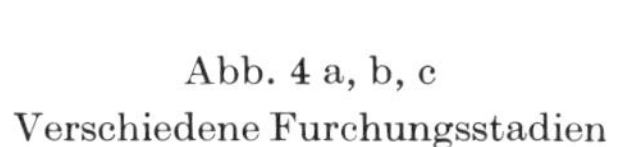

Abb. 4 a, b, c
Verschiedene Furchungsstadien

wegung kann sich der Fisch durch das Wasser oder die Schlange über das Land schlängeln.

Entsprechend diesen phylogenetischen Anforderungen an den Bewegungsapparat beginnt auch in der Individualentwicklung aller Wirbeltiere die Segmentierung durch Gliederung des embryonalen Bindegewebes; das Ergebnis dieser Gliederung wird als Urwirbel oder Somit bezeichnet.

Dieses embryonale Bindegewebe ist ja die Vorstufe für die Muskulatur, das Skelett und das Bindegewebe für die Subkutis und für die Eingeweide.

Das embryonale Bindegewebe selbst – das Mesenchym – entsteht bereits innerhalb der allerersten Entwicklungsphasen eines jeden Wirbeltieres. Nach den ersten Zellteilungen, den Furchungen (Abb. 4a, b, c), bildet sich im Innern des kleinen Zellhaufens eine Höhle, die durch Einstülpung an einer bestimmten Stelle, dem Urmund (Abb. 5), bald zweischichtig wird zur Gastrula (Abb. 6). Auf diese Weise entstehen zwei Keimblätter, die sich

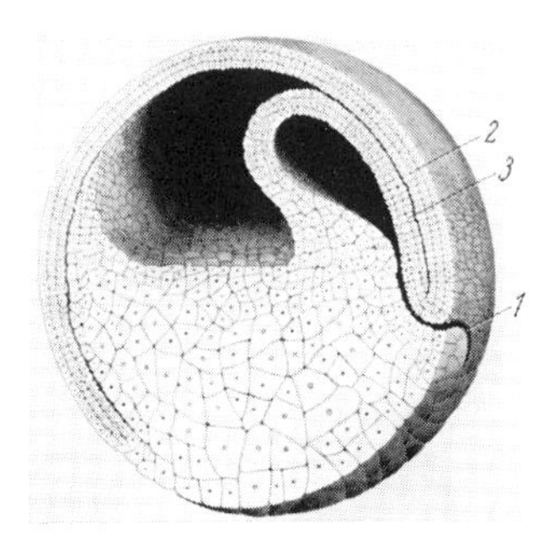


Abb. 5. Urmundbildung
1. Urmund, 2. Ektoderm, 3. Entoderm

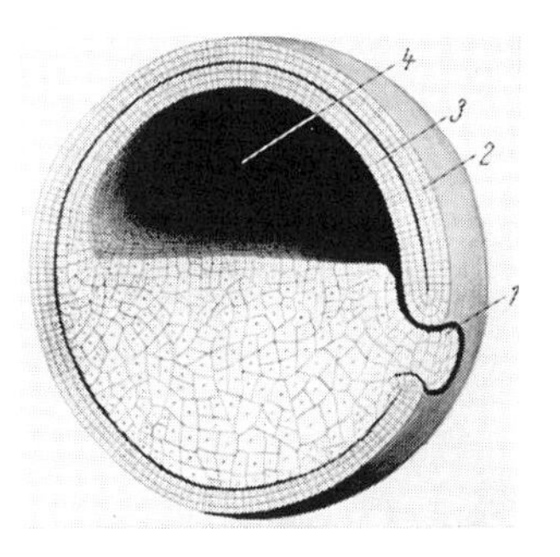


Abb. 6. Gastrula
1. Urmund, 2. Ektoderm, 3. Entoderm
4. Urdarm

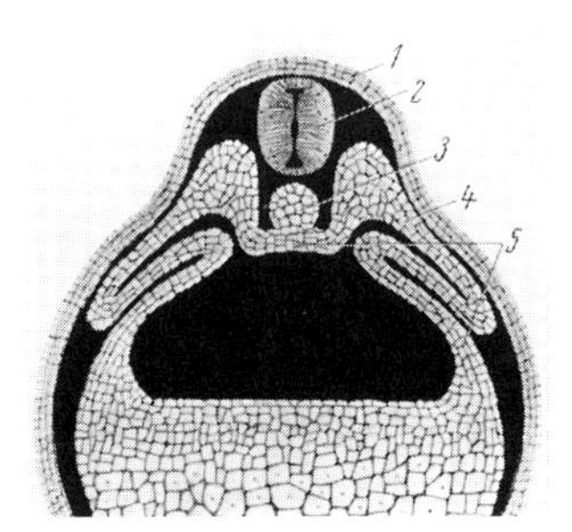


Abb. 7. Ausstülpung des mittleren Keimblattes (Mesoderm) aus dem Urdarmdach
1. Ektoderm, 2. Neuralrohr, 3. Chorda (Achsenstab), 4. Mesodermanlage, 5. Urdarmdach

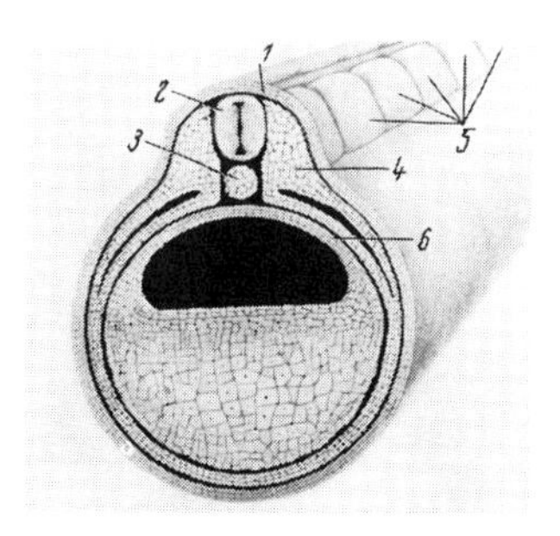


Abb. 8. Urwirbelbildung. Das dorsale Mesoderm zerfällt in Urwirbel
1. Ektoderm, 2. Neuralrohr, 3. Chorda, 4. Mesoderm, 5. Urwirbel, 6. Urdarmdach (Entoderm)

alsbald weiter differenzieren. Das innere Keimblatt, das Entoderm, bildet den Mutterboden für die meisten Eingeweide, das äußere, das Ektoderm, liefert die Haut, das Nervensystem und die wichtigsten Teile der Sinnesorgane. Aus dem »Dach«, dem zum späteren Rücken hin liegenden Teil des inneren Keimblattes, dem »Urdarmdach« (Abb. 7), zweigt rechts und links der Mittellinie nun das mittlere Keimblatt ab, das sich rasch dreidimensional ausbreitet und zum »Mesenchym«, zum embryonalen Bindegewebe entwickelt. Die Gliederung, die Urwirbelbildung (Abb. 8), dieses Gewebes gibt dann also den Anstoß zu der für unsere Probleme so wichtigen Segmentierung.

Erst nach dieser Urwirbelbildung formieren sich ganz dieser Ordnung entsprechend die Spinalnerven – sie folgen also der vorangegangenen Bindegewebsgliederung. Das Zentralnervensystem selbst bleibt immer unsegmentiert.

Aber der auf diese Weise formierte Nerv behält seinerseits seine Verbindung zum Rückenmark, der Ring des Foramen intervertebrale umfaßt seinen Stamm, und der Nerv begleitet nun die in die Peripherie auswachsenden Elemente der Urwirbel, wohin diese auch ziehen (Abb. 9). Daher bleibt dieser Spinalnerv ein für allemal der zuverlässige Richtpunkt für die segmentale Anatomie der Haut, der Muskulatur und der Eingeweide.

Wir definieren nun das Segment (Abb. 10) als das gesamte Einflußgebiet eines Spinalnervs, der durch das Zwischenwirbelloch, das Foramen intervertebrale, den Wirbelkanal verläßt, in allen von ihm innervierten Geweben.

Die Unterabteilungen dieses Segmentes benennen wir nach den Gewebs- oder Organabschnitten:

1. Dermatom – Einflußgebiet des Spinalnervs in Haut und Unterhaut,
2. Myotom – Einflußgebiet des Spinalnervs in der Skelettmuskulatur und
3. Enterotom – Einflußgebiet eines Spinalnervs im Bereich der Eingeweide.

Das Segment wird mit allen seinen Einzelabschnitten zusammengehalten und in seiner Einheit zusammengeschlossen durch die Äste des Spinalnervs. Alle Äste dieses Spinalnervs stehen miteinander in Verbindung im Rückenmark, und zwar in der Zone ihres Faseraus- bzw. -eintritts, d. h. im sogenannten Rückenmarksegment. Hier an dieser Stelle können Erregungen einzelner Äste wechselseitig übertragen werden, und eben diese Übertragungen spielen für die Entstehung der organbedingten Spannungsvermehrung in Muskulatur und Unterhautgewebe eine ebenso wesentliche Rolle wie für die Möglichkeit, durch Hautreize auf die inneren Organe einzuwirken.

Um die z. T. verwirrenden Phänomene der segmentalen Reflexe zu verstehen, muß man sich mit einigen anatomischen und physiologischen Details bekannt machen.

Die Schmerzreize werden sowohl von der Haut und von der Muskulatur als

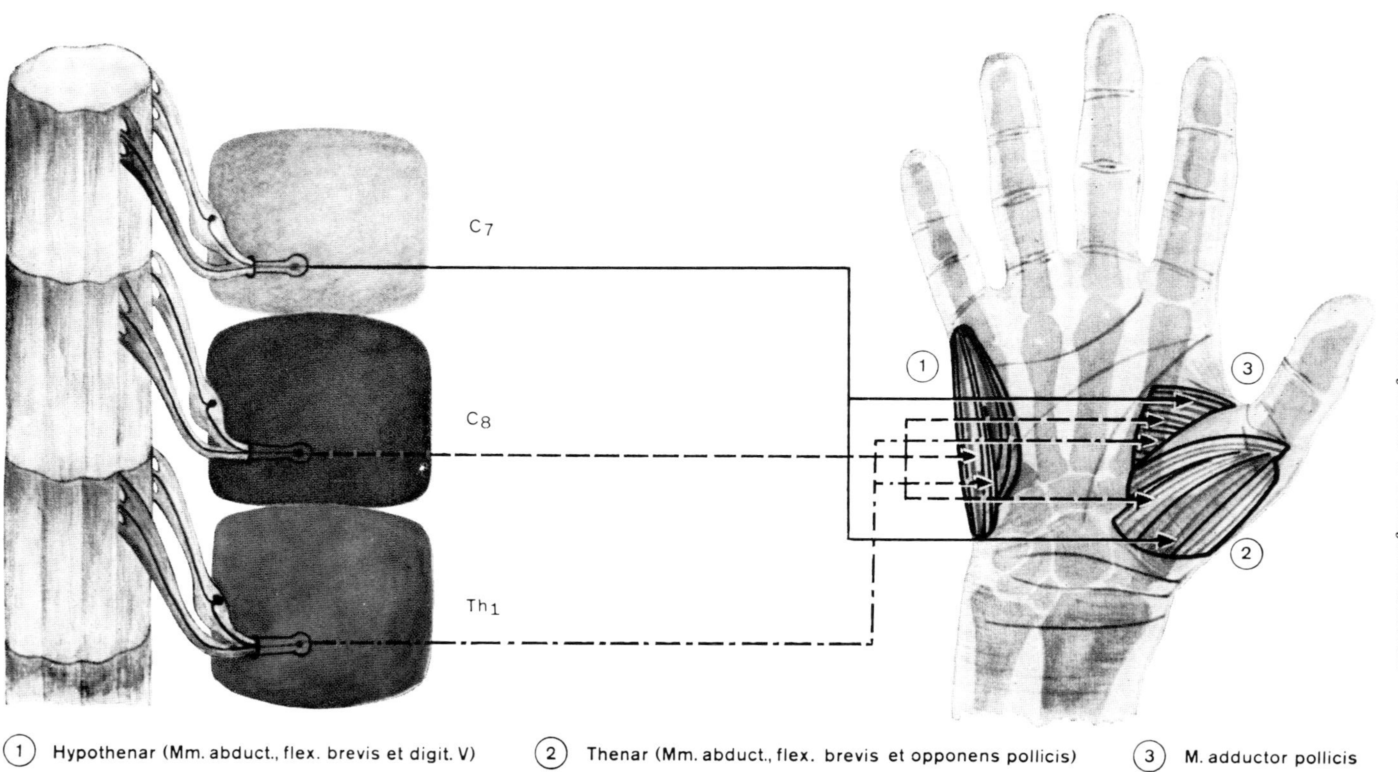


Abb. 9. Auswanderung der Urwirbel, die jeweilig ihre Spinalnerven mit sich ziehen

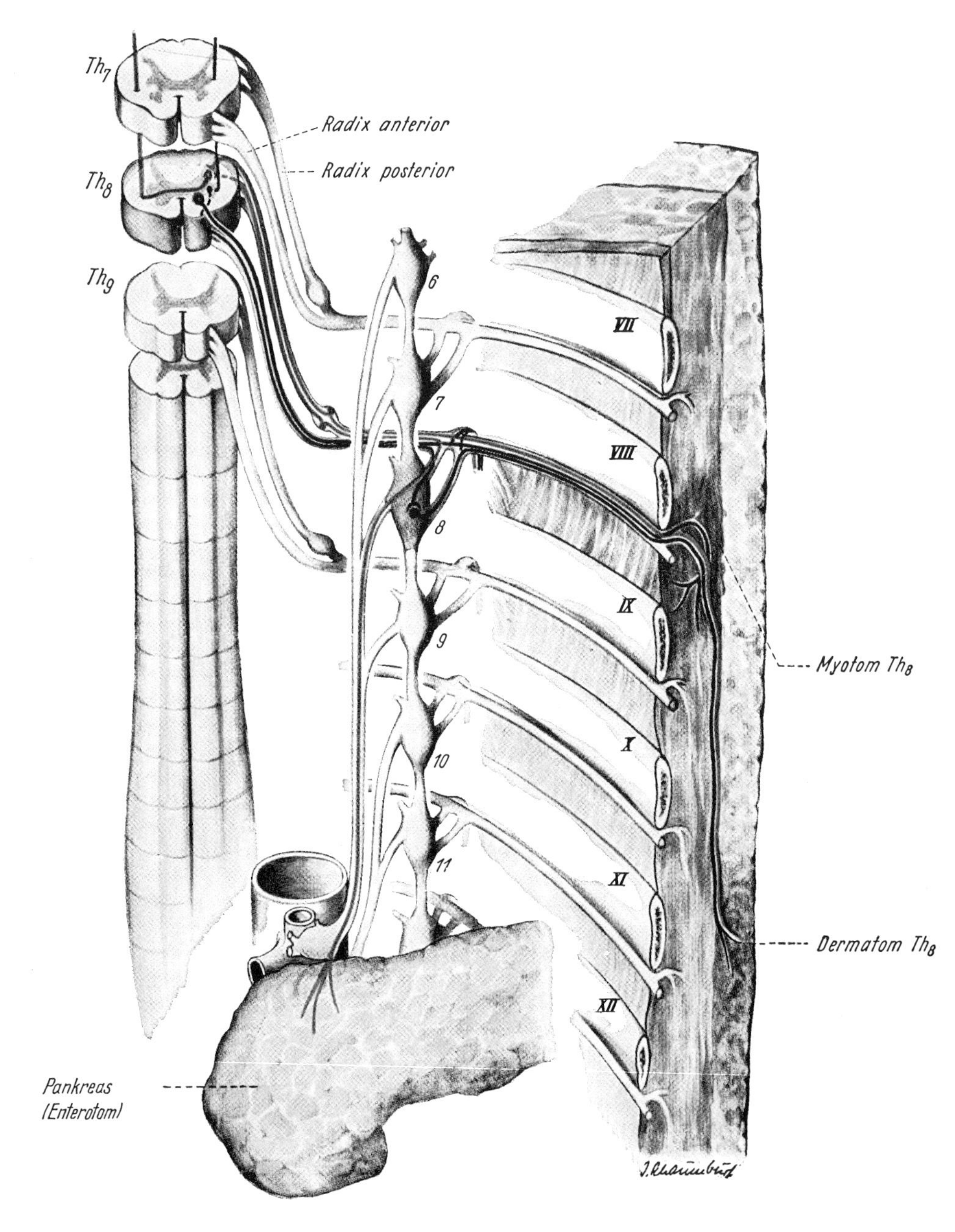


Abb. 10. Darstellung eines Segmentes mit Enterotom (Pankreas), Myotom, Dermatom und Neurotom (Th 8) und ihren wichtigsten nervalen Verbindungswegen.
Die hier abgebildete Zeichnung wurde entnommen aus: HANSEN, K., H. SCHLIACK: Segmentale Innervation. G. Thieme, Stuttgart 1962

auch von den Eingeweiden her über Nervenfasern geleitet, deren Zellen im Spinalganglion gelegen sind und die im Hinterhorn des Rückenmarks enden und hier auf ein anderes Neuron – Ursprungszellen des schmerzleitenden Tractus spinothalamicus – umgeschaltet werden. An dieser Stelle im Rückenmark kommt es zu einer erheblichen Zusammenfassung der vielen Schmerzleitungen, die von der Haut, den Muskeln und den Eingeweiden her ankommen. Die Zahl der weiterführenden Kabel beträgt nur noch ein Zehntel oder weniger dieser Zuleitungen. Man muß deshalb annehmen, daß es an dieser Stelle zu einer Reizverschmelzung kommt, wobei zwischen den von der Haut, der Muskulatur und den Eingeweiden ankommenden Erregungen nicht vollständig unterschieden werden kann. Auf diese Weise kann es zu Fehlprojektionen der bewußten Schmerzwahrnehmung kommen. Das Lokalisationsvermögen von Reizen auf der Haut kommt nicht durch die Schmerzfasern zustande. Das präzise Lokalisationsvermögen ist vielmehr eine Funktion des Tastsinnes. Einen solchen Tastsinn gibt es nun aber weder in der Muskulatur noch in den Eingeweiden, sondern nur in der Haut. Deshalb bleiben die dort entstehenden Schmerzen meist lokalisatorisch unbestimmt, dumpf und dadurch oft auch vital bedrohend. Nur ganz grob lassen sich die Schmerzwahrnehmungen in der Tiefe lokalisieren, etwa »im Oberbauch« oder »in der linken Thoraxhälfte«. Nirgends ist ein auch nur annähernd gleiches Lokalisationsvermögen gegeben wie in der Haut.

Daher, so meinen wir, kommt es, daß bei Reizverschmelzungen von Schmerzmeldungen die bewußte Schmerzwahrnehmung die Erregungen bevorzugt in die Haut projiziert.

Den anatomischen Studien über die Probleme der segmentalen Innervation der verschiedenen Körpergewebe waren Grenzen gesetzt, weil man z. B. die Nervenfasern nicht überall von den Nervenaustrittswurzeln – also von der Wirbelsäule her – bis zu den Erfolgsorganen in der Haut und der Muskulatur verfolgen konnte. Die einzelnen Fasern lassen sich nicht durch die Labyrinthe der Plexus hindurch genügend zuverlässig präparieren.

Man konnte die Fasern allenfalls am Thorakalbereich leidlich bis in die Peripherie hin darstellen. Es mußten deshalb klinische Beobachtungen zur Erforschung der segmentalen Anatomie herangezogen werden. Der große englische Neurologe HEAD hat sich besonders um die Kenntnisse der Dermatome verdient gemacht. Erkrankungen der Spinalnervenwurzeln verursachen segmental angeordnete Empfindungsstörungen im Bereich der Haut, die eben dem Ausbreitungsgebiet der betroffenen Wurzeln entsprechen. Besonders eindrucksvoll werden diese Dermatome durch die Bläschenbildungen der Gürtelrose markiert. Wir haben heute gelernt, auch die Wurzelsyndrome der zahlreichen Bandscheibenerkrankungen in unsere Forschungen einzubeziehen. Auf diese Weise ist es gelungen, sehr zuverlässige Karten von der segmentalen Hautinnervation aufzustellen (Abb. 11a, b).

Nun zur segmentalen Innervation der Muskulatur: Die gesamte Extremitäten- und Rumpfmuskulatur wird natürlich auch von Nervenfasern ver-

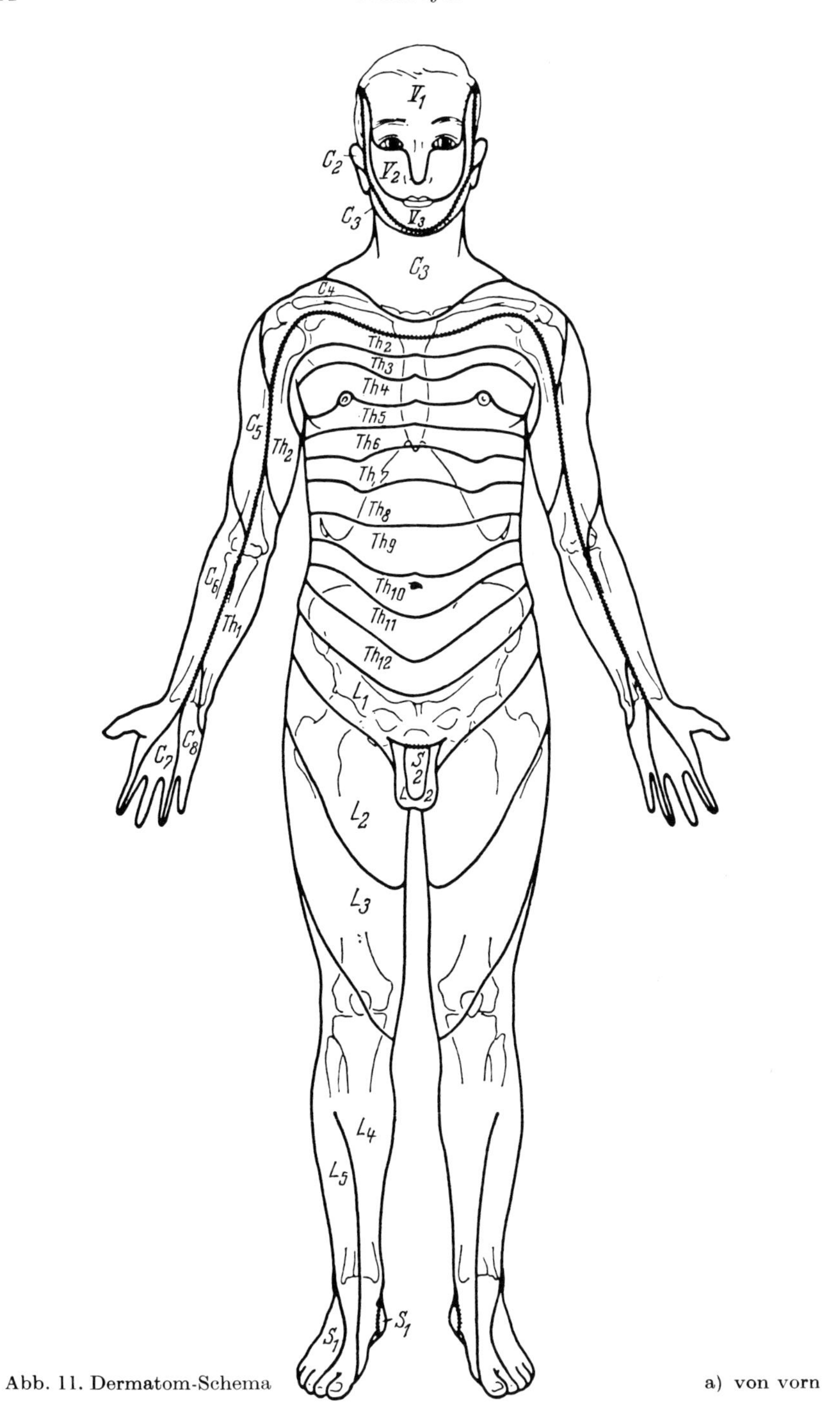


Abb. 11. Dermatom-Schema a) von vorn

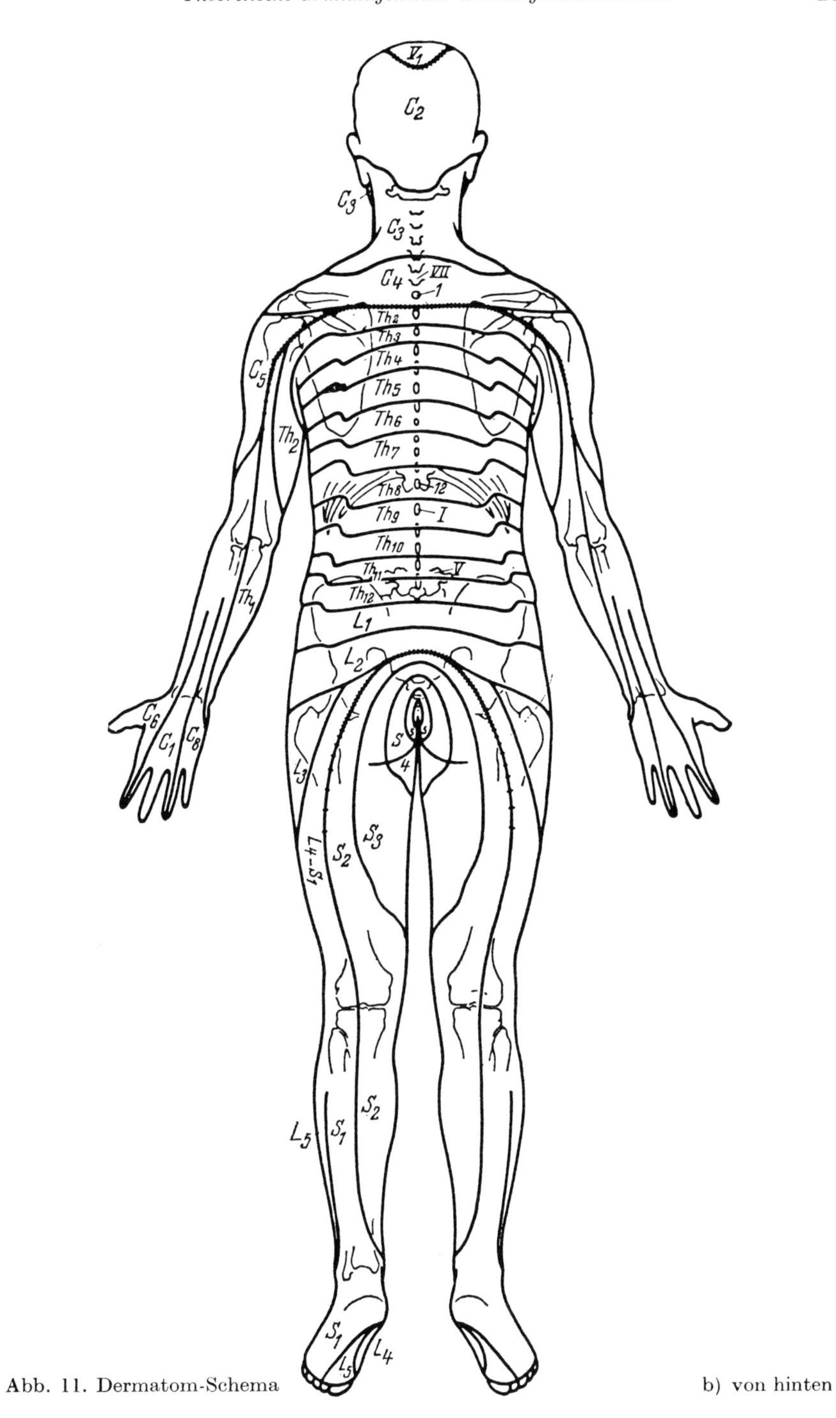


Abb. 11. Dermatom-Schema b) von hinten

sorgt, die über die Spinalnerven laufen (ausgenommen nur die vom Nervus accessorius versorgten Muskeln). Die Innervation muß sich daher auch auf ein Segmentschema zurückführen lassen, ja, die segmentale Gliederung der Muskulatur steht – wie wir gesehen haben – überhaupt am Anfang der gesamten Segmententwicklung. Bei der Erforschung der segmentalen Ordnung der Muskulatur sind wir wiederum in erster Linie auf das Studium der Spinalnervenläsionen angewiesen. Die meisten Extremitätenmuskeln werden nun freilich von mehreren Spinalnerven innerviert. Nur wenige Muskeln sind fast ausschließlich von einer einzigen Nervenwurzel abhängig. Deshalb atrophieren diese auch, wenn die entsprechende Wurzel lädiert wird. Solche isolierten Muskelatrophien sind so charakteristisch für bestimmte Wurzelläsionen, daß man von »Segmentkennmuskeln« spricht.

Als Beispiele seien hier nur die partiellen oder auch die totalen Zwerchfelllähmungen bei Läsionen der 4. Zervikalwurzel oder die Lähmung des Großzehenstreckers beim Ausfall der 5. Lumbalwurzel erwähnt. Für die meisten

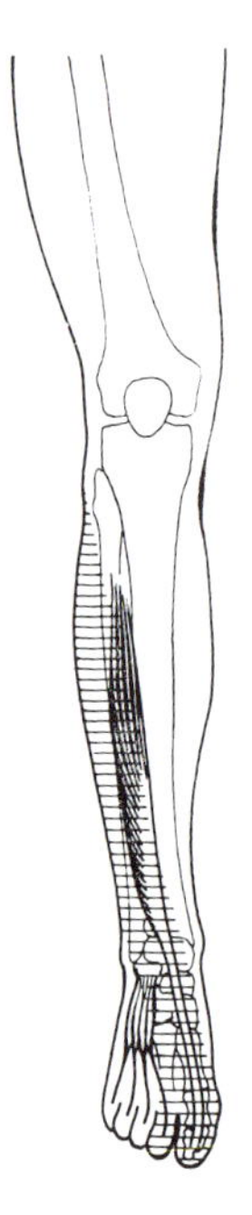

Abb. 12. Beispiel eines Kennmuskels: L 5 Großzehenstrecker (Aus MUMENTHALER, M., H. SCHLIACK, Läsionen peripherer Nerven. Georg Thieme Verlag, Stuttgart 1965)

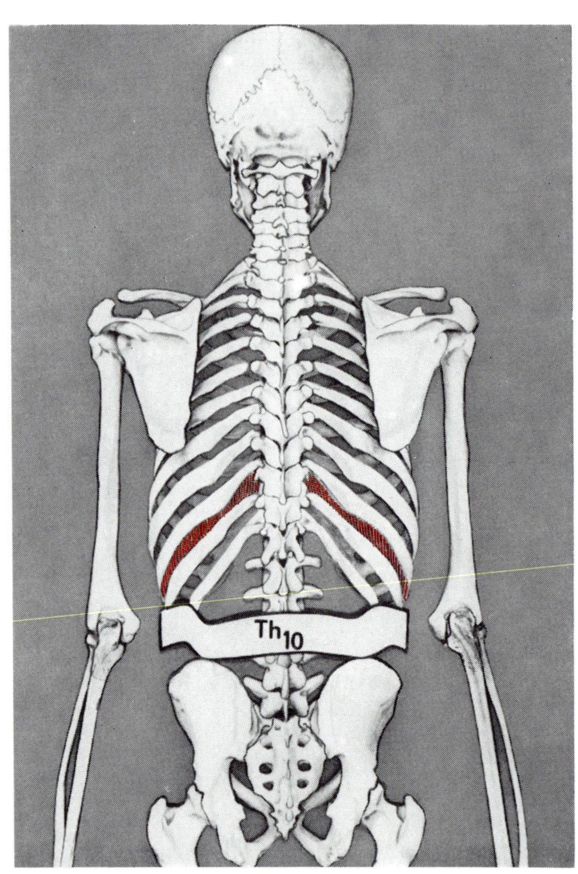


Abb. 13 Lage von Dermatom und Myotom zueinander

Spinalnervenwurzeln, die von Bandscheibenerkrankungen häufig getroffen werden, lassen sich derartige Kennmuskeln nennen (Abb. 12).

Am Rumpf ist die segmentale Ordnung der Muskulatur etwas übersichtlicher. Dennoch sind wenigstens zwei wenig beachtete, aber für das Verständnis von lokalisierten Schmerz- und Spannungsphänomenen entscheidend wichtige anatomische Tatsachen hervorzuheben:

1. Die zwischen den Rippen liegenden Muskeln sind sicher rein monoradikulär innerviert, d. h., sie sind von einer einzigen Nervenwurzel abhängig. Hier finden keine Überschneidungen mit den Segmenten anderer Spinalnerven statt. Vergleichen wir aber die topographische Lage der interkostalen Muskeln, besonders die der unteren, etwa bei Th 11, mit den gleichnamigen Dermatomen, so finden wir, daß sich Dermatome und Myotome keineswegs miteinander decken. Die Myotome liegen wesentlich höher als die Dermatome (Abb. 13).
2. Am Rumpf gibt es eine ganze Muskelschicht, die sich über die eigentlichen Rumpfmuskeln hinüberschiebt und die ausschließlich im Dienste der Extremitätenbewegung steht: Die Schultergürtelmuskulatur. Diese Muskeln werden nun nicht – wie man nach ihrer Lage erwarten sollte – von thorakalen Segmenten aus versorgt, sondern ausschließlich von zervikalen: Der M. pectoralis major z. B. aus den Segmenten C 5 bis C 8, der M. latissimus dorsi aus den Segmenten C 6 bis C 8 (Abb. 14).

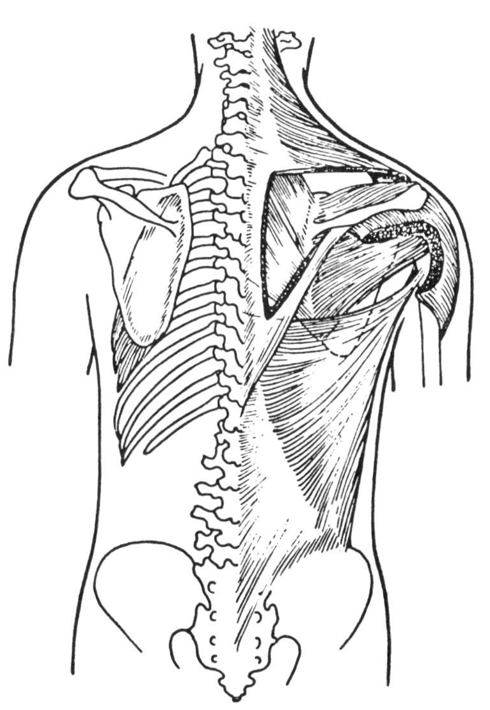

Abb. 14. Die aus zervikalen Segmenten versorgten Rumpfmuskeln. Sie dienen alle der Armbewegung (Auch aus MUMENTHALER-SCHLIACK, Georg Thieme Verlag, Stuttgart 1965)

Aus diesen anatomischen Tatsachen werden manche merkwürdigen subjektiven Schmerzwahrnehmungen verständlich und sicher auch manche muskulären Verspannungen, die objektiv tastbar sind. Umschriebene maximale Schmerzpunkte und entsprechende Muskelhärten, besonders paravertebral, liegen oft weit höher als die hyperalgetischen Hautzonen wegen der unter 1. oben genannten Abweichungen. Die zwischen den Schulterblättern liegenden Schmerzen sind meist

Ausdruck von zervikalen Wurzelirritationen, weil sie zu umschriebenen Verkrampfungen im Bereich der segmententsprechenden Muskulatur führen - z. B. der Mm. rhomboidei, die ihre motorischen Nervenfasern von C 4 und C 5 erhalten.

Für unsere Probleme soll aus diesen Erörterungen festgehalten werden: Die Topik der Dermatome und der Myotome deckt sich nur ausnahmsweise. Diese Abweichungen muß man kennen, um die reflektorischen und algetischen Krankheitszeichen richtig zu verstehen und richtig diagnostisch einzuordnen. Die Muskulatur spielt auch bei den viszerogenen Irritationen, also den von Organerkrankungen ausstrahlenden Erregungen, eine wichtige Rolle. Die von JAMES MACKENZIE vor fast 60 Jahren beschriebenen maximalen Schmerzpunkte bei Organerkrankungen entsprechen den schmerzhaften Muskelbezirken. Diese Schmerzen kann man gleichermaßen als übertragene Schmerzen interpretieren wie die HEADschen hyperalgetischen Hautzonen. Sie entsprechen aber mit größter Wahrscheinlichkeit auch reflektorischen Muskelverspannungen. Vielleicht darf man annehmen, daß sich die beiden Mechanismen – also die Schmerzübertragung und die reflektorische Muskelverkrampfung – beim Zustandekommen der MACKENZIEschen Maximalpunkte ergänzen und summieren.

Von großer Bedeutung für die theoretischen Grundlagen der Bindegewebsmassage sind die Probleme der Spannungsvermehrung im Unterhautgewebe. Eine endgültig gesicherte Erklärung für diese Vermehrung des subkutanen Gewebsturgors gibt es noch nicht. HANSEN sprach von Quellungsvorgängen, von physikalisch-chemischen Zustandsänderungen. Wahrscheinlich werden sie angestoßen und in Gang gehalten durch vasomotorische Irritationen. Sicherlich kann man sie nicht als Folgen irgendwelcher muskulärer Kontraktionen auffassen, denn die wenigen muskulären Elemente in der Haut – z. B. die Piloarrektoren – sind zu solchen Änderungen des Gewebsdruckes gar nicht fähig. So bleibt z. B. das Unterhautgewebe bei der sogenannten Gänsehautbildung – hier ziehen sich die einzigen muskulären Elemente der Haut, nämlich die Piloarrektoren, maximal zusammen – genauso weich wie andere Hautabschnitte.

Aber man kann sicher sagen: Diese Spannungsvermehrung der Haut und der Unterhaut beweist durch ihre bandförmige Anordnung, daß auch sie einer nervalen Steuerung unterliegt. Da sie tatsächlich nur im Zusammenhang mit den anderen reflektorischen und algetischen Zeichen auftritt, dürfen wir sie als einen Teil dieser viszerogenen Reflexe ansehen.

Während der afferente Schenkel für alle diese Reflexe der gleiche ist – die schon beschriebenen schmerzleitenden Fasern, die von den Eingeweiden zu den großen Hinterhornzellen des Rückenmarks ziehen –, sind die efferenten Schenkel unterschiedlich. Für die Turgoränderungen der Haut muß man die gefäßinnervierenden vegetativen Efferenzen verantwortlich machen. Andere vegetative Efferenzen des gleichen Verteilungstyps versorgen die Schweißdrüsen und die Piloarrektoren.

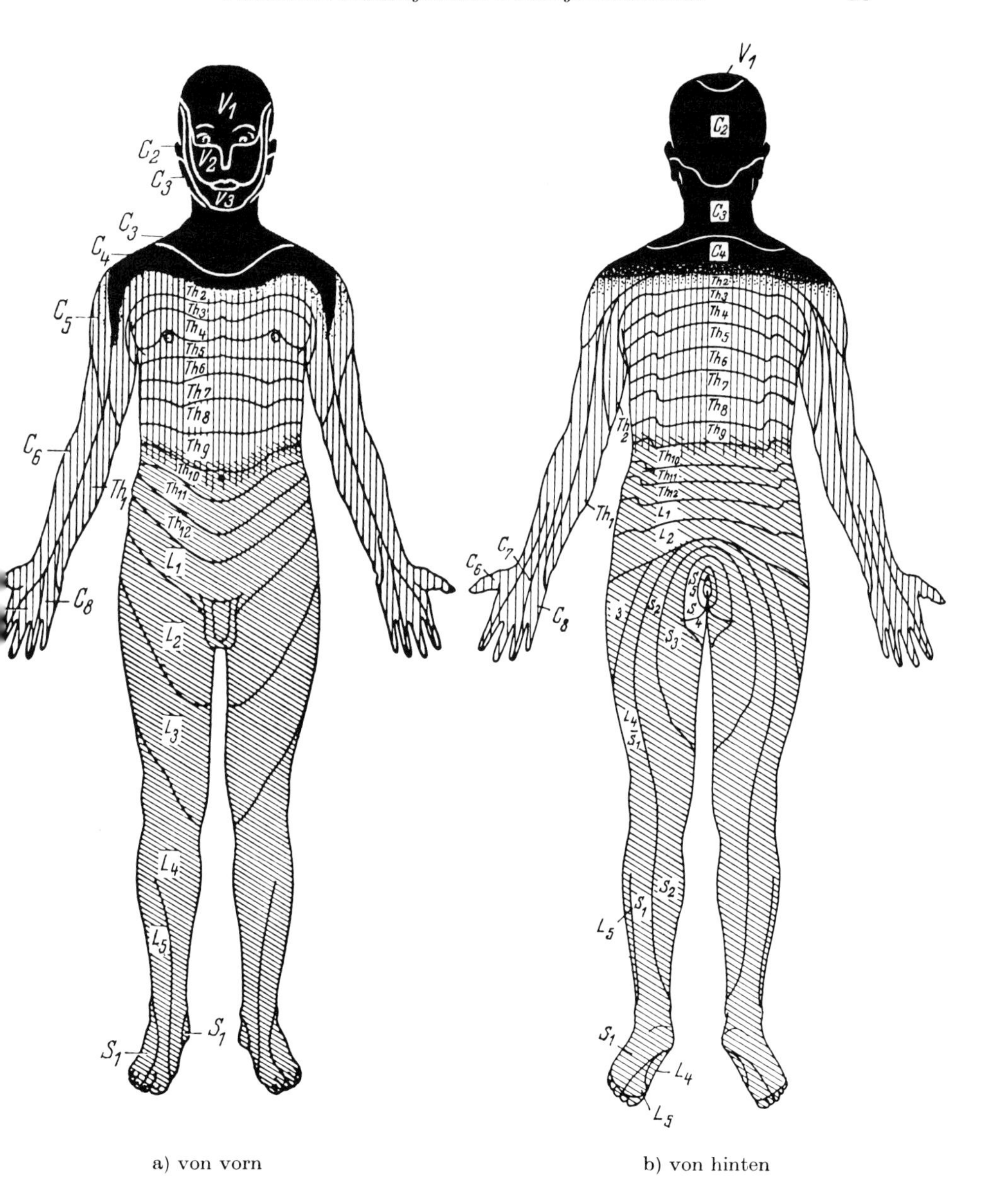


a) von vorn

b) von hinten

Abb. 15. Vegetative Efferenzen, wie z. B. Schweißsekretion und Gefäßinnervation

| | |
|---|---|
| schwarz: | Versorgung aus Th 3–Th 4 |
| senkrecht schraffiert: | Versorgung aus Th 5–Th 7 |
| schräg schraffiert: | Versorgung aus Th 8–L 2 |

Um die Lokalisation der von diesen Nervenfasern bestimmten Irritationen zu verstehen, müssen wir wiederum einige Erinnerungen an die Anatomie wachrufen:
Es ist bekannt, daß nicht das ganze Rückenmark Nervenfasern zum Grenzstrang des Sympathikus hin entsendet. Diese vegetativen Efferenzen – vegetative Nervenfasern, die die Schweißdrüsen, die Piloarrektoren (die Gänsehautmuskeln) und die Gefäßmuskeln steuern – verlassen das Rückenmark vielmehr ausschließlich im Bereich der Segmente Th 3 bis L 2. Von hier aus also muß die gesamte Körperoberfläche einschließlich Trigeminusbereich und Sakralsegmente versorgt werden. Zwangsläufig entstehen dadurch große Verschiebungen gegenüber den Dermatomen, und als wichtigsten Anhaltspunkt muß man folgenden Sachverhalt kennen:

> Kopf, Hals und Schultern, bis einschließlich 4. Zervikaldermatom, werden vegetativ aus Th 3 bis Th 4 versorgt.
>
> Die Arme, die doch den Dermatomen C 5 bis Th 1 angehören, beziehen ihre vegetativen Fasern aus Th 5 bis Th 7.
>
> Die Beine erhalten ihre vegetativen Efferenzen aus den Rückenmarksegmenten Th 11 bis L 2 (Abb. 15a, 15b).

Man kann diese Verhältnisse besonders gut anhand der Schweißsekretion studieren. Aber alle anderen zur Haut ziehenden vegetativen Fasern verhalten sich ganz entsprechend. Aus diesen anatomischen Gegebenheiten werden viele sonst unerklärlichen Phänomene – z. B. Schweißsekretionsstörungen und Hautrötungen im Bereich des Gesichtes bei Organerkrankungen etwa des Brust- oder Bauchraumes oder auch Pupillenerweiterungen – verständlich. Es ist eben notwendig, die ganze Vielfalt der segmentalen Innervationsprobleme zu berücksichtigen und nicht etwa alle Beobachtungen allein auf die Dermatomkarten zu projizieren. Dies muß zwangsläufig zu Fehlschlüssen führen.
Mit diesen Kenntnissen lassen sich – am besten anhand einer schematischen Darstellung dieser Verbindungswege – unsere Vorstellungen über die reflektorischen Beziehungen der Organe zur Leibeswand und umgekehrt leicht entwickeln (Abb. 16a).

1. Die viszerogenen Schmerzerregungen kumulieren mit den an sich unterschwelligen algetischen »Normalmeldungen« oder mit minimalen Schmerzerregungen, die im gleichen Hinterhornabschnitt des Rückenmarks von der Haut und von der Muskulatur her ankommen. Dies führt zur Ausbildung der spontanen oder erst auf leichte Schmerzreize hin erkennbaren segmental angeordneten Hyperalgesie der HEADschen Dermatomfelder und der MACKENZIEschen Maximalpunkte.
   Die Annahme einer solchen »Kumulation«, Anhäufung von Schmerzreizen, ist zugegebenermaßen nicht die einzige, wohl aber bisher wahrscheinlichste Theorie der HEADschen Zonen.

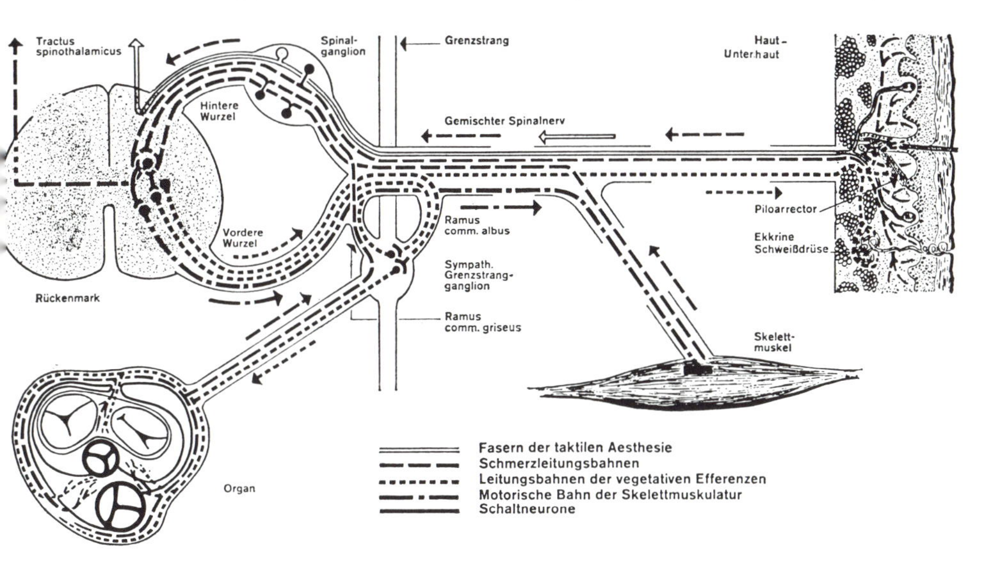


Abb. 16a. Schema der Nervenverbindungen zwischen inneren Organen, Muskeln und Haut-Unterhaut: die viszerogenen Spinalreflexe

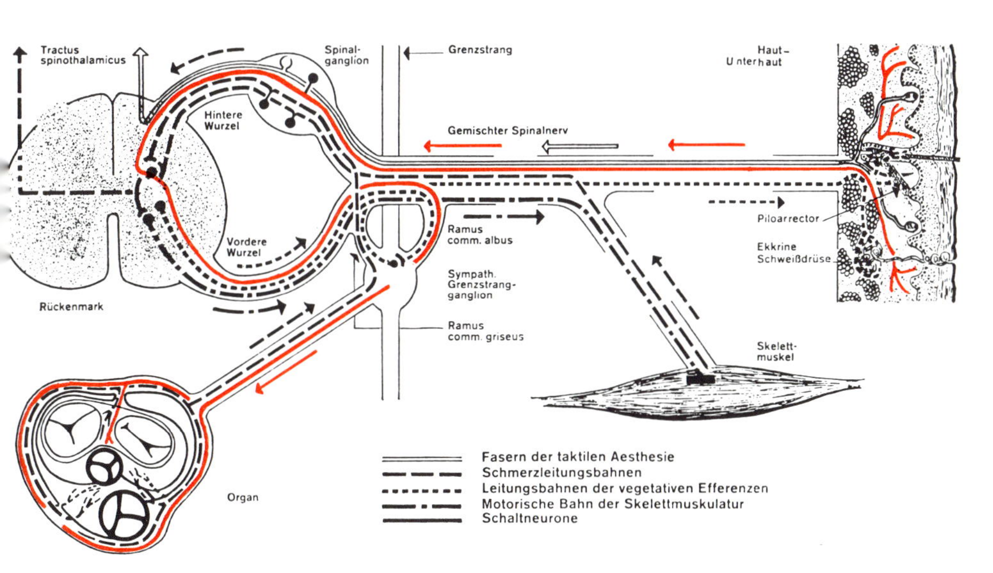


Abb. 16b. Der umgekehrte Weg: Die Nervenverbindungen von Haut-Unterhaut zum Organ: Die kutiviszerale Reflexverbindung

2. Die Schmerzprojektionen erreichen über die sensiblen Fasern des N. phrenicus meistens auch die Zervikalsegmente C 3 und C 4 mit typischen Schulterschmerzen, z. B. bei Gallenkoliken.
3. Die Erregung überträgt sich mittels Kollateralen von Hinterhorn- auf die Vorderhornzellen und führt so zu einer tetanischen Spannungsvermehrung der segmententsprechenden Rücken- und Leibeswandmuskulatur sowie zu einer gleichzeitigen erhöhten Ansprechbarkeit auf Dehnungsreflexe, défense musculaire, d. h. Steigerung der Muskeldehnungsreflexe der Bauchwandmuskeln. Umschriebene Muskelverspannungen verursachen oder begünstigen das Auftreten der maximalen Druckschmerzpunkte MACKENZIES.
4. Die segmententsprechenden vegetativen Efferenzen, vor allem die sudorisekretorischen, piloarrektorischen und vasomotorischen Elemente, werden über Kollaterale oder Schaltneurone erregt. Von diesen vegetativen Efferenzen werden wahrscheinlich auch die Turgoränderungen, die Spannungsveränderungen des Unterhautgewebes, vermittelt, wenn wir auch noch nichts Sicheres über diesen Mechanismus sagen können.

## Segmentale Organbeziehungen

Wenige Worte nun zu dem speziellen Organ: Die Beobachtungen HEADS, MACKENZIES und vor allem auch HANSENS haben folgende Lokalisationen, d. h. Seiten- und Segmentprojektionen der verschiedenen Eingeweide, fest-

Abb. 17. Segmentale Beziehungen paarig angelegter Organe

| | |
|---|---|
| Pleura, Lunge | Th 3 – Th 10 |
| Niere, Ureter | Th 9 – Th 12, L 1 – L 2 |
| Gonaden | Th 10 – L 1 |

Abb. 18. Rechtsseitige Reflexzonen unpaarig angelegter Organe

| | |
|---|---|
| Duodenum | Th 6 – Th 10 |
| Ileum | Th 8/9 – Th 11 |
| Leber, Galle | Th 6 – Th 10 |
| Appendix<br>Colon ascendens | Th 9 – Th 12 |

Abb. 19. Linksseitige Reflexzonen unpaarig angelegter Organe

| | |
|---|---|
| Herz | Th 1 – Th 8 |
| Magen | Th 5 – Th 9 |
| Jejunum | Th 8 – Th 11 |
| Pankreas | Th 7 – Th 9 |
| Milz | Th 7 – Th 10 |
| Colon descendens<br>Colon sigmoideum | Th 9 – L 1 |

gelegt: Die paarigen Organe projizieren ihre reflektorischen und algetischen Krankheitszeichen stets auf die Körperseite, in der sie liegen. Die Segmentbeziehungen der wichtigsten Organe sind auf S. 32 dargestellt (Abb. 17–19). Diesen Projektionen entsprechend liegen die HEADschen Zonen in den Dermatomen und die Muskelverspannungen und MACKENZIEschen Maximalpunkte in den Myotomen, und entsprechend sind auch die vegetativen Efferenzen über die dem Vegetativum eigenen Areale verteilt. Bei den letzteren muß man stets bedenken, daß hier die Begrenzungen weniger exakt sind als bei den Schmerzphänomenen, denn die Erregungen werden über den Grenzstrang und den Sympathikus breiter gestreut. Wichtig ist darüber hinaus noch die Tatsache, daß sehr viele viszerogen übertragene Schmerzen auch noch in die Segmente C 3 und C 4 gestreut werden. Dies geschieht, wie wir oben schon andeuteten, über die sensiblen Phrenikusfasern, die aus der Umgebung des Zwerchfells, aber auch aus tieferen Regionen des Bauchraumes heraus Schmerzimpulse auffangen und in die eigenen Rückenmarkszentren weiterleiten. Der N. phrenicus gehört zum 3. und vor allem zum 4. Zervikalsegment.

**Therapeutische Konsequenzen**

Daß die viszero-kutanen Reflexverbindungen umkehrbar sind, d. h. daß sie nicht nur von den Eingeweiden zur Haut hin wirksam sind, sondern auch umgekehrt, ist eine uralte Erfahrungstatsache (Abb. 16b). Eine der elegantesten und gründlichsten Methoden, die sich nahtlos an die besprochenen segmentalen Reflexwirkungen anschließt, ist sicher die Bindegewebsmassage nach DICKE. Wir unterstellen, daß wir mit der Bindegewebsmassage zu einer reflektorischen Einwirkung auf die vegetativen Efferenzen kommen können. Die Erweiterung z. B. der Hautgefäße, die ja auch bereits eine Antwort der vegetativen Innervation auf die Massagearbeit im Bereich der Haut darstellt, ist nur ein Teil, ein sichtbarer Teil der Reaktionen aller vegetativer Efferenzen. Es läßt sich nachweisen, daß man mit bestimmten Hautreizen auch die Vasomotorik und die vegetative Motorik der Hohlorgane, wie z. B. des Magendarmtraktes, beeinflussen kann. Hierfür liegen exakte klinische gastroskopische und röntgenologische Untersuchungen am Menschen vor und auch überzeugende tierexperimentelle Studien.
Es bleibt letztlich nur die Frage, warum man die Bindegewebsmassage stets aus den untersten Rückenanteilen aufbaut. Daß dies wichtig ist, um therapeutisch das Bestmögliche zu erreichen und Schäden zu vermeiden, darf aufgrund breitesterklinischer Erfahrungen aller erfahrenen Therapeuten als gesichert gelten.
Ein wichtiges Argument für den Aufbau von unten her scheint darin zu liegen, daß in diesen Bereichen nur sehr wenige viszerogene Irritationen zu erwarten sind und tatsächlich wohl auch relativ selten vorkommen. Die überwältigende Mehrzahl aller Organe projizieren, wie aus den oben wieder-

gegebenen Tabellen hervorgeht, ihre Erregungen in Segmente oberhalb von L 1.
Schließlich wäre noch eine letzte Frage zu stellen und zu beantworten: Wie kommt es eigentlich, daß man jeweils aus einem tieferen Dermatom heraus eine Beruhigung noch ein oder zwei Segmente höher erreichen kann? Eben darin liegt doch der Sinn eines langsamen Aufbaues von unten her. Auch hierfür bietet die oben erörterte Anatomie der segmentalen Innervation eine zwanglose Erklärung an. Wir dürfen eben unsere Überlegungen nie ausschließlich auf die Dermatome, d. h. auf die Areale der spinalen Hautsensibilität, einengen und so die Vielfalt der segmentalen Innervation auf einen Torso reduzieren.
Die vegetativen Efferenzen werden für Störungen des Turgors, der Gewebsspannung, im Unterhautgewebe verantwortlich gemacht. Sie entsprechen in ihrer Verteilung infolgedessen nicht den Dermatomen, wie oben ausführlich begründet wurde. Und ihre spinalen Impulse werden dank der Verteilerfunktion des Grenzstranges auch breiter gestreut. Infolgedessen werden irritierende oder ausgleichende Manipulationen von einem Dermatom her zum Rückenmark gemeldet und von hier aus über vegetative Efferenzen mindestens über 3–4 Dermatome ausgestreut. Der Einfluß beschränkt sich deshalb nicht ausschließlich auf das behandelte Dermatom allein.

## Neural-physikalische Bedingungen für den Grundaufbau bei der Bindegewebsmassage

Im vorigen Kapitel wurden einige Neuralgesetze besprochen. Hier soll auf die neural-physikalischen Reflexbedingungen hingewiesen werden.
Die Reizbarkeit der lebendigen Nervenzelle ist eine ihr eigene permanente Eigenschaft. Will man einen Reiz auslösen, muß man, die individuelle Reaktionslage berücksichtigend, der Zelle ein Reizpotential zuführen, das eben die Reizschwelle erreicht, Schwellwert oder überschwellig sein kann. Um den Schwellwert zu erreichen, ist eine gewisse Reizintensität notwendig. Diese darf aber einen gewissen Potentialwert nicht überschreiten.
Sehr wichtig ist es auch, das Phänomen der »Bahnung« zu kennen. Dieses führt zur Ausbreitung eines Reizes; d. h., ein unterschwelliger, sich also nicht manifestierender Reiz trifft die Zelle, sensibilisiert sie und andere Zellen in der Umgebung, so daß weitere, an sich unterschwellige Reize sich hier summieren können und schließlich einen Effekt auslösen.
Ist hingegen ein gesetzter Reiz überschwellig, so tritt nach dem Reizeffekt in der Zelle eine Reaktion auf, die von einer sogenannten refraktären Phase

gefolgt wird, in der die Zelle unansprechbar ist. Wir sprechen hier von Inhibition. Folgt ein weiterer Reiz innerhalb der refraktären Phase, so reagiert zwar die Zelle selbst nicht, aber es tritt »Bahnung« ein, und weitere Zellen in der Umgebung werden gereizt. Ist nun der Reiz zu stark, so schafft er einen Zustand der Inhibition in der Umgebung in einem ganzen Feld. Und so kann infolge mehrerer überschwelliger, also starker Reize durch Feldinhibition ein reaktionsloses Zellenfeld geschaffen werden.
LABORIT sagt: Ein Reflex ist nie ein isoliertes Ereignis – im Gegenteil, es beeinflußt alle anderen Reizleitungen.
Ist aber ein Reiz von einer Zellreaktion gefolgt, so ist diese Reaktion nach dem Alles-oder-nichts-Gesetz sofort vollwertig. Die Potentialenergie wird also vielleicht nach den Gesetzen der Quantentheorie »paketweise« in Aktion gesetzt.
Man spricht von Summierung eines Reizes: d. h., daß unterschwellige Reize, die keine Manifestation in der Zelle hervorrufen, sich in dem »Zellgedächtnis« festsetzen und mit weiteren nachfolgenden, ebenfalls unterschwelligen Reizen summieren, evtl. auf benachbarte Zellen übertragen und schließlich zu dem Schwellwert mit nachfolgender Zellantwort führen. Und war nun durch vorhergehende, zu heftige Reizsetzung ein ganzes Feld gebahnt, so kann ein kleiner, an sich unterschwelliger Reiz plötzlich eine ausgedehnte unerwartete Feldreaktion auslösen.

Hierher gehört die von SCHLIACK erklärte Reizfeldbildung im Hinterhorn. So kommen wir zu der Regel:

> Nie starke Reize setzen,
> nie sofort in einem befallenen Segment arbeiten.

Das erste Prinzip der Bindegewebsmassage lautet demnach: Der Reiz muß zunächst außerhalb der erkrankten Zone gesetzt werden. Erst später können wir progressiv, je nach Entspannung, die kranken Zonen und die Maximalpunkte einbeziehen, falls diese nicht schon durch die Feldeinwirkung der vorhergehenden Behandlung normalisiert wurden. Kann nun einerseits die Zellwirkung auf ein Feld übergehen, so stehen andrerseits die Segmente, wie im vorigen Absatz gesagt wurde, untereinander ebenfalls in Verbindung.
Wie weiterhin oben angedeutet wurde, enthält jedes Segment zerebrospinale und sympathische Fasern. MONROE, LHERMITTE u. a. sprechen von Verbindungen zwischen diesen zwei Systemen im Vorder- und Hinterhorn. Die sympathischen Fasern teilen sich zwischen C 8 und L 2 auf, im Gegensatz zum spinalen System, das sich über alle Spinalsegmente und die Hirnnerven erstreckt. Die dadurch entstehenden Verschiebungen und wichtigsten Organbeziehungen zu den Segmenten wurden von SCHLIACK beschrieben (s. S. 32).
Wir erfassen also mit der Bindegewebsmassage in diesen Zonen spinale und sympathische Systeme. Somit, wenn wir uns an Bahnung, Inhibierung und Summationsgeschehen erinnern, wird sich eindeutig erweisen, daß diese

Abb. 20. Beziehungen der vegetativen (sympathischen) Nervenfasern zu den spinalen Segmenten

| Vegetative (sympathische) Nervenfasern | | | spinale Segmente |
|---|---|---|---|
| Trigeminus und | C 2 – C 4 | | |
| Trigeminus und | C 2 – C 4 | | Th 3 bis Th 4 |
| Trigeminus und | C 2 – C 4 | | |
| Trigeminus und | C 2 – C 4 | | |
| Trigeminus und | C 2 – C 4 | | |
| | C 5 – Th 9 | | Th 5 bis Th 7 |
| | C 5 – Th 9 | | |
| | C 5 – Th 9 | | |
| | Th 5 – Th 11 | | Th 8 |
| | Th 6 – L 1 | 12. Brustwirbel | Th 9 |
| | Th 7 – L 5 | | Th 10 |
| | Th 9 – S 5 | | Th 11 |
| | Th 10 – S 5 | | Th 12 |
| | Th 11 – S 5 | | L 1 |
| | Th 12 – S 5 | | L 2 |

Gegenden für den Beginn der Behandlung ausfallen müssen, da wir sonst Gefahr laufen, unerwartete Reaktionen auszulösen.
Ohne Gefahr können wir nur unterhalb des 12. Brustwirbels arbeiten, wo wir nur Einwirkungen auf weniger empfindliche Organe auslösen werden. Somit zeigt sich, daß der Grundaufbau berechtigt ist.
Aber diese Arbeit hat weitere Vorteile. Sie beeinflußt in dieser Gegend Sympathikus und Parasympathikus gemeinsam. Die erhaltenen Reaktionen bei der Grundaufbauarbeit zeigen dies.

Für den Parasympathikus: Allgemeine Entspannung
Schlaflust
Polyurie
Stuhldrang.

Für den Orthosympathikus: Mydriasis
Hyperhydrosis
Piloarrektion.

Somit werden wir durch Ansprechen beider Systeme einen funktionellen Spannungsausgleich herbeiführen können.
Wir müssen auch an die Lageunterschiede zwischen den oberflächlichen und tieferliegenden Segmentschichten gleichen Ursprungs erinnern, insbesondere von Dermatom und Myotom. Um nicht unerwartete Wirkungen in entfernteren Segmenten zu verursachen – wie wir auf S. 27 darstellten, gehört die

unter der Haut liegende Muskulatur oft nicht den gleichen Segmenten an wie die sie bedeckende Haut! –, ist zunächst oberflächliches Arbeiten notwendig. Nur so werden Fehlsteuerungen vermieden; dies gilt auch für den Grundaufbau.

Ein Reiz bleibt nicht lokalisiert, er wird weitergeleitet: ein Segmentreiz auf andere Segmentreize aber über den Grenzstrang bis zum Gehirn, und so ist es nicht verwunderlich, daß die Bindegewebstherapie vom Grundaufbau her Fernwirkungen ermöglicht.

Wird der Grundaufbau bei einer Behandlung von Anfang an übergangen, so kommen wir sofort in Gefahrenzonen, selbst wenn wir lateral und in den tiefen Muskelzonen nach oben streben. Denn Serratus und Latissimus dorsi stehen spinal zwar mit C 6 bis C 8 in Verbindung (s. S. 27, Abb. 14), gehören aber sympathisch zu den empfindliche Organe versorgenden sympathischen Fasern Th 3 bis Th 4. Im übrigen ist es unmöglich, ein Myotom zu beeinflussen, ohne das darüberliegende Dermatom anzusprechen, und dieses letztere gehört über den beiden angegebenen Muskeln ebenfalls schon in die Gefahrenzonen.

Deswegen hat jede Bindegewebsmassage mit dem Grundaufbau zu beginnen. Drei Prinzipien sollen außerdem die Hand des Therapeuten leiten:

1. Der Reiz muß im Beginn außerhalb der erkrankten Zonen gesetzt werden.
2. Es sollen alle Gewebsschichten nacheinander behandelt werden.
3. Die Dosierung muß individuell ausgetastet werden und dem vegetativen Zustand des Patienten entsprechen.

Heute, wo die vegetative Lage meistens schon »gebahnt«, also besonders empfindlich ist, trifft das Gesetz nach von Wilder und Kowarschick besonders zu: »Je ausgeprägter die pathologische Störung, um so gestörter ist das vegetative System, und um so kleiner soll der gesetzte Reiz sein.«

Eine weise Voraussicht leitete Frau Dicke, als sie den Grundaufbau an den Anfang der Behandlung stellte.

Denn der Grundaufbau

gestattet, sich vorsichtig der individuellen Reizlage entsprechend einzuarbeiten und sich an den Schwellwert heranzutasten. Wir haben gesehen, daß sich nur so unerwünschte Folgeerscheinungen vermeiden lassen;

gibt die Möglichkeit zu einem ortho-parasympathischen Reizausgleich, weil wir in diesen Gegenden Fasern aus beiden Systemen antreffen. Mit leichter Arbeit sprechen wir vor allem den Parasympathikus, mit tiefer gehender Arbeit vor allem den Orthosympathikus an;

leitet den ausgelösten Reflex nach oben und gestattet somit, von der unteren Gegend aus und außerhalb der Gefahrenzonen Fernwirkungen zu erreichen.

Deshalb ist der Grundaufbau im Anfang einer jeden Behandlung notwendig.

# Anatomie, Physiologie und Pathophysiologie des Bindegewebes

**Anatomie:**

Das Bindegewebe macht am Menschen rund 16 % des Körpergewichtes aus. Es enthält etwa 23 % des Gesamtkörperwassers. Es bildet die Unterlage der Haut, die Hüllen der Muskulatur, die Sehnen und Bänder, die Gefäßwände, die Nervenscheiden, das Lager und das Gerüst der inneren Organe. Es hält alle Teile des Körpers miteinander in Verbindung. Die Zellen eines Organismus, die Zellen von Organen oder Teilen derselben wären formlos und würden schon durch kleinste Kräfte auseinandergetrennt, bände das Bindegewebe, zu dem auch das Stützgewebe gehört, diese Zellen und Zellgruppen nicht und hielte sie nicht im Verband. Es ermöglicht eine gleitende, in Grenzen freie Bewegung und Erhaltung der Form.
Bindegewebe besteht aus spezifischen Zellen, Fasern und Grundsubstanzen. Bei den Binde- und Stützgeweben herrscht die Interzellular- oder Grundsubstanz vor. Sie ist zwischen die Zellen gelagert und Hauptträgerin der mechanischen Funktion.

**Zellen im Bindegewebe:**

Die Fibroblasten (= Fibrozyten) bilden die Mukopolysaccharide der Grundsubstanz und die Faservorstufen.
Die Histiozyten oder »ruhenden Wanderzellen« liegen häufig den kleinen Blutgefäßen an, werden durch Reizung (Entzündung) beweglich, haben die Aufgabe, beim Umbau des Bindegewebes »aufzuräumen«. Sie nehmen dann Fibrinniederschläge, Teile von Kollagenfasern, abnorme Proteine, Antigen-Antikörperkomplexe, Lipide in ihr Zellplasma auf, speichern diese Abfälle, machen sie unschädlich, verdauen sie gewissermaßen.
Die Mastzellen (der Name hat nichts mit Mästen zu tun) finden sich in der Adventitia der kleinen Gefäße, wo sie offenbar entstehen. Sie haben kapillarerweiternde, gerinnungshemmende Wirkung. Die Gefäßpermeabilität (= Durchlässigkeit) wird hierdurch gesteigert, die Gewebsflüssigkeit und ihr Eiweißgehalt nehmen zu. Solche Vorgänge finden besonders stark in entzündetem Gewebe statt. Cortison hemmt die Vermehrung der Mastzellen, setzt dadurch die Gefäßdurchlässigkeit herab und wirkt so entzündungshemmend.
Die Plasmazellen sind an der Serum-Eiweißbildung, vor allem an der Bildung von Antikörpern (Abwehrstoffen) beteiligt.
Die eosinophilen Leukozyten stellen das Hauptkontingent der im Bindegewebe vorkommenden Leukozyten. Das Bindegewebe ist ein Speicher für Eosinophile und andererseits ein bevorzugter Emigrationsort.
Die Lymphozyten finden sich in der Nähe von Gefäßen und in Fettläpp-

chen. Bei chronischen Entzündungen herrschen sie vor und spielen eine Rolle im Abwehrsystem des Körpers.
Monozyten sind relativ große Zellen. Sie zeigen lebhaftere amöboide Bewegungen, können auch größere Teilchen (Fremdkörper) gut phagozytieren (»fressen«).
Die Retikulumzellen (rete = Netz) und die Fibrozyten können durch Protoplasma und durch Zellausläufer Zellnetze bilden. Stärkere Reizung läßt aus den Fibrozyten »ruhende Wanderzellen« hervorgehen, die sich fortbewegen, Fremdkörper fressen und speichern. Haben sie sich ihrer Einschlüsse entledigt, so können sie wieder zu dem Fibrozytenzustand zurückkehren.
Die amorphe (ungeformte) Grundsubstanz speichert fast das ganze extrazelluläre Wasser. Die Konsistenz der Grundsubstanz und ihr Wasserbindungsvermögen sind entscheidend für die Ernährung der Gewebe. Die Basalmembranen der Kapillaren mit ihren retikulären Fasern regulieren den Stoffwechsel.

**Fasern des Bindegewebes:**

Man unterscheidet 1. kollagene, 2. retikuläre, 3. elastische Fasern. Sie bilden das Gerüst aller Stütz- und Bindegewebe.

1. Kollagene Fasern geben beim Kochen Leim, das kollagene Fasernetz wird durch die Grund- bzw. Kittsubstanz zusammengehalten.

2. Die retikulären Fasern, wegen ihrer gitterförmigen Anordnung auch Gitterfasern genannt, bilden das netzförmige Gerüst der Grundmembranen (Basalmembranen). Sie finden sich an den Grenzflächen des Bindegewebes gegen nicht bindegewebige Bestandteile in häutchenartigen Ausbreitungen, überziehen Muskelfasern, Drüsenendstücke, Fettzellen und heften die Blutkapillaren an die genannten Gewebsbestandteile an.

3. Die elastischen Fasern werden vermutlich von Fibroblasten gebildet. Sie sind bis zum 2½fachen ihrer Länge dehnbar und kehren dann wieder in ihre Ausgangsform zurück. Sie finden sich in der Lunge, der Aorta, den Gefäßwänden, in der Haut, in Organkapseln, d. h. überall dort, wo »federndes« verbindendes Gewebe aus der Funktion heraus nötig ist, wo Anpassungsfähigkeit auf unterschiedliche Länge und Volumina vorhanden sein müssen.

Nach Aufgabe und Umgebung unterscheidet man:

1. Nackte Fibrillen: Sehnenfibrillen, Retikulumfibrillen.

2. Armierte Fibrillen: Knochenfibrillen sind von Apatitmineralien eingehüllte Kollagenfibrillen.

3. Kaschierte Fibrillen: finden sich im Knorpel.

Abb. 21. Walther: Tabelle: Bindegewebe, Zellen, Fasern, Interzellular- und Grundsubstanz

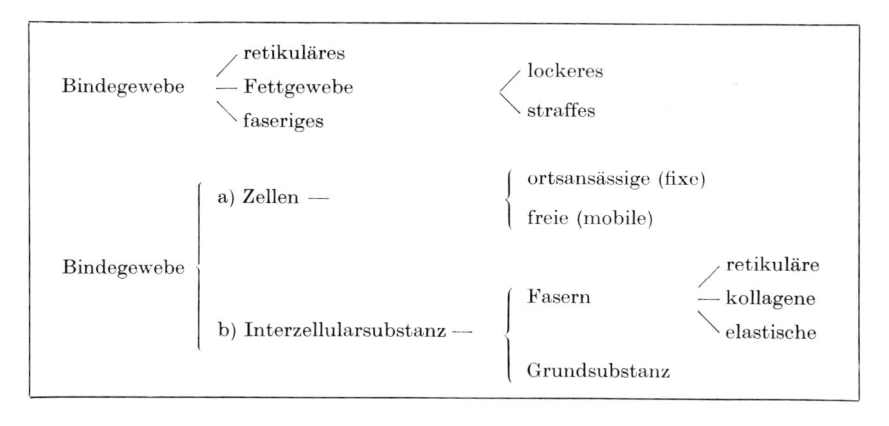


**Mechanische Eigenschaften kollagener Fibrillen, Bänder, Sehnen:**

Sehnen und Bänder bestehen aus annähernd parallel verlaufenden kollagenen Fibrillen, die in Zugrichtung liegen und der Zugkraft großen Widerstand entgegensetzen. Die Fibrille verlängert sich dabei um maximal 5%. Dadurch eignet sie sich vorzüglich zur Übertragung von Zugkräften. Ihre Biegefestigkeit ist gering, deshalb gibt die Sehnenfibrille Scherkräften sehr leicht nach, ist also in der Lage, bei Zugbeanspruchung kraftschlüssige Verbindungen zwischen gegeneinander verschieblichen Elementen, d. h. zwischen einem durch ein oder mehrere Gelenke voneinander getrennten Knochen, zu schaffen. (Kraftschlüssig bedeutet, daß die wirkende Kraft ohne nennenswerten Verlust übertragen wird.)

Die Kollagenfibrille ist knickfest. Eine Sehne wird auf Knickung beansprucht, wenn sie u. U. rechtwinklig abgebogen über ein festes Widerlager hinwegläuft. Dabei gleiten die gedrückten Stellen auf dem Widerlager entlang. Das können alle Sehnen infolge ihres Baues aushalten. Solche starken Beanspruchungsstellen mit starker Biegung, die bei bestimmten Gelenkhaltungen sogar zu Knickungen werden, finden sich z. B. am M. supraspinatus, am langen Kopf im Bizeps. Gebilde aus Kollagenfasern sind sehr zäh, d. h., die Materialeigenschaft verschlechtert sich nicht, auch wenn die Richtung der Scherbeanspruchung häufig wechselt. So müssen z. B. die Fingersehnen Kräfte mit häufigem Richtungswechsel in kleinen Krümmungsradien übertragen. Für die Dehnungsmöglichkeit eines Verbandes kollagener Fibrillen, wie sie in Sehnen vorliegt, ist nun nicht nur die physikalische Eigenschaft einer einzelnen Fibrille entscheidend, sondern die Gesamtkonstruktion des Fibrillenverbandes. Ist diese wie ein Scherengitter angelegt, so übersteigt die Dehnungsmöglichkeit des Verbandes ganz erheblich diejenige der einzelnen Fibrillen.

**Das Bindegewebe als Kombinationsstruktur:**

Zusammenwirken der Fasern:

Sind elastische Fasern den kollagenen parallelgeschaltet, so suchen sie das Kollagenbündel zu raffen. Die Dehnung in Längsrichtung spannt die begleitenden elastischen Fasern, welche nach Aufhören des Zuges das Bündel wieder zusammenziehen. Werden starke Bündel von Kollagenfibrillen schräg von elastischen Fibrillen umwickelt, dann also in der Quere zusammengehalten, so werden die bei der Belastung gegeneinander verschobenen kollagenen Systeme danach durch die elastischen Netze in ihre Mittellage zurückgeführt. Sind in elastischen Sehnen Kollagenfibrillen zwischen die (um 100 bis 140% dehnbaren) elastischen Fasern eingelagert, so haben sie eine Sperrfunktion und lassen nur ein gewisses Maß von gummielastischer Dehnung zu.
Das retikuläre Bindegewebe bildet ein Schwammwerk, einen weitmaschigen, dreidimensionalen Bau, dessen Gerüst im wesentlichen aus Retikulumzellen besteht. Die Retikulumzellen sind ein Bestandteil des retikuloendothelialen Systems (RES). Das retikuläre Bindegewebe liefert das zarte schwammartige Gerüstwerk der Milz, der Lymphknoten, der Lymphfollikel, des Knochenmarks. Wir finden es in Begleitung von Blut- und Lymphkapillaren, als Bestandteil verschiedener Organe. Retikulumzellen haben das Vermögen, Substanzen zu speichern und freie Zellen zu binden.
Die Regenerationsfähigkeit von Zellen, parenchymatösen Organen – Herz – Leber – Nieren – ist weitgehend davon abhängig, ob bei Zerstörung von Geweben das retikuläre Fasernetz erhalten blieb. Ist das der Fall, dann ist auch das Gewebe regenerationsfähig.
Das Fettgewebe ist funktionell interessant: Der eingekapselte Fetttropfen ist durch Druck verformbar, wird abgeplattet, überträgt den Druck auf eine größere Fläche. Die Beweglichkeit der einzelnen Elemente ist aber durch das Maschenwerk der zugfesten Kollagenfibrillen stark begrenzt. Zum Maschenwerk des Fettgewebes gehören auch elastische Fibrillen. Sie dehnen sich bei Druck, gestatten ein seitliches Ausweichen der Zellen und führen nach Aufhören des Druckes die Bindegewebsbestandteile in die alte Lage zurück. Wo größere Mengen von Fettgewebe vorkommen, wie z. B. im Unterhautfettgewebe, ist es durch faserartiges Bindegewebe in Läppchen aufgeteilt. Mechanisch beanspruchte Fettpolster sind durch derbe Bindegewebssepten so unterteilt, daß ein System druckelastischer Kammern zustande kommt. Nach physiologischer Bedeutung kann Speicher- und Baufettgewebe unterschieden werden. Das Speicherfettgewebe hängt vom Ernährungszustand des Individuums ab: Bei starker Abmagerung wird das aufgespaltene Fett, das ein energiereiches Reservematerial für den Betrieb des Zellstoffwechsels ist, allmählich entspeichert und in sich verkleinernden Zellen durch seröse Flüssigkeit ersetzt. Diese serösen Fettzellen können wieder in Retikulumzellen oder in Fibrozyten übergehen. Das Baufettge-

webe bleibt auch bei starker Abmagerung größtenteils erhalten – Fettkörper in Gelenken – Wangenfettpfropf – Polster an der Ferse – der Fußsohle – der Hohlhand – am Gesäß.

**Faseriges Bindegewebe:**

a) Lockeres faseriges Bindegewebe liegt im interstitiellen Gewebe zwischen Organen, Organteilen, zwischen Muskeln und Muskelfaserbündeln und begleitet Gefäße und Nerven. Es liefert das Stroma (Grundgewebe) mancher Organe, die Tela subcutanea, das Stratum papillare der Lederhaut, die Tela submucosa der Schleimhäute. Bindegewebsmembranen findet man als Faszien, im Peritoneum, in der Pleura. Die Interzellularsubstanz des lockeren faserigen Bindegewebes besteht aus Grundsubstanz und welligen, in verschiedenen Richtungen verlaufenden kollagenen Faserbündeln, denen in verschiedener Menge elastische Fasern beigegeben sind. Funktionell ist das faserige Bindegewebe nicht nur Stütz-, Hüll- oder Füllgewebe, sondern in vielen Fällen ein ausgesprochenes Verschiebegewebe. Es ermöglicht, daß Muskel und Muskelfaserbündel sich gegeneinander verschieben können, daß die Haut sich gegen die Unterlage verschieben kann, daß der Eingeweidestrang des Halses verschieblich in den Körper eingebaut ist. Die kollagenen Fasern sind nach dem Scherengitterprinzip in ein räumliches Fachwerk eingeordnet. Das Scherengitterprinzip ermöglicht eine Dehnung des Gesamtverbandes der an und für sich undehnbaren kollagenen Fasern, die gegeneinander verschieblich ausgerichtet sind und sich im Kreuzungswinkel verändern können. Die eingefügten elastischen Fasernetze stellen nach dem Aufhören der Krafteinwirkung die Ausgangslage wieder her. Beide Faserarten wirken sinnvoll zusammen.

b) Straffes faseriges Bindegewebe findet sich besonders dort, wo die mechanische Inanspruchnahme stark ist. Der Stoffwechsel ist geringer als im lockeren Bindegewebe, freie Zellen und Blutkapillaren sind seltener. Die Fasern sind eng aneinandergedrängt und verlaufen je nach Zugspannungen in verschiedenen Richtungen, entweder schichtenweise übereinander oder auch geflechtartig, pilzartig, scherenartig ineinandergreifend, je nachdem es sich um Sehnen oder Bänder, Organkapseln oder um die Lederhaut handelt. Je nach funktionellem Bedürfnis sind elastische Fasernetze in das wenig dehnungsfähige kollagene Fasersystem eingebaut, um es nach Verformung wieder in den ursprünglichen Zustand zurückzuführen. In den Sehnen kommt parallelfaseriges Bindegewebe vor. Die Sehnen haben eine gute Regenerationstendenz: Nach Durchtrennung, Zerreißung, nach Operationen verwachsen sie nach Vereinigung beider Teile wieder so gut, daß ihre Zugfestigkeit nicht beeinträchtigt ist. Flächenhaft ausgebreitete sehnige Membranen heißen Aponeurosen.

**Bindegewebe in den Organen:**

Hüllen niederster Ordnung um Organzellen sind Häutchen aus Gitterfasern. Hüllen der nächsthöheren Ordnung sind Wicklungen: Lockeres oder interstitielles Bindegewebe. Es besteht aus sich kreuzenden Faserbündeln und läßt große Verschiebungen zu. Das ist notwendig für die in ihm aufgehängten Verzweigungen der Blutgefäße, Lymphgefäße und Nerven, die verschieblich mit den Organteilen verknüpft werden müssen. In den Hüllen höchster Ordnung, die ganze Organe einschließen, ist das Bindegewebe nicht mehr in sich verschieblich. Es heißt jetzt straffes oder geformtes Bindegewebe, bildet »Kapseln« um Organe, die die halbflüssigen Organinhaltmassen fest umschließen, »in Form« halten, wobei der Innendruck des Organes den Kapseln Spannung (Turgor) verleiht. Hülle und Inhalt müssen so aufeinander abgestimmt sein und bleiben, daß keine hohen Spannungen entstehen. Nimmt der Inhalt in kurzer Zeit zu – z. B. durch Entzündungen –, dann steigt der Turgor. Wird der Flüssigkeitsgehalt herabgesetzt, wie bei erschöpfenden Krankheiten, starken Flüssigkeitsverlusten, Kachexie (Kräfteverfall), so sinkt der Turgor wie bei einer welken Pflanze. Durch Aufsättigung des Flüssigkeitsbedarfes kann der Turgor rasch wieder normal werden – auch wie bei welken Pflanzen durch Flüssigkeitszufuhr. Diese Unterschiede des Flüssigkeitsgehaltes sind an der äußeren Haut erkennbar, die schlaff oder prall gespannt ist. Bei Erschlaffung des Bindegewebes im Alter kann sich die Form nicht mehr gegen die Schwerkraft behaupten (schlaff herabfallende Falten im Gesicht, hängende Unterlider, schlaff herabfallende Falten der Körperhaut usw.). Das »Leben in der Gestalt« ist der Schwere entgegengerichtet, strafft und stemmt sich gegen sie. Die schlaffen Formen erscheinen uns als Kraftlosigkeit, Zeichen des »Verfalls« – ein Verfallen an die Schwere.

**Bindegewebe in der Muskulatur:**

Die quergestreifte Muskelfaser ist einem Schlauch vergleichbar, der mit halbweichem Inhalt gefüllt ist. Die Schlauchwand ist das Sarkolemm, eine elastische Haut. Die Muskelfasern werden nun durch Bindegewebe zusammengehalten, das den weichen Muskelfasern einen Halt gibt. Würde man alles Bindegewebe einschließlich des Sarkolemms aus dem Muskel entfernen, dann würde er wie ein Brei auseinanderfließen. Der innerhalb des Muskels gelegene Teil des Hüllsystems (Perimysium internum) umschließt auch die Blutgefäße und Nerven und heftet diese verschieblich an die Oberfläche der Muskelfasern. Hier sind kollagene Fasern von einigen elastischen Fasern begleitet. Mehrere Muskelfasern können durch schraubige Kollagenfasern zu einem Bündel zusammengefaßt werden. Schließlich umgeben die sich kreuzenden Schraubenwicklungen den ganzen Muskel (Perimysium externum). Mehrere Muskeln erhalten eine Gruppenfaszie, die zum Knochen strahlt und mit diesem ein Muskelfach abgrenzt. Diese Gruppenfaszie ist nur eine Abteilung der allgemeinen Körperfaszie, die wie ein Schlauch z. B. eine ganze Gliedmaße umgibt. Sie ist dort dünn und verschieblich, wo die Bewegungen es erfordern – an den Streckseiten der Gelenke. Faszien können Muskelfasern zum Ursprung dienen. Auch mit der äußeren Haut können die Muskelfasern durch schräge Bindegewebszüge in Verbindung stehen. In diesem Fall wird die Haut über die genannten Fasern hinweg bei Verschiebungen des Muskels mitbewegt. Das Bindegewebssystem bildet die inneren und äußeren Verschiebeschichten und führt in einzelnen Fällen als Muskelfaszie die Bewegung, bremst starke Dehnungen, veranlaßt die Haut zu einer geordneten Mitbewegung. Es koordiniert alle Verschiebungen, die bei Bewegungen auftreten. Narbenbildung in den verschiedenen Schichten erhöht die innere Reibung bei der Kontraktion, hemmt die Bewegungen. Viele Muskeln setzen nicht am Knochen an, sondern an derben Bindegewebshäuten, die geradezu ein Bindegewebsskelett als Fortsetzung des knöchernen Skeletts darstellen (Membrana interossea = Bindegewebsmembran, z. B. zwischen Unterarm- oder Unterschenkelknochen). Beim Ansatz der Sehne am Knochen sind die Sehnen in Bündelchen zerteilt, im Knochen oberflächlich eingebettet, so wie ein flachgedrückter Pinsel im erkalteten Leimtopf haftet. Sehnen, die in Weichteile ausstrahlen, wie die der mimischen Muskeln des Gesichtes, der Haut, Zungenmuskeln, haben zahlreiche elastische Fasern.

Beachtung verdient die Tatsache, daß das Bindegewebe deutlich länger ist als die von ihm eingeschlossenen Muskelfasern.

Konstitutionelle Unterschiede zeigen sich im Widerstand der kollagenen Systeme gegen Dehnung. Menschen mit schwachen, schlaffen Bindegewebsfasern, sog. »Bindegewebsschwächlinge«, neigen zu Senkungen von Eingeweiden, zu Eingeweidebrüchen, zu Krampfadern, zu Hämorrhoiden. Von Bedeutung ist das Wasserbindungsvermögen des Bindegewebes. Es nimmt bei Unterfunktionen der Nebennieren oder der Keimdrüsen, auch im Alter ab. Die Fasern alternden Bindegewebes enthalten weniger Kollagen als junges Gewebe. Mit zunehmendem Alter zeigt sich auch eine zunehmende Verlangsamung des Stoffwechsels.

**Physiologie:**

Die physiologische Bedeutung des Bindegewebes ist gewiß größer, als man gemeinhin annimmt. Es macht 16% des Körpergewichtes aus, diese 16% haben ihre Funktionen. Es ist in die Regulation des Säure-Basengleichgewichtes, des Wasser- und Salzhaushaltes, der elektrischen und osmotischen Balance eingeschaltet. Es durchzieht den ganzen Organismus, jedes Organ, und zwar nicht nur als Stützgerüst, sondern als Mittler der Wechselwirkungen zwischen den Körperflüssigkeiten. Es fängt Abbauprodukte auf, gibt sie wieder ab. In den Bindegewebszellen können Stoffe fermentativ verän-

dert und abgebaut werden, so daß sie wiederum dem Körper zur Assimilation angeboten werden können. Zunächst kann man das Bindegewebe geradezu als eine Schranke zwischen Blutkapillaren und Organparenchym (Organzellen) sehen, eine Schranke aber, deren Funktion in der Regulierung des Stoffwechsels zwischen den beiden Partnern besteht. Altern verlangsamt, Krankheitsprozeß beschleunigt die Stoffwechselvorgänge im Bindegewebe.
Man muß sich darüber klar sein, daß das Bindegewebe nicht ein »totes« Füll- und Stützgewebe ist, daß es im Gegenteil erhebliche Stoffwechselaufgaben hat, daß sich Entzündungsvorgänge, Abwehrmechanismen einschließlich der Allergie nur unter Einschaltung des Bindegewebes vollziehen.
Schon von der Anatomie her versteht sich, daß es nicht nur das Bindegewebe schlechthin, sondern die Bindegewebe gibt, deren Materialeigenschaften je nach Ort ihres Vorkommens und Art ihrer Aufgabe verschiedenartig sein müssen. Die Materialeigenschaften hängen von der jeweiligen Zusammensetzung aus Fasern und Füllmaterial ab.

Reaktionsweisen der Bindegewebssysteme:

Durch verstärkte Zugbeanspruchung können Sehnen, Bänder, die Lederhaut sich verdicken (Aktivitätshypertrophie). Die elastischen Fasern nehmen im gleichen Verhältnis wie die kollagenen zu. Dauernder Zug verlängert die Bindegewebssysteme in der Zugrichtung, dauernde Entspannung führt zur Schrumpfung der Fasern. Wird eine Sehne nicht dauernd funktionell belastet, so werden die Fibrillen dünner, der Gehalt an Wasser nimmt zu, sie zerreißt leichter. Deshalb werden Bindegewebsapparate eines Gelenkes, das lange Zeit z. B. in Beugestellung fixiert blieb, an der Beugeseite verkürzt, an der Streckseite verlängert. Das führt zu Bewegungsbehinderung, bis zur Versteifung. Deshalb wird bei Verletzung des Vorderarmes der Arm in einer Mittelstellung zwischen Pronation und Supination eingegipst. Möglichst viele Fasern der Membrana interossea antebrachii – der zwischen Radius und Ulna ausgespannten Membran – sollen unter Zugbeanspruchung stehen, damit Bindegewebsschrumpfung und daraus folgende Bewegungseinschränkungen möglichst vermieden werden. Wird einer bindegewebigen, evtl. narbigen Schrumpfung nicht genügend entgegengearbeitet, so werden Fehlstellungen fixiert, das Gleitlager der Gelenke gehemmt. Faszien-netze verlieren ihre Elastizität durch Schwielen. Bindegewebige Kontrakturen bedingen nicht nur Fehlstellungen, sie engen auch die Durchblutung und die nervale Leitung durch die zur Schrumpfung neigende bindegewebige Narbe ein. Andrerseits kann durch Dauerzug Bindegewebe so überdehnt werden, daß ein Schlottergelenk resultiert.
Zu den Aufgaben des faserigen Bindegewebes gehört die Regeneration, z. B. nach Verletzungen, Wunden usw. Zellteilungen liefern zellreiche Gewebe mit jungen Zellen, Fibroblasten. Das Endothel der Blutkapillaren bildet viele neue kleine Gefäße. Die neu hinzukommenden Fasern werden differen-

ziert und der mechanischen Beanspruchung entsprechend angeordnet. Das Narbengewebe erscheint infolge des größeren Gefäßinhaltes anfänglich rötlicher als seine Umgebung. Beim Altern werden die Zellen kleiner, spindelförmig, die Zahl der Blutkapillaren nimmt ab, die geschrumpfte Narbe sieht schließlich weißlich aus. Alle Defekte durch Entzündungen, Verletzungen, Nekrosen heilen durch Narbenbildung aus. Auch bei Nekrosen einzelner Zellen in den Geweben, in den Organen und der Muskulatur des Skeletts und des Herzens wird der Gewebsdefekt durch kleinste bindegewebige Narben geschlossen.

**Wirkung der Hormone auf den Bindegewebsstoffwechsel:**

Nebennierenrinde:

Cortison verringert die Zahl der Mastzellen in der Haut, verkleinert sie, setzt ihre Stoffwechselaktivität herab. Das Wachstum von Fibroblasten, die Bildung von Kollagen, die Permeabilität – die Durchlässigkeit der Membranen – wird geringer. Die erhebliche Verminderung der Fibroblastenzahl führt dazu, daß Narben nach Entzündungen oder Verletzungen unter Cortisonbehandlung dünner, zellärmer und zarter werden.

Schilddrüse:

Unterfunktion der Schilddrüse – Myxödem – bewirkt eine Verlangsamung der Abbauvorgänge.
Überfunktion der Schilddrüse – Hyperthyreose – bewirkt das Gegenteil, die Abbauvorgänge werden erheblich beschleunigt.

Insulin:

Der Mesenchymstoffwechsel ist bei Diabetikern erniedrigt. Diese Hemmung des Mesenchymstoffwechsels kann durch Insulinbehandlung weitgehend aufgehoben werden. Insulinmangel führt zu ähnlichen Veränderungen wie der Alterseinfluß, gewissermaßen zu vorzeitigem Altern. Arteriosklerose tritt bei Diabetikern frühzeitig auf.

Nebenschilddrüse:

Nebenschilddrüsenhormon (Parathormon) beschleunigt den Bindegewebsstoffwechsel.

Beteiligung des Bindegewebes an Krankheitsvorgängen:

Bei einer Beteiligung des Bindegewebes an Krankheitsvorgängen braucht es selbst nicht krank zu sein, sondern wird als gesundes Gewebe in einen krankhaften Vorgang mit einbezogen und in seiner Funktion zur Narbenbildung eingesetzt. Bei schädigenden Reizungen setzen die überall im Bindegewebe vorhandenen Mastzellen Histamin und Heparin in Freiheit. Histamin löst eine flüchtige Hyperämie aus, steigert die Permeabilität – die Durchlässigkeit – der Kapillaren und bewirkt damit Wassereinstrom ins Gewebe.

Unspezifische Reaktion (Mit-Reaktion) des Bindegewebes bei verschiedenen, den ganzen Körper treffenden Reizen:

Infektionen, welche den ganzen Körper in Mitleidenschaft ziehen, sei es durch Ausbreitung der Krankheitserreger oder auch nur ihrer Giftstoffe (Toxine) auf dem Blutwege, lösen eine unspezifische, universelle Bindegewebsreaktion aus, wie Sauerstoffmangel, Röntgenbestrahlung, Wettereinfluß (Wetterfrontendurchgänge), Überanstrengung und Muskeltraumen. Der Bindegewebsstoffwechsel wird beschleunigt. Bei einem Gelenkrheumatismus, vor allem im entzündlichen Schub, ist der Bindegewebsstoffwechsel auch in solchen Geweben gesteigert, die außerhalb der entzündlichen Gelenkveränderungen liegen (unspezifische, universelle Reaktion). Zunächst sind diese unspezifischen Mesenchymreaktionen reversibel. Sie wurden geschildert, weil der Geübte an Bindegewebszonen eines Patienten, den er kennt, beginnende Infekte, Reaktionen auf Wettereinflüsse, Überanstrengungen u. a. m. durchaus ertasten, erfühlen kann. Die »vegetative Gesamtumschaltung« (Hauss) läßt sich teilweise als Störung der Bindegewebsmembranen deuten (Gerlach, cit. bei Jung-Hülsing).
Lokal bewirkt eine entzündliche Reaktion Entmischungszustände, erschwert die Permeabilität, führt zum Sauerstoffmangel des Gewebes.
Wiederholte oder längere Zeit anhaltende Schädigungen führen zur Fortdauer unspezifischer Reaktionen und zu bleibenden Schäden des Bindegewebes, zu eigentlichen Krankheiten des Bindegewebes.

**Krankheiten des Bindegewebes:**

Sind die Materialeigenschaften des gesunden Bindegewebes Festigkeit, Elastizität, Viskosität, Biegsamkeit, Verformbarkeit, Rückkehr zur ursprünglichen Form nach Deformierung, Durchsichtigkeit und Quellbarkeit, so sind die Eigenschaften des kranken Bindegewebes Zerreißbarkeit, Brüchigkeit, Starrheit, Schrumpfung, Schwellung, Erschlaffung, Trübung, Verhärtung bis zur Sklerose, Kollagenisierung (Zirrhose) (Hartmann).

Kollagenkrankheiten, Kollagenosen:

Krankheiten, die sich an den Bindegeweben selbst abspielen, werden auch Kollagenkrankheiten, Kollagenose, genannt. Rheumatische Entzündungen führen zu Änderungen des Bauplanes der kollagenen Fasern (Rheumaknötchen, rheumatische Herzbeutelentzündung). Bei der Sklerodermie schrumpft das Unterhautbindegewebe und wird unverschieblich.
Häufig wird man von Rheumatikern die Klage hören, daß vor allem Hand- und Fingergelenke morgens steif sind. Man vermutet eine nächtliche Viskositätsänderung der Gelenkflüssigkeit in chronisch rheumatischen Gelenken.

Untersuchungen, vor allem von HARTMANN und seiner Schule, ergaben, daß tiefe Nachttemperaturen die Viskosität der Gelenkflüssigkeit steigern können.

Die Gelenkflüssigkeit erstarrt oft in Ruhe, wenn sie nicht bewegt wird, wird flüssig, wenn man sie rührt. Das Starrwerden wird durch niedrige Temperaturen verstärkt. Wir haben hiermit eine Erklärung für die Tatsache, daß die Bewegungsfähigkeit der »klammen« Finger- und Handgelenke unter Wärmeeinwirkung besser wird.

# 2. TECHNIK

## Praktische Vorbemerkungen

Die diagnostische wie therapeutische Technik der Bindegewebsmassage ist durch eine Verschiebung der Haut gegen ihre (z. B. knöcherne, sehnige oder muskuläre) Unterlage gekennzeichnet. Es wird dadurch ein Zugreiz auf das subkutane und interstitielle Bindegewebe bewirkt. In diesem Sinne wird vorzugsweise an den (sehnigen) Ursprüngen und Ansätzen von Muskeln, entlang den Muskelsepten, an den Rändern von Sehnenplatten, Faszien, Gelenkkapseln, über sehnigen Bandapparaten (Kreuzgegend) usw. gearbeitet.

Die manuelle Ausführung der »Massage« des Bindegewebes erfolgt fast durchgehend mit Mittelfinger und nachfolgendem viertem Finger. Um den erforderlichen Zugreiz auf das Gewebe auszuüben, bedarf es einer gewissen Haftung der Finger auf der Haut. Jeder darüber hinausgehende Druck ist widersinnig, denn er vermindert nur den auf das Bindegewebe auszuübenden Zug.

Je nach der Stellung der ziehenden Finger, ob sie flach oder steiler gegen die Körperoberfläche aufgesetzt werden, ergibt sich eine oberflächlicher oder tiefer gelegene Wirkung im bearbeiteten Gewebe. *Bei der Durcharbeitung krankhaft veränderter Gewebe müssen zuerst die oberflächlichen, dann die tieferen Schichten durchzogen werden.*

*Jede Behandlung (d.h. jede Einzelbehandlung) beginnt am Kreuzbein; dorthin wird auch während der Behandlung und zum Behandlungsabschluß zurückgekehrt (s. S. 55 »Kleine und große, flächige Ableitung«). Die Erfahrung hat gezeigt, daß ein systematischer Aufbau von kaudal nach kranial die Behandlungen am besten vertragen läßt.* So ergaben sich die Bezeichnungen »Kleiner Aufbau« und »Großer Aufbau[1]«. Vom »Kleinen Aufbau« aus kann nach einigen Sitzungen unmittelbar auf das Gebiet der unteren Extremitäten übergegangen werden. Eine Bearbeitung der Schultern und darüber hinaus

[1] Es haben sich dann folgende Bezeichnungen eingebürgert:

»Kleiner Aufbau« = Grundaufbau

»Großer Aufbau« = Grundaufbau + I. Aufbaufolge,

man bezeichnet also das, was über den Grundaufbau hinausgeht, als I. Aufbaufolge,

Schulter- und Achselbehandlung = II. Aufbaufolge,

Nacken- und Halsbehandlung = III. Aufbaufolge.

des Nackens oder der oberen Extremitäten ist erst nach gründlicher Durcharbeitung des »Kleinen und Großen Aufbaues« möglich.
Soweit angängig, werden die Behandlungen im Sitzen ausgeführt. In dieser Position sind auch die eingangs (s. S. 13 unter »Entstehung und Entwicklung der Methode«) erwähnten veränderten Gewebsspannungen, Einziehungen und Quellungen im Bindegewebe für die der Behandlung vorausgehende Gewebsprüfung am besten sicht- und tastbar. Die Krankengymnastin sitzt hinter dem freien Rücken des ebenfalls sitzenden Patienten. Bei Behandlung höher liegender Körperregionen steht sie zweckmäßig auf. Ist der Kranke nicht in der Lage zu sitzen, so ist auch eine Behandlung im Liegen (Seiten- oder Bauchlage) möglich. Die Behandlung der Beine wird grundsätzlich am liegenden Patienten (Rückenlage) durchgeführt.
Die Bindegewebsmassage kann auch unter Wasser ausgeführt werden (s. S. 87 unter »Bindegewebsmassage unter Wasser« und S. 241, Lit. Verz. Nr. 24).

## Allgemeine Richtlinien der Technik

Paravertebralstrich:

Dieser sog. diagnostische Strich, der dem Behandler zur seitenvergleichenden Prüfung des Gewebes dient, aber nicht ohne weiteres eine spezielle Diagnose zuläßt, wird vom 5. Lendenwirbel – paravertebral – zum 7. Halswirbel gezogen, auf beiden Seiten dicht an der Wirbelsäule entlang (Abb. 22).

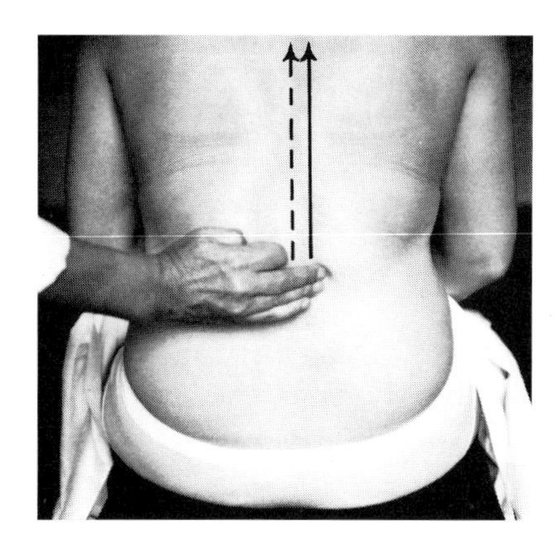

Abb. 22. Paravertebralstrich

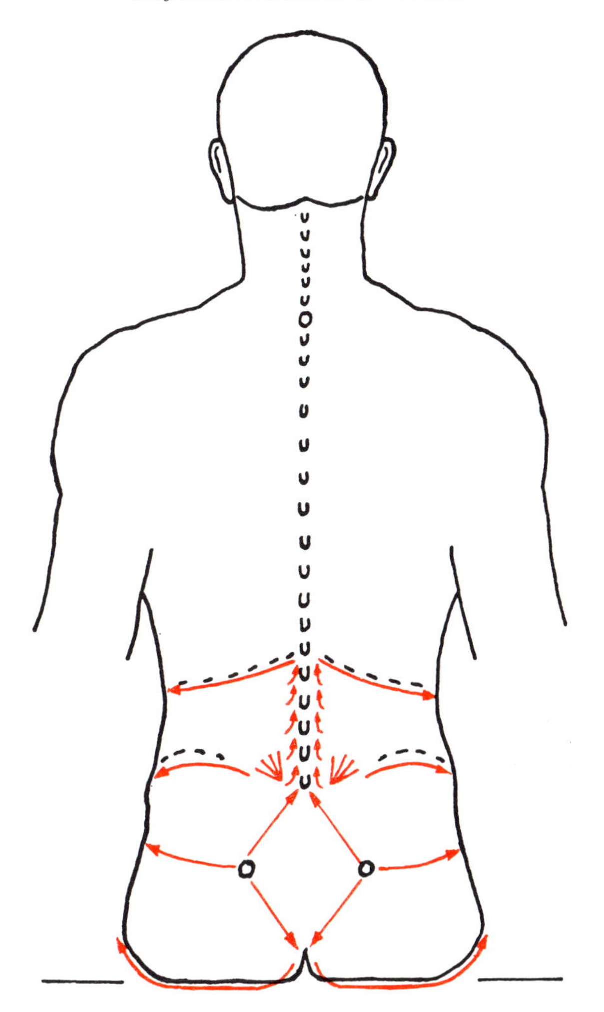

Abb. 23. Kleiner Aufbau = Grundaufbau (dorsal)

## Kleiner Aufbau — Grundaufbau

### Grundaufbau im Sitzen:

*Rhombus (Kreuzbeinumrandung),*

3 Strichführungen auf den Beckenschaufeln,
5 Anhakstriche an der Lendenwirbelsäule,
der »Fächer« im Winkel zwischen Beckenkamm und Wirbelsäule,
Ausziehen der Brustkorbränder,
Ausgleichstriche auf den Mm. pectorales.

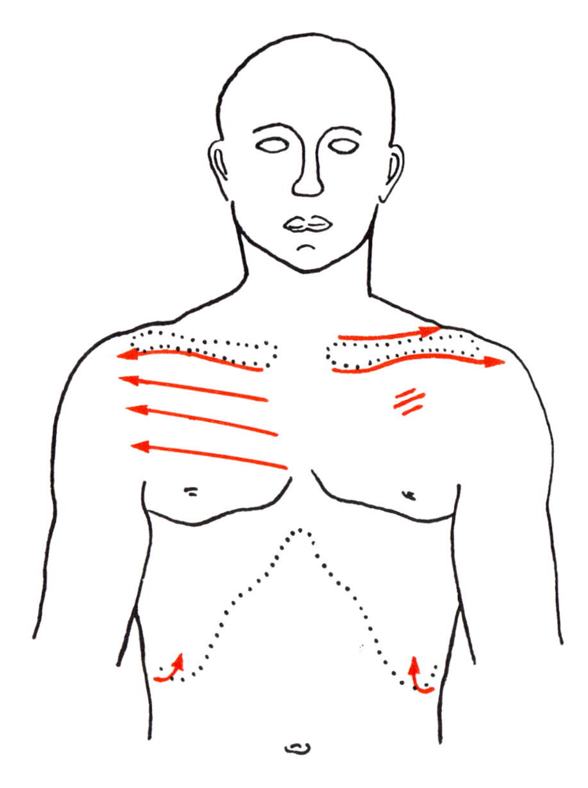

Abb. 24. Kleiner Aufbau = Grundaufbau (ventral)

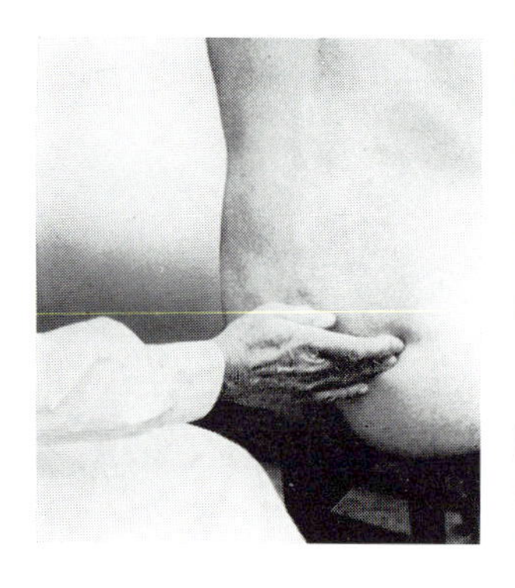

Abb. 25. Rhombus, abwärts mit flach anliegender Hand

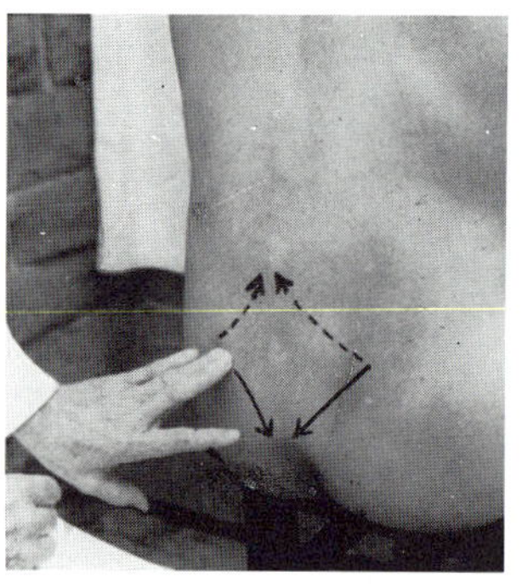

Abb. 26. Rhombus, abwärts mit steil aufgestellter Hand

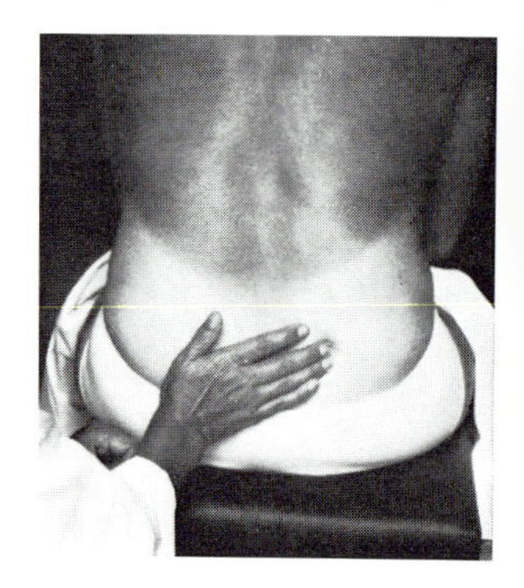

Abb. 27. Rhombus, aufwärts zum 5. Lendenwirbel mit flach anliegender Hand

Der Rhombus wird durch je zwei Strichführungen geformt:

Beidseits werden die breitesten Stellen der unteren Kreuzbeinhälfte ertastet. Von hier aus wird am Rande des Kreuzbeines, unter gleichem Zugreiz, zur Analfalte gezogen, mit adduziertem Arm und flach anliegender Hand (Abb. 25); wenn die tieferen Gewebsschichten erreicht werden sollen, mit steil gestellter Hand (Abb. 26). Von den Ausgangspunkten wird zum 5. Lendenwirbel aufwärts gezogen und dort unter Zug abgesetzt (Abb. 27).

Man zieht den ersten Beckenstrich mit anliegender Hand dicht am Beckenkamm zur Spina iliaca anterior superior, um dort das Gewebe mit weichem Anhakstrich anzuheben (Abb. 28, 29).

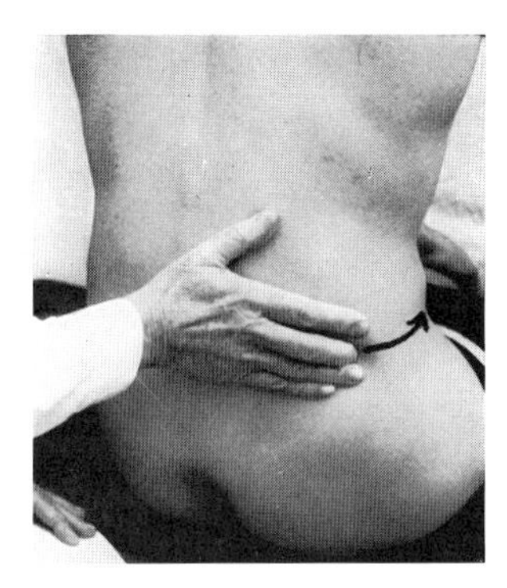

Abb. 28. Oberer (erster) Beckenstrich

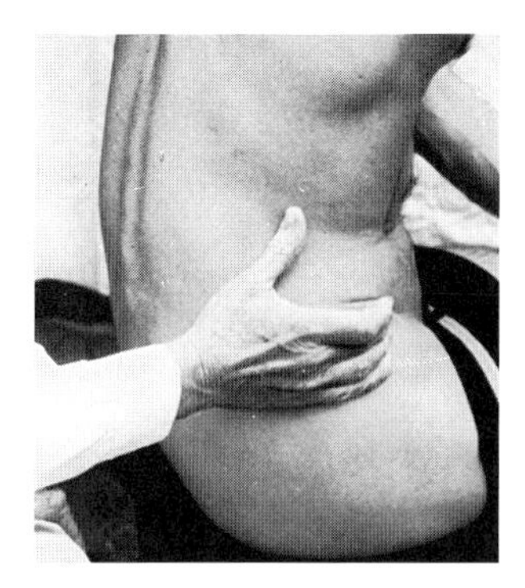

Abb. 29. Anhakstrich zur Spina iliaca anterior superior

Der zweite Beckenstrich beginnt am Rhombus-Ausgangspunkt, er endet ebenfalls an der Spina iliaca ant. sup. (Abb. 30).

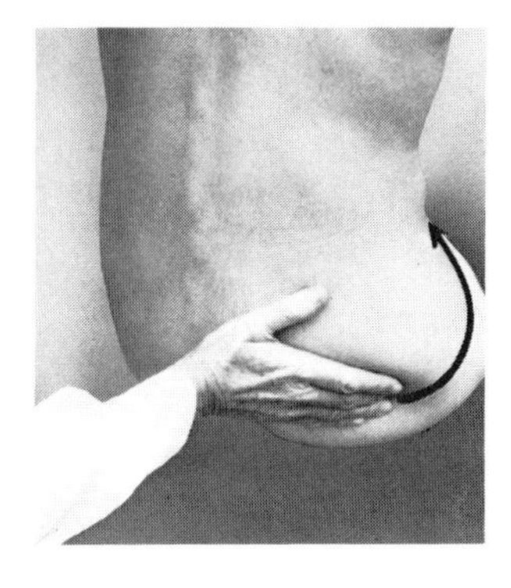

Abb. 30. Mittlerer (zweiter) Beckenstrich

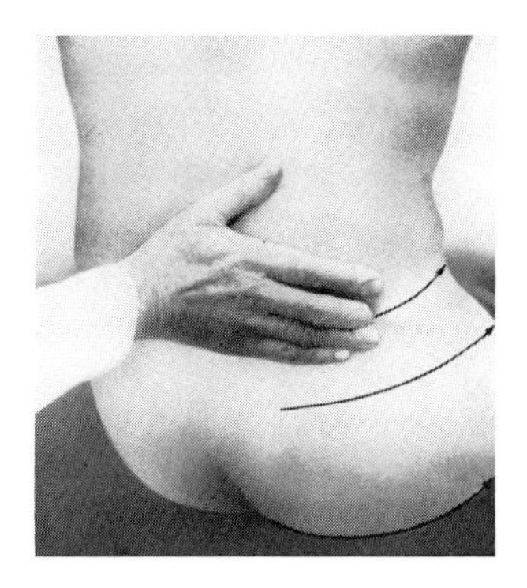

Abb. 31. Unterer (dritter) Beckenstrich

Den dritten Beckenstrich beginnt man an der Analfalte, zieht am Sitzknorren und vorderen Rand des Trochanters vorbei und hakt das Gewebe an der Spina iliaca ant. sup. an. Weit aus dem Arm arbeiten (Abb. 31).

Die 5 Anhakstriche beginnen am 5. Lendenwirbel und werden innerhalb der langen Rückenstrecker (Erector trunci) zur Wirbelsäule gezogen, bis zum 12. Brustwirbel (Abb. 32).

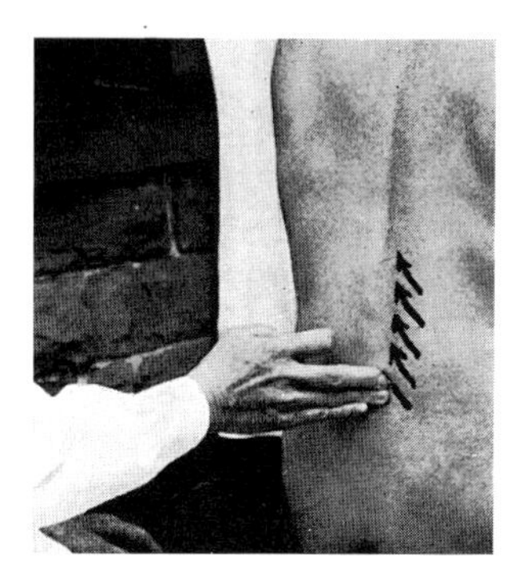

Abb. 32. Anhakstriche

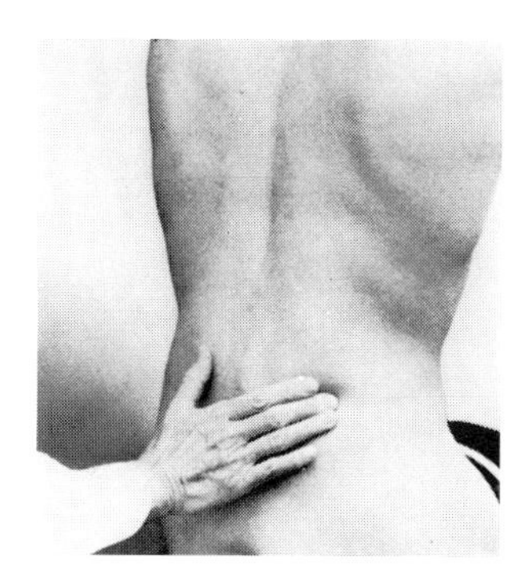

Abb. 33. »Fächer«-Strichführung, flächig

Es folgt der »Fächer«. Er wird im Winkel zwischen Wirbelsäule und Beckenkamm, zuerst flächig (Abb. 33), später mit steil gestellter Hand (Abb. 34) ausgeführt, am Beckenkamm beginnend.

Der untere Brustkorbrand wird bis zur Medioklavikularlinie durchgezogen, auf beiden Seiten, wir enden weich auf den vorderen Rippen (Abb. 35).

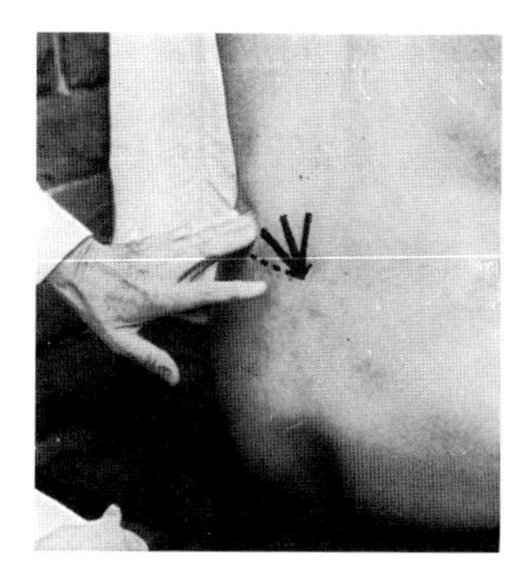

Abb. 34. »Fächer«-Strichführung, steil

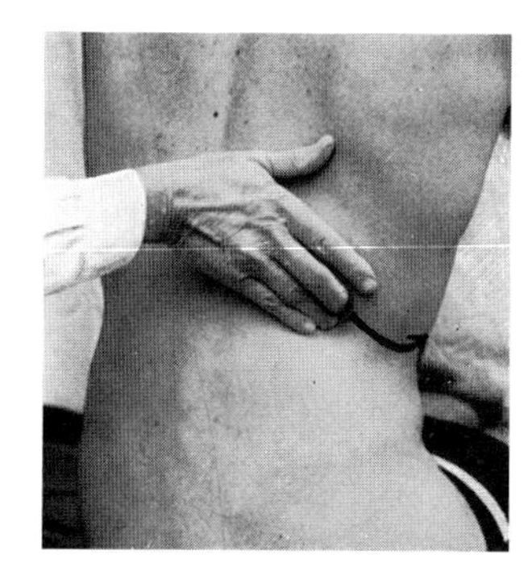

Abb. 35. Durchziehen des unteren Brustkorbrandes

Mit den flächigen Strichen auf den Mm. pectorales, um evtl. übergesprungene Spannungen auszugleichen (s. Literaturverzeichnis Nr. 30), haben wir den »Kleinen Aufbau« = Grundaufbau beendet.

Die flächigen Striche auf den Mm. pectorales werden auf der rechten und linken Seite ausgeführt, bei Herzempfindlichkeit des Patienten nur infra- und supraklavikulare Strichführungen auf der linken Seite (Abb. 24, 47 und im Text S. 184 bei Herzkrankheiten).

Schließt die Behandlung mit dem Grundaufbau ab, werden zum Schluß einige Male bimanuell die unteren Kreuzbeinränder ausgezogen, von den Rhombus-Ausgangspunkten zur Analfalte, als sog. »Kleine Ableitung«. Anschließend folgt ebenfalls bimanuell eine flächige Ableitung, vom Halsgebiet beginnend über die seitlichen Rückenpartien abwärts mit den Strichführungen an den unteren Kreuzbeinrändern endend, die sog. »Große flächige Ableitung«.

**Zusätzliche Strichführungen:**

Anhakstriche zu den Kreuzbeinrändern von kaudal nach kranial, von den Rhombus-Ausgangspunkten auf das Iliosakralgelenk zu bis zur Höhe des 5. Lendenwirbels. Sie werden nach dem Rhombus ausgeführt, es folgen die Beckenstriche.

Flächige Querstriche über das Kreuzbein, von kaudal nach kranial, nach dem Rhombus, anschließend die Beckenstriche (s. im Text bei Behandlung von Amenorrhoe, S. 233).

Anhakstriche, von kaudal nach kranial, im Verlauf des oberen (ersten) Beckenstriches. Sie werden nach dem Rhombus ausgeführt, anschließend der obere und die weiteren Beckenstriche.

Kleine flächige Querstriche über die Wirbelsäule, innerhalb der langen Rückenstrecker, vom 5. Lendenwirbel bis zum 12. Brustwirbel. Sie werden im Anschluß an die Anhakstriche zur Wirbelsäule gezogen.

Ein Anhak- und Dehngriff am Tuber ischiadicum (Abb. 36), die Krankengymnastin steht und dehnt mit ausgestrecktem Arm.

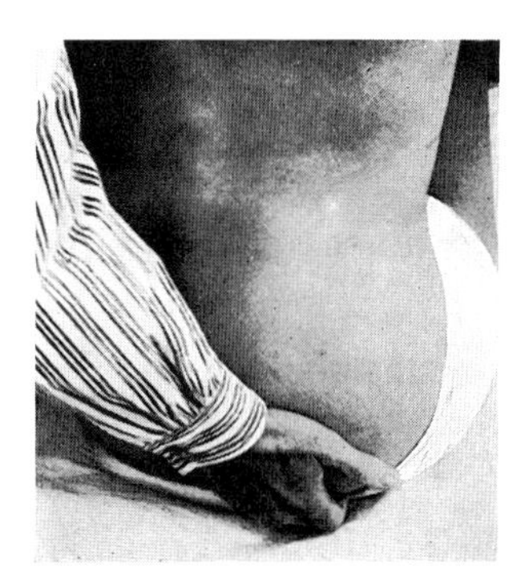

Abb. 36. Anhak- und Dehngriff am Tuber ischiadicum

Ein Dehngriff in der Gegend des Trigonum lumbale, die Krankengymnastin sitzt und dehnt in weicher Form das Gewebe hinter dem M. latissimus dorsi in Richtung zum Beckenkamm. Diese sog. Reizgriffe werden nach dem Durchziehen der unteren Brustkorbränder ausgeführt.
Mit dem »oberen Fächer«, dem sog. »Atemwinkel«, wird der Winkel zwischen unterster Rippe und Wirbelsäule fächerartig mit flächigen Strichführungen ausgearbeitet, am unteren Brustkorbrand beginnend, mit der letzten Strichführung längs der Wirbelsäule, vom 3. Lendenwirbel aufwärts zum 12. Brustwirbel endend.
Welche dieser zusätzlichen Strichführungen im Einzelfall zur Anwendung gelangen, ist jeweils bei den speziellen Behandlungen und deren Zusammenfassungen angegeben.

**Grundaufbau in Seitenlage:**

Ist der Kranke nicht in der Lage zu sitzen, so ist eine Behandlung auch im Liegen, in Seiten- oder Bauchlage möglich.

Der Patient liegt auf der gesunden Seite, mit leicht angebeugten Knien, durch Kissen unterstützt.
Die Behandlung beginnt mit der »Fächer«-Strichführung, zwischen Beckenkamm und Wirbelsäule, auf der unten liegenden Seite.
Auf der gleichen Seite folgt die Rhombus-Strichführung, vom 5. Lendenwirbel zum Rhombus-Eckpunkt, von dort mit Handwechsel der Rhombus-Strich zur Analfalte, anschließend eine kurze Strichführung entlang der Analfalte, welche die Sakralsegmente erfaßt (Abb. 37).
Dann wird auf der oben liegenden Seite die »Fächer«-Strichführung gezogen, anschließend die vorher beschriebenen Rhombus-Strichführungen sowie der kurze Strich längs der Analfalte.

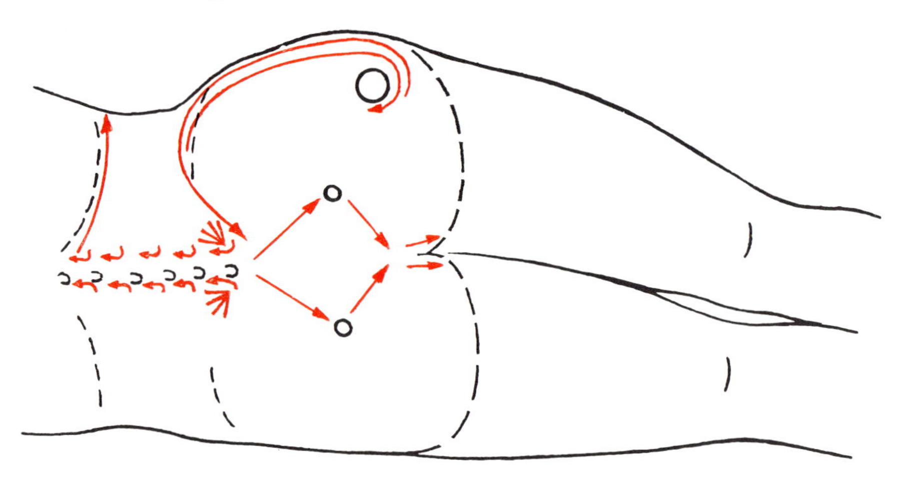

Abb. 37. Grundaufbau in Seitenlage (dorsale Ansicht)

Es folgt der große Beckenstrich, mit anliegender Hand, der von der Höhe des Beckenkammes, an seinem oberen Rande entlang, dorsal beginnend, den Trochanter umzieht und mit der anderen Hand in umgekehrter Richtung vom Trochanter aus bis zum 5. Lendenwirbel ausgeführt wird (Abb. 37).
Die 5 Anhakstriche zur Lendenwirbelsäule werden zunächst auf der unten, dann auf der oben liegenden Seite gezogen.
Anschließend wird der untere Brustkorbrand der oben liegenden Seite durchgezogen – wie bei dem »Grundaufbau im Sitzen« beschrieben.
Nun muß sich der Patient auf die andere Seite legen.
Die Behandlung wird in der gleichen Art wiederholt, in deren Verlauf nun auch der große Beckenstrich und die Strichführung am Brustkorbrand der vorher unten, jetzt oben liegenden Seite ausgeführt werden können.
In Rückenlage des Patienten folgen dann die flächigen Ausgleichstriche auf den Mm. pectorales, unter der üblichen Berücksichtigung eventueller Herzempfindlichkeit des Patienten (Abb. 38).
Den Abschluß des »Grundaufbaues im Liegen« (Rückenlage) bilden ausgleichende Beckenstriche. Sie beginnen auf der Höhe des Beckenkammes dorsal, verfolgen den oberen Rand; die Fingerkuppen, engen Kontakt mit diesem haltend, ziehen an den Spinae iliacae ant. sup. vorbei bis zu den Spinae iliacae ant. inf. und von dort flächig zur Symphyse. Die Strichführung wird auf der einen, dann auf der anderen Seite ausgeführt.
Es folgen flächige Querstriche zwischen den Spinae iliacae ant. sup., an der Haargrenze beginnend, bis zu den vorderen Darmbeinstacheln (Abb. 38).

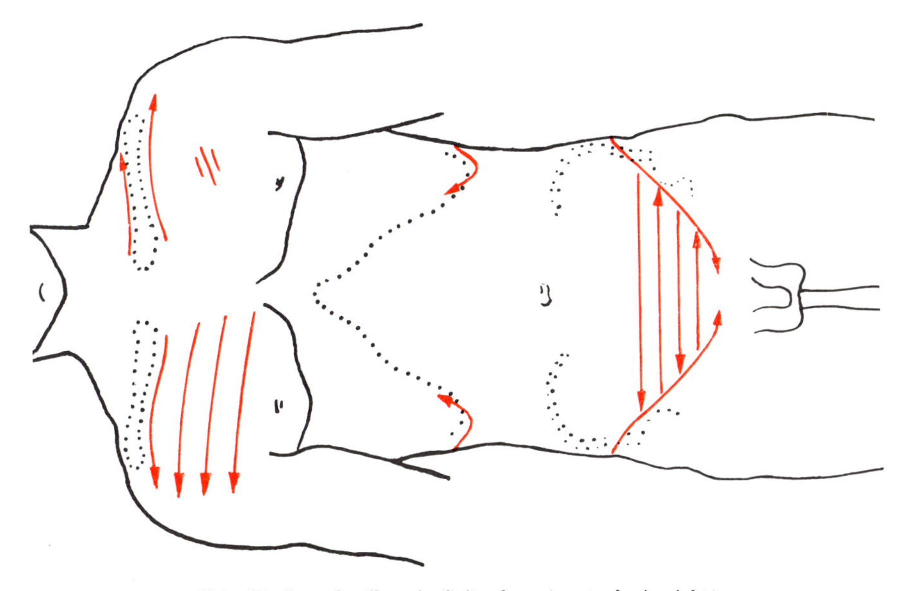

Abb. 38. Grundaufbau in Seitenlage (ventrale Ansicht)

**Zusätzliche Strichführungen:**

Anhakstriche zu den Kreuzbeinrändern, am liegenden Patienten von kranial nach kaudal, in Höhe des 5. Lendenwirbels einsetzend, zunächst am Iliosakralgelenk entlang, dann am Rande des Kreuzbeins abwärts.

Flächige Querstriche über das Kreuzbein (s. S. 55 bei »Grundaufbau im Sitzen« unter »Zusätzliche Strichführungen«).

Kleine Anhakstriche im Verlauf des großen Beckenstriches, in beiden Richtungen (Abb. 39).

Kleine Anhakstriche um den Trochanter major (Abb. 39).

Flächiger Ausgleichstrich, oberhalb vom Trochanter major einsetzend in Richtung zum Tuber ischiadicum (Abb. 39).

Kleine flächige Querstriche über die Wirbelsäule, innerhalb der langen Rückenstrecker, vom 5. Lendenwirbel bis zum 12. Brustwirbel.

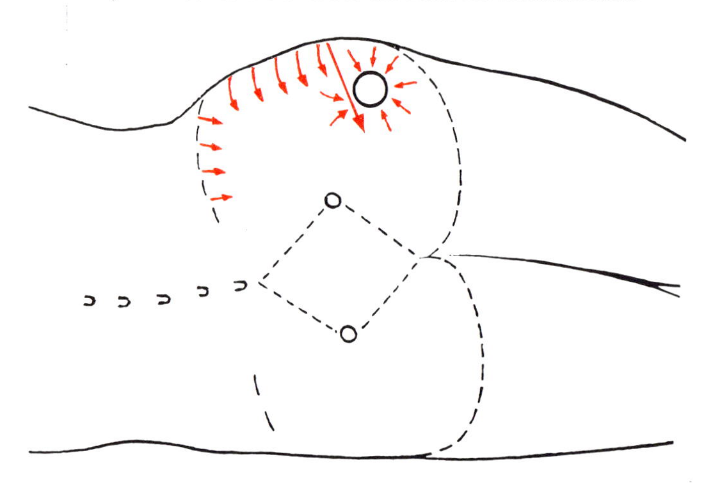

Abb. 39. Grundaufbau in Seitenlage, zusätzliche Strichführungen

**Grundaufbau in Bauchlage:**

Die Behandlung beginnt mit der »Fächer«-Strichführung im Gebiet zwischen Beckenkamm und Wirbelsäule und wird zunächst auf der einen und dann auf der anderen Seite ausgeführt.

Es folgt der Rhombus: Die Strichführung vom 5. Lendenwirbel zum Rhombus-Eckpunkt, von dort die Strichführung zur Analfalte sowie der kurze Strich längs der Analfalte.
Nachdem diese drei Strichführungen auf einer Seite gezogen sind, werden sie in der gleichen Reihenfolge auf der anderen Seite ausgeführt.
Der große Beckenstrich wird – wie bei dem »Grundaufbau in Seitenlage«

beschrieben – in beiden Richtungen auf der einen, dann auf der anderen Seite gezogen.
Es folgen die 5 Anhakstriche zur Lendenwirbelsäule auf der einen, dann auf der anderen Seite.
Der untere Brustkorbrand der einen Seite wird durchgezogen, dann derjenige der anderen Seite.
In Rückenlage des Patienten wird die Behandlung auf der ventralen Seite in der gleichen Weise, wie bei dem »Grundaufbau in Seitenlage« beschrieben, beendet (Abb. 38).

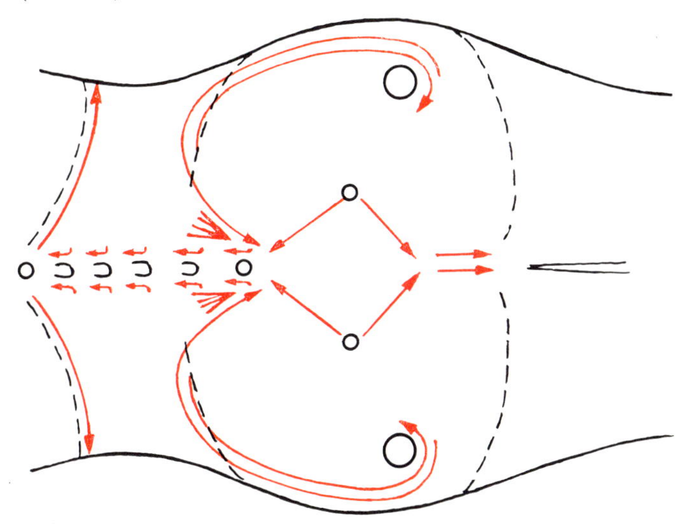

Abb. 40. Grundaufbau in Bauchlage

**Zusätzliche Strichführungen:**

Kleine Anhakstriche zu den Kreuzbeinrändern – wie bei dem »Grundaufbau in Seitenlage« beschrieben.

Kleine Anhakstriche längs der Analfalte bis zum Afterspalt, von lateral heranziehend. Sie werden nach dem Rhombus und dem kurzen Strich längs der Analfalte ausgeführt, anschließend der große Beckenstrich.

Flächige Querstriche über das Kreuzbein – wie bei dem »Grundaufbau im Sitzen« geschildert.

Anhakstriche im Verlauf des großen Beckenstriches und um den Trochanter major wie bei dem »Grundaufbau in Seitenlage« angegeben.

Kleine flächige Querstriche innerhalb der langen Rückenstrecker, vom 5. Lendenwirbel bis zum 12. Brustwirbel, anschließend an die Anhakstriche zur Wirbelsäule.

Bimanuelle Strichführung, dorsal beginnend, gleichzeitig am unteren Brustkorbrand bis zur Medioklavikularlinie und am Beckenrand bis zur Spina iliaca ant. sup. ziehend. Diese Strichführung wird bimanuell erst auf der einen, dann auf der anderen Seite ausgeführt (Abb. 41).

Kleine Anhakstriche beiderseits der Rektusscheide entlang, von der Symphyse beginnend bis zur Nabelhöhe, und kleine Strichführungen, strahlenförmig auf den Nabel zu ziehend (Abb. 41).

In welchen Behandlungen und an welcher Stelle alle die hier angeführten zusätzlichen Strichführungen im Verlauf des betreffenden Behandlungsganges zur Anwendung gelangen, ist aus den speziellen Behandlungen und Zusammenfassungen ersichtlich.

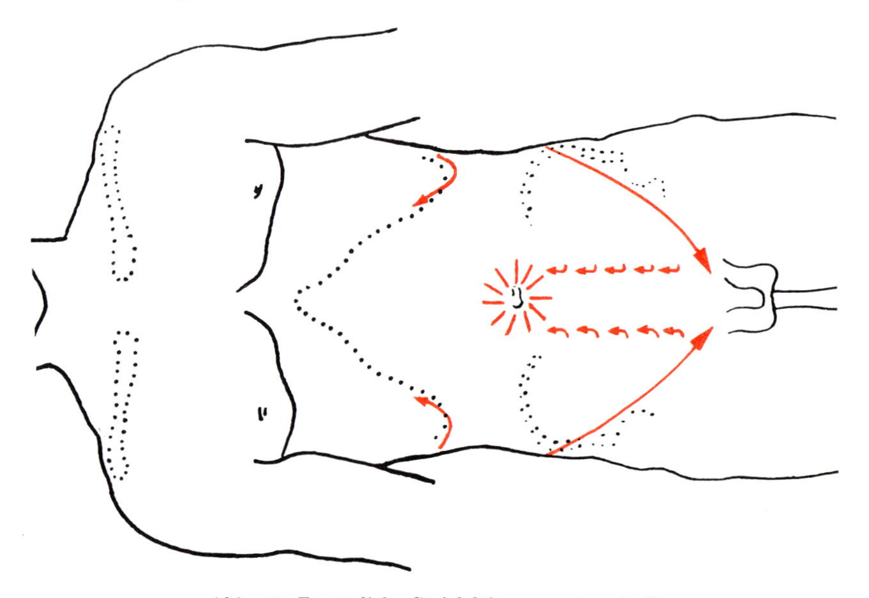

Abb. 41. Zusätzliche Strichführungen (ventral)

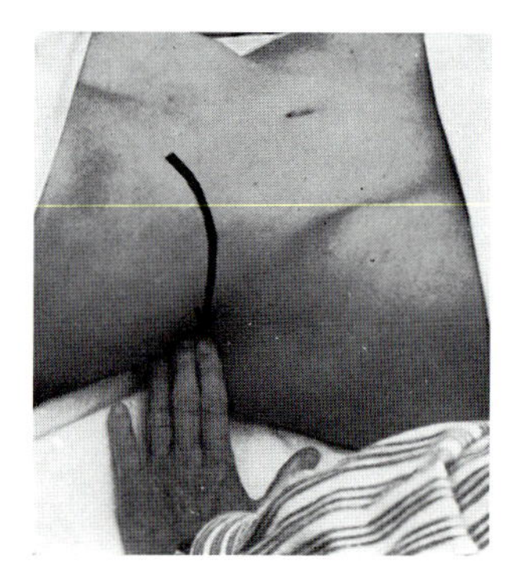

Abb. 42. Der Leberstrich

Der Leberstrich (Abb. 42) wird mit flach anliegender Hand am rechten Brustkorbrand entlang zuerst leicht, allmählich intensiver gezogen und endet kurz vor der Wirbelsäule (s. S. 214 »Ausführung des Leberstriches«). Wann diese Strichführung jeweils in der Behandlung ausgeführt wird, ist bei den betreffenden Behandlungsschilderungen und Zusammenfassungen angegeben.

## I. Aufbaufolge

### Interkostalgebiet

Die Anhakstriche werden vom 12. Brustwirbel zum 7. Brustwirbel, in Höhe der unteren Schulterblattwinkel, fortgesetzt.
Die Interkostalstriche beginnen in der vorderen Axillarlinie, ziehen im Verlauf der Interkostalräume, Strich um Strich, vom unteren Brustkorbrand nach kranial aufsteigend, flächig mit anliegender Hand, um die Interkostalnerven nicht zu irritieren. Wir enden mit Zug an der Wirbelsäule (Abb. 45).
Nach diesen – entsprechend den Interkostalräumen – 5 Strichführungen

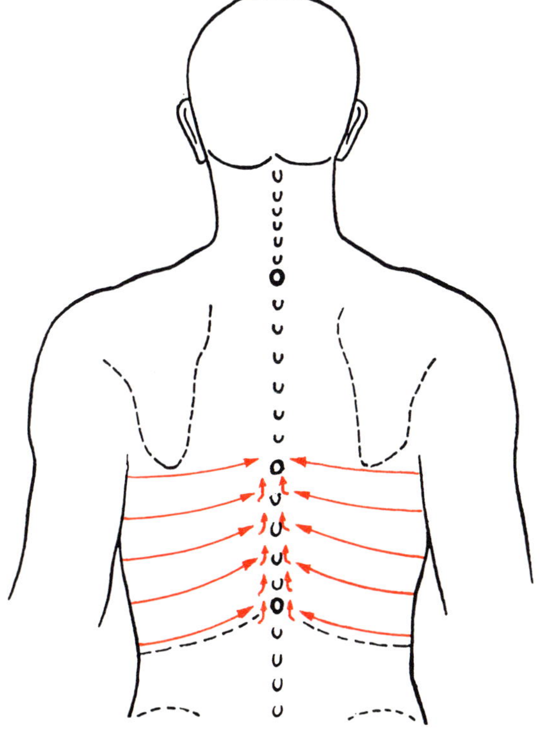

Abb. 43. I. Aufbaufolge (dorsal)

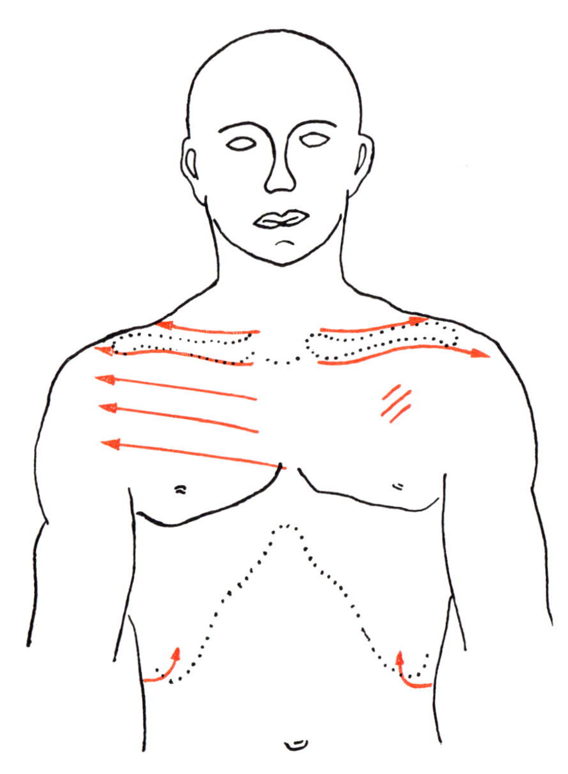

Abb. 44. I. Aufbaufolge (ventral)

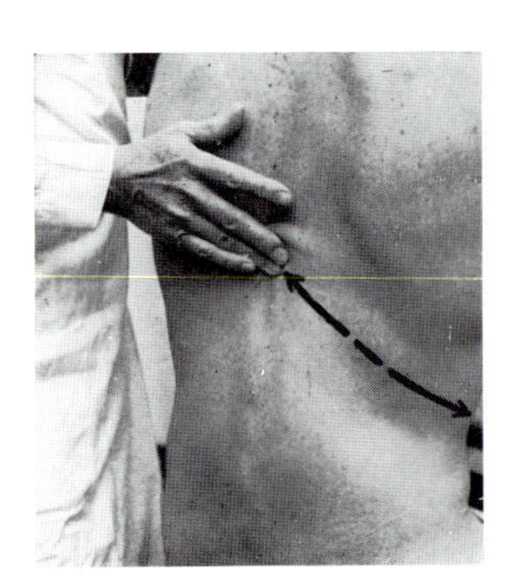

Abb. 45. Interkostalstrich

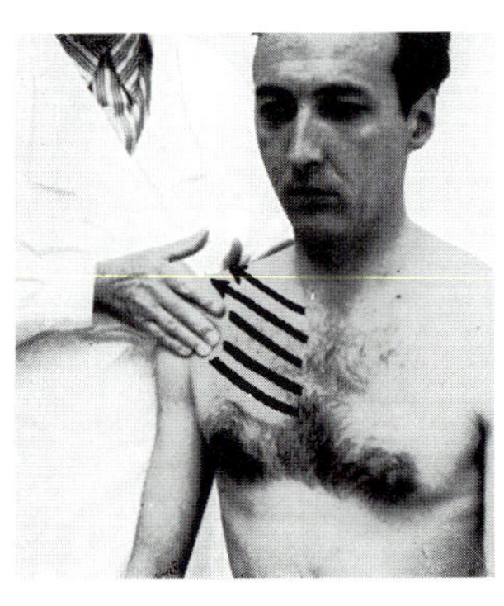

Abb. 46. Ausgleichstriche auf dem M. pectoralis

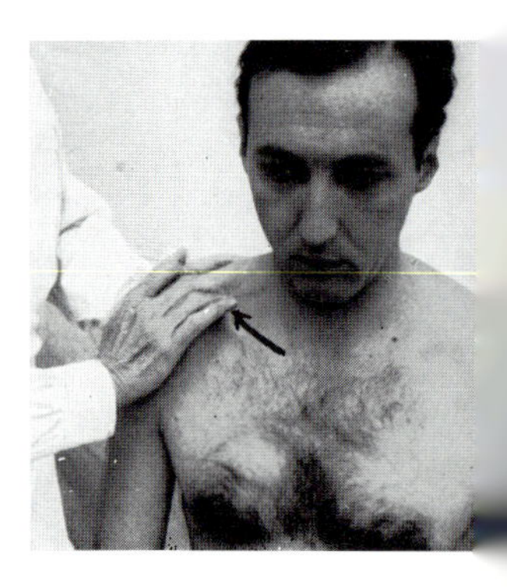

Abb. 47. Strichführung oberhalb der Clavicula

werden im gleichen Verlauf der letzten Strichführung noch zwei weitere ausgeführt.

Zum Schluß werden die Mm. pectorales in ihrer erhöhten Spannung ausgeglichen, betont unterhalb der Clavicula auf der derben Faszie des M. subclavius (Abb. 46).

Der Strich oberhalb der Clavicula wird mit gebeugten Fingern exakt zum Acromion – dort mit flachgestellten Fingern ausklingend – gezogen (Abb. 47).

Ist die Behandlung mit der I. Aufbaufolge beendet, wird sie dorsal mit der kleinen und der großen flächigen Ableitung abgeschlossen.

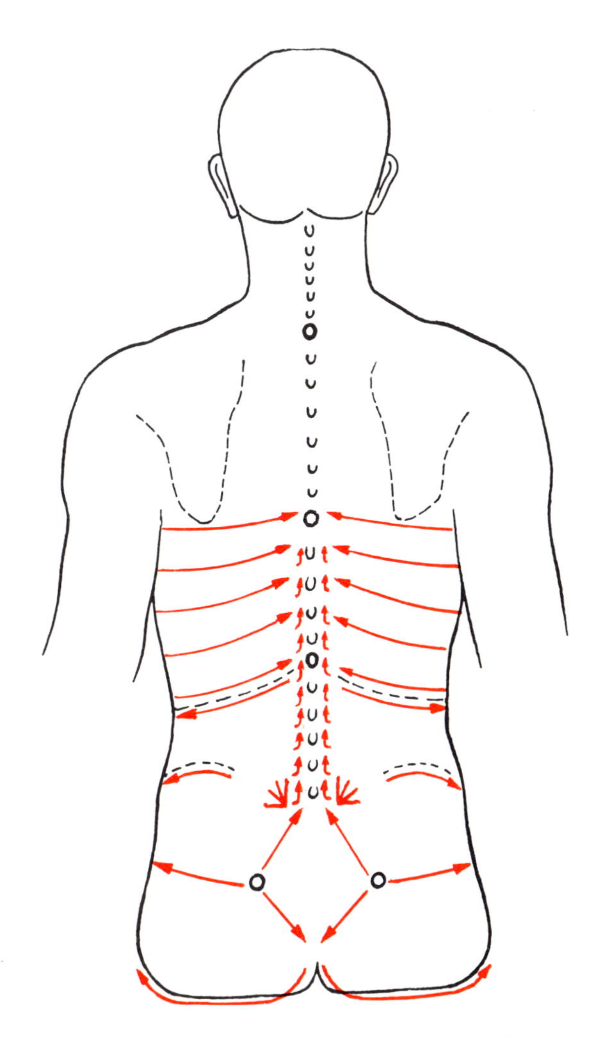

**Abb. 48.** Großer Aufbau = Grundaufbau + I. Aufbaufolge

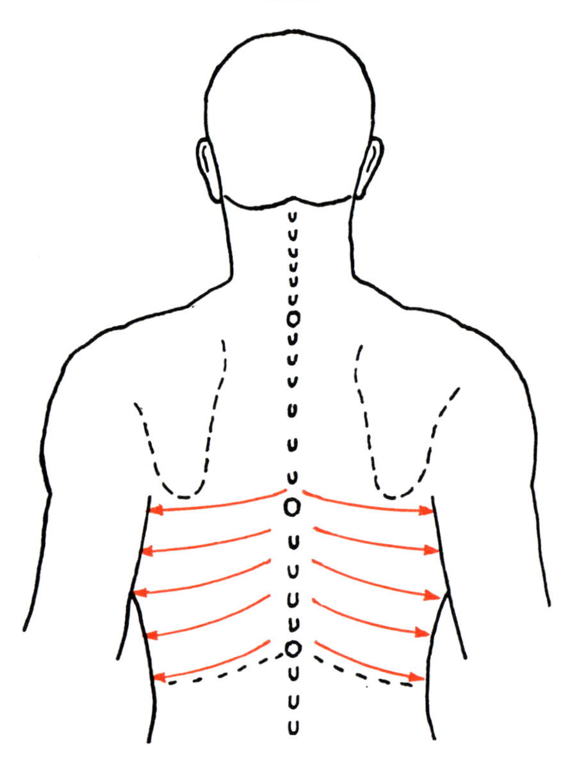

Abb. 49. I. Aufbaufolge, zusätzliche Strichführungen

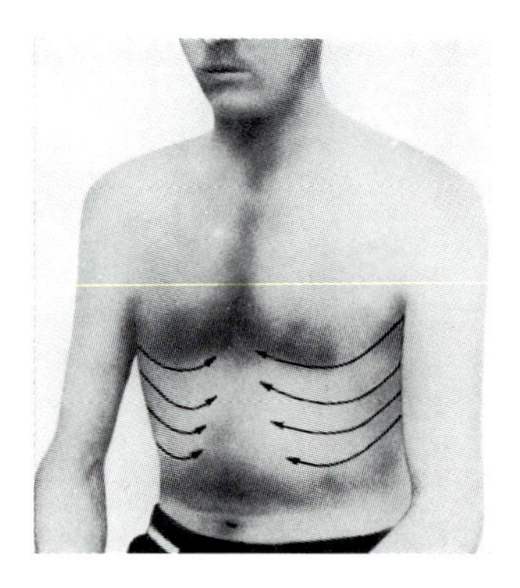

Abb. 50. Interkostalstriche, ventral

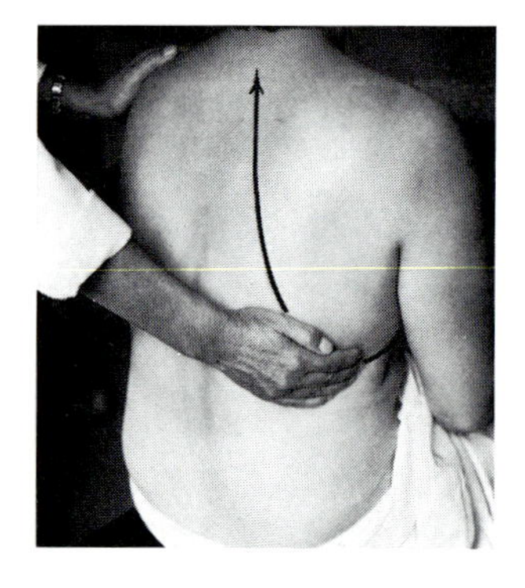

Abb. 51. Großer Ausgleichstrich bzw. »Milchstrich«

**Zusätzliche Strichführungen:**

Die Interkostalstriche werden auch in umgekehrter Richtung von der Wirbelsäule zur seitlichen Thoraxwand bis zur vorderen Axillarlinie hin gezogen, um dort schonend anzuhaken (Abb. 49).

Wird auch das ventrale Interkostalgebiet behandelt, so werden, von der dorsalen Axillarlinie beginnend, flächige Strichführungen, von den untersten Rippen ausgehend, durch die Interkostalräume gezogen (Abb. 50).

Der »Große Ausgleichstrich« setzt in der ventralen Axillarlinie, in Höhe des 6./7. Interkostalraumes, ein, zieht flächig um den unteren Schulterblattwinkel zum 7. Halswirbel (Abb. 51). Wann der »Große Ausgleichstrich« jeweils in der Behandlung erfolgt, ist in den Behandlungsschilderungen und Zusammenfassungen angegeben.

Im gleichen Verlauf flächig, aber in diesem Fall zügig, funktionsstimulierend, wird der sog. »Milchstrich« – anschließend an die Interkostalstriche – ausgeführt (Abb. 51).

Eine Strichführung vom unteren Schulterblattwinkel zur Wirbelsäule, in Segmenthöhe Th 4, wird nach den Interkostalstrichen angeschlossen.

Eine flächige Querstrichführung über die Wirbelsäule, in Segmenthöhe Th 6 unter dem linken Schulterblattwinkel beginnend, unter dem rechten endend und wieder zum Ausgangspunkt zurückgezogen, wird nach den Interkostalstrichen ausgeführt.

Kleine flächige Querstriche über die Wirbelsäule, innerhalb der langen Rückenstrecker, vom 12. bis 7. Brustwirbel.

Die jeweilige Anwendung dieser zusätzlichen Strichführungen ist bei den speziellen Behandlungen und Zusammenfassungen angegeben.

## II. Aufbaufolge

### Schulter und Achsel

Wir arbeiten mit den kleinen Anhakstrichen weiter zur Wirbelsäule, von der Höhe des unteren Schulterblattwinkels, vom 7. Brustwirbel bis zum 7. Halswirbel (Abb. 52, 54).

Bei der Bearbeitung des Schulterblattes steht der Behandler auf der jeweiligen Seite; so wird die Ausgangsstellung für den erforderlichen Zugreiz erreicht, und zwar wird das rechte Schulterblatt mit der linken Hand behandelt und umgekehrt.

Zuerst werden die Anhakstriche von der Wirbelsäule zum inneren Schulterblattrand, in diagonaler Richtung, gezogen (Abb. 55).

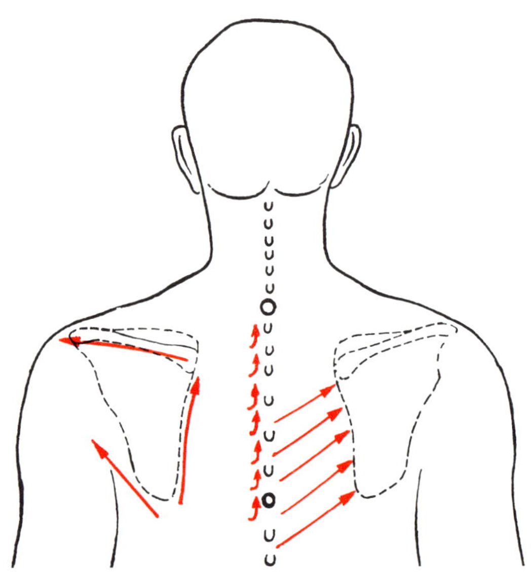

Abb. 52. II. Aufbaufolge (dorsal)

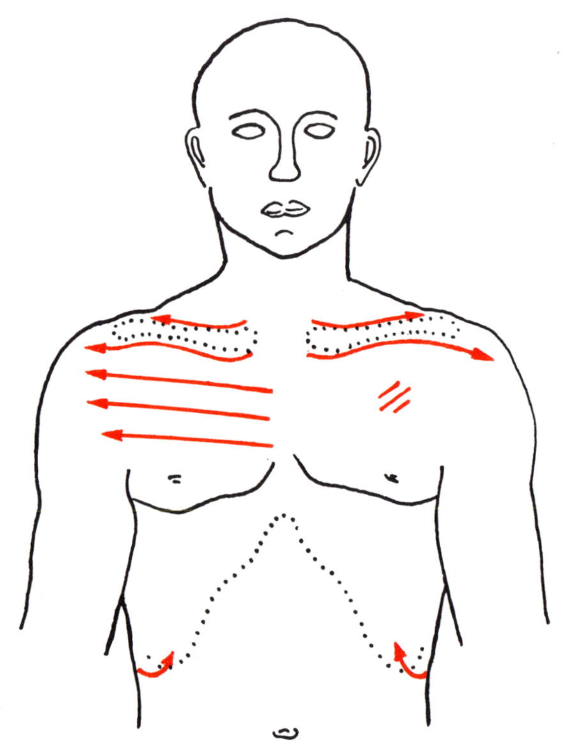

Abb. 53. II. Aufbaufolge (ventral)

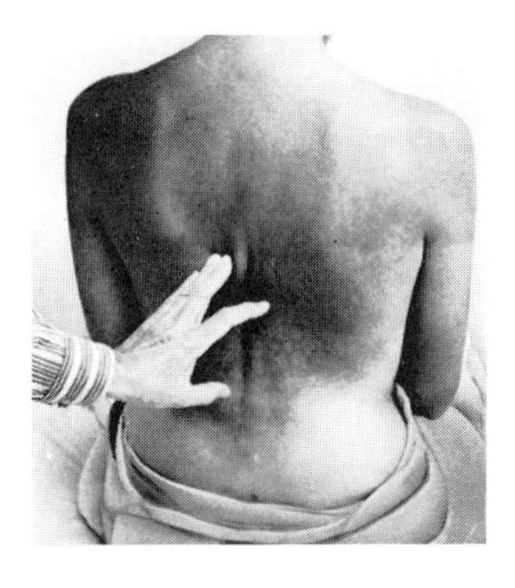

Abb. 54. Anhakstriche zur Wirbelsäule (Einsatz)

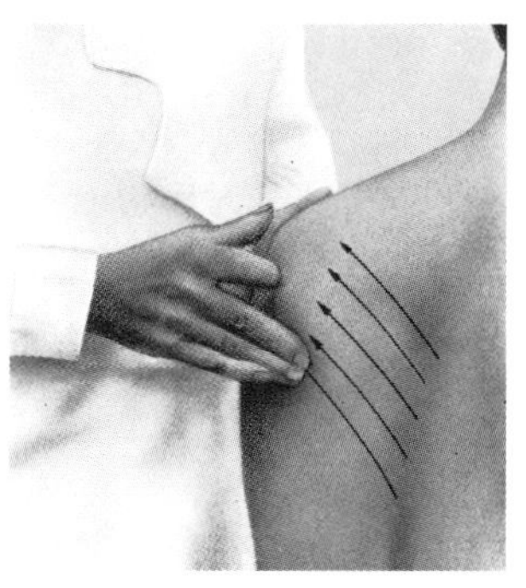

Abb. 55. Anhakstriche zum Schulterblatt

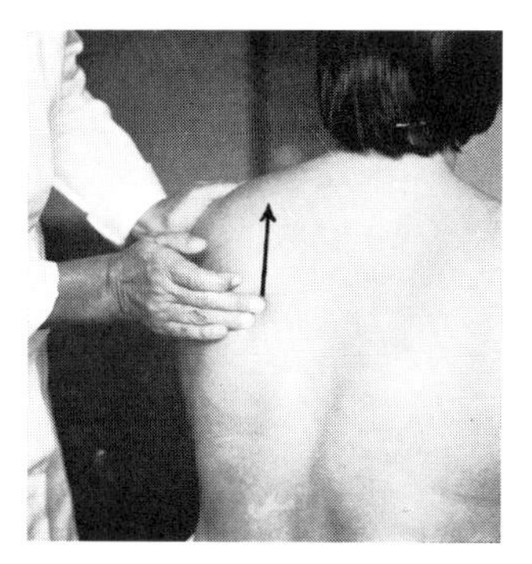

Abb. 56. Innere Schulterblatt-umrandung

Der innere Schulterblattrand wird mit steil gestellten Fingern nach oben ausgezogen (Abb. 56).

Die laterale Partie der Scapula wird dagegen flächig behandelt, in Richtung zum Schultergelenk hin (Abb. 57).

Dieser äußere Schulterblattstrich, beginnend vom unteren Schulterblatt-winkel, endet etwa 1 cm über der Achsellücke, um den sog. Ulnarispunkt (s. S. 106) nicht zu irritieren.

Entlang der Gräte wird das Gewebe mit gebeugten Fingern ausgezogen, dabei medial kräftig beginnen und nach lateral ausklingen lassen (Abb. 58).

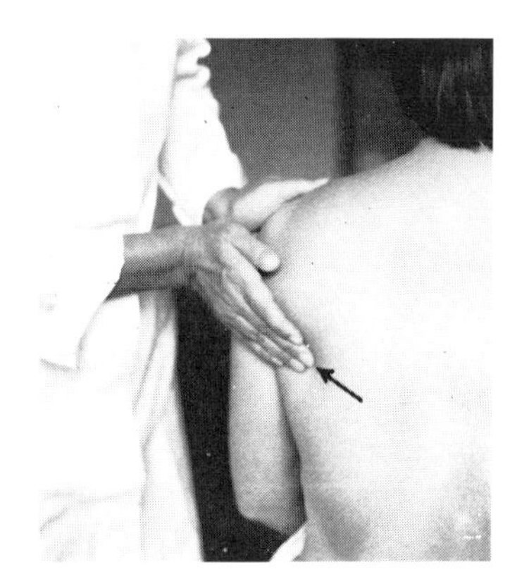

Abb. 57. Äußerer Schulter-blattstrich

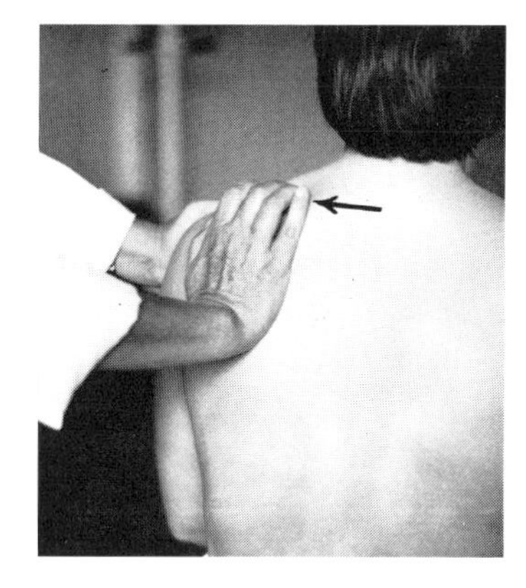

Abb. 58. Strich über die Gräte des Schulterblattes

**Zusätzliche Strichführungen, dorsal:**

Eine Strichführung, die gewöhnlich erst nach gründlicher Vorarbeit, oft erst nach Einbeziehung des Halses (= III. Aufbaufolge) durchgeführt werden darf: Ein flächiger Fächer wird quer über das Schulterblatt zum Gelenk

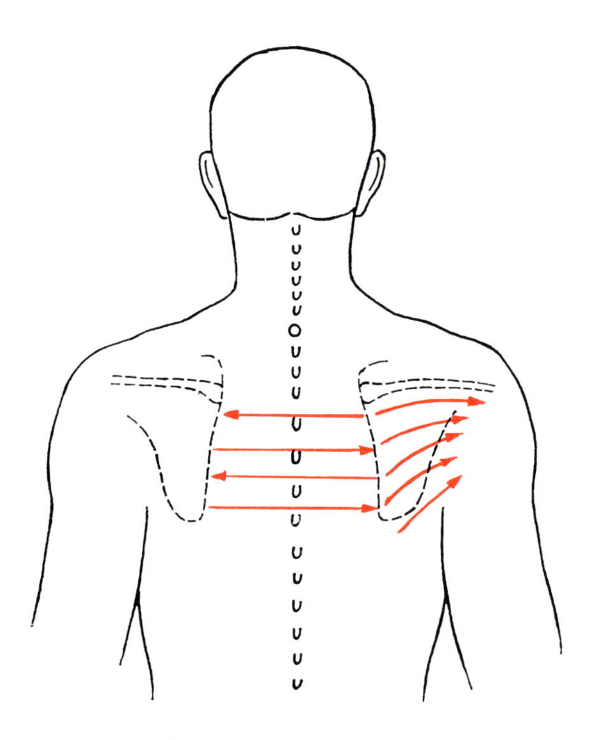

Abb. 59. Zusätzliche Strichführungen (dorsal)

hin gezogen, beginnend mit dem äußeren Schulterblattstrich (Abb. 57), und im Endstrich am unteren Rand der Schulterblattgräte verlaufend (Abb. 59).

Kleine flächige Querstriche über die Wirbelsäule, innerhalb der langen Rückenstrecker:

Vom 7. Brustwirbel bis zum 3. Brustwirbel (s. Behandlung bei Epicondylitis S. 109), vom 7. Brustwirbel bis zum 7. Halswirbel (s. Behandlung bei der Bechterewschen Erkrankung S. 125). Die kleinen Querstriche erfolgen nach den Anhakstrichen zur Wirbelsäule.

Flächige Querstriche von Innenrand zu Innenrand der Schulterblätter, in Höhe des 7. Brustwirbels beginnend, in Höhe der Schultergräte endend (Abb. 59). Wann und in welchen Fällen diese Querstriche erfolgen, ist bei den speziellen Behandlungen und deren Zusammenfassungen angegeben.

Kleine Anhakstriche um den unteren Schulterblattwinkel, von lateral beginnend, mit anschließender Umrandung im gleichen Verlauf, werden nach den Dehngriffen ausgeführt (s. S. 211 - Behandlung, S. 216 - Zusammenfassung).

**Dehngriffe der Achselhöhle:**

Die Kleinfingerkante liegt am Rande des M. latissimus dorsi, der 3. und 4. Finger ziehen in Richtung zum Ursprung, dehnend, mit fest abgestützter Hand in die eigene Handfläche, das Gewebe weich abwärts ziehend. (»Kurze Dehnung abwärts«, Abb. 60.)
Dehnung aufwärts zur Ansatzsehne des M. latissimus dorsi in die Achselfalte. (»Kurze Dehnung aufwärts«.)
Bei der weiteren Lösung der Achselhöhle steht die Krankengymnastin vor dem Patienten. Alle drei Striche beginnen am unteren Schulterblattwinkel, allmählich aufsteigend, und haben als Endziel die Ansatzsehne des M. pectoralis (nie ins Brustgewebe kommen!). Diese Strichführung erhielt den Beinamen »Girlande«.
Diese Strichführung wird in einigen Fällen so ausgeführt, daß der Behandler, hinter dem Patienten stehend, vom gleichen Ausgangspunkt, dem unteren Schulterblattwinkel, zum gleichen Ziel, der Ansatzsehne des M. pectoralis, die drei Strichführungen zieht. (Entsprechende Angabe bei den Behandlungszusammenfassungen.)
Die Dehnung der Achselhöhle wird mit beiden Händen zugleich ausgeführt; sie wird »breit« gezogen, in die »Weite«: die Kleinfingerballen am M. deltoideus abstützen. Die Mitte der Achselhöhle wird der Gefäße und Nerven wegen ausgelassen (Abb. 61).

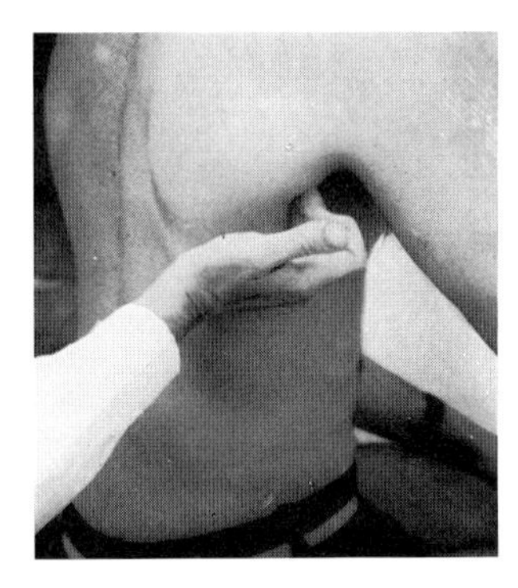

Abb. 60. Achsel-Dehngriff am M. latissimus dorsi (Kurze Dehnung abwärts)

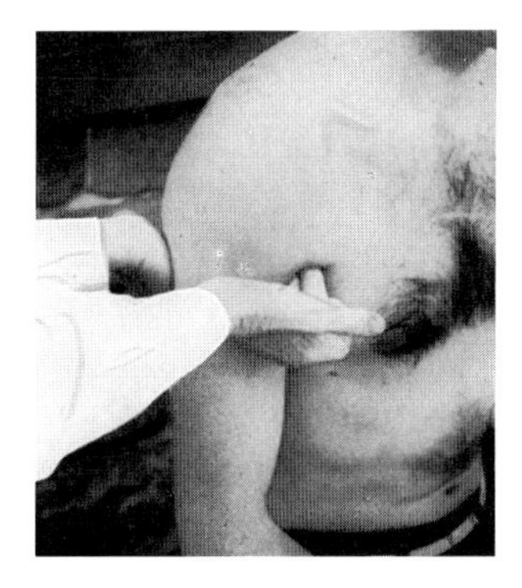

Abb. 61. Bimanueller Achsel-Dehngriff

Dieser bimanuellen Achseldehnung kann – einzeln ausgeführt – eine Vordehnung vorausgehen. Die Ansatzsehnen des M. latissimus dorsi und des M. pectoralis können noch speziell gedehnt werden, der Behandelnde steht dann seitlich vom Patienten.

**Zusätzliche Dehngriffe der Achselhöhle:**

Eine »Lange Dehnung abwärts« am Rande des M. latissimus dorsi, zum Ursprung, sie wird anschließend an die »Kurze Dehnung abwärts« ausgeführt.
Eine »Verlängerte Dehnung aufwärts« am Rande des M. latissimus dorsi beginnt in Höhe des 6./7. Interkostalraumes. Wann diese Dehnung in der Behandlung ausgeführt wird, ist in den betreffenden Behandlungszusammenfassungen angegeben.

Achseldehnungen bei angehobenem Arm:

Kann der Patient den Arm auf Schulterhöhe heben, so legt er ihn auf die Schulter der Krankengymnastin. Es erfolgt nochmals ein sorgfältiges Lösen der dorsalen und ventralen Achselfalte mit verbindenden Querstrichen im Bereich des M. serratus (Abb. 62, 63, 64).

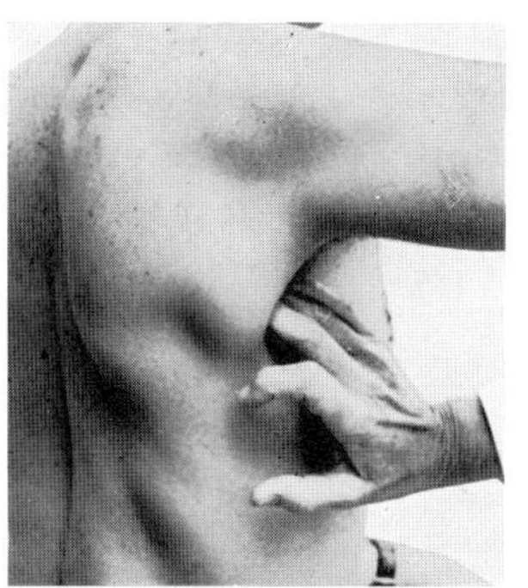
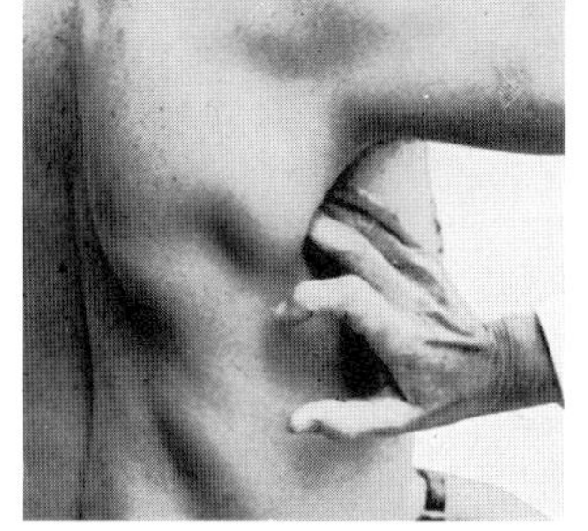

Abb. 62

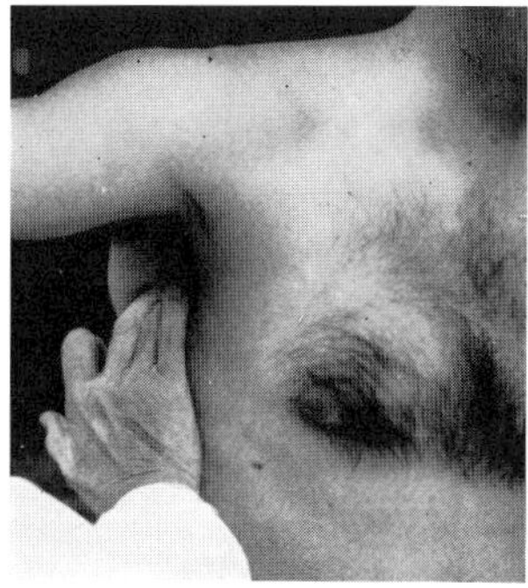

Abb. 63.

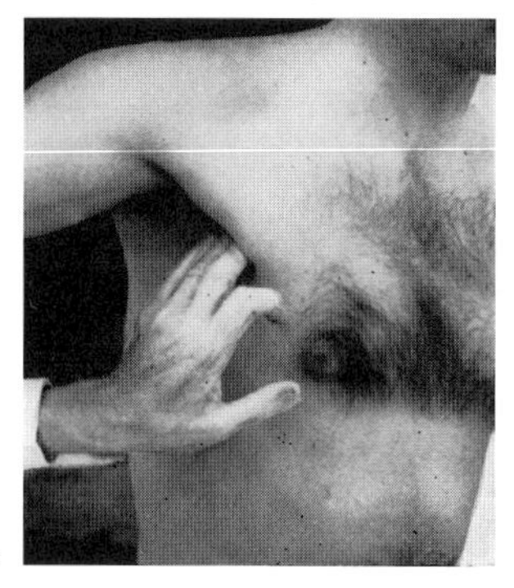

Abb. 64

Abb. 62, 63, 64.
Achseldehnungen bei angehobenem Arm

Ist eine Behandlung des Schulter-Achselgebietes hiermit beendet, schließt sie mit den Ausgleichstrichen auf den Mm. pectorales, der Strichführung oberhalb der Clavicula – nach den üblichen Gesichtspunkten – und der kleinen und großen flächigen Ableitung dorsal ab.

**Zusätzliche Strichführungen ventral:**

Der ventrale Rand des M. trapezius wird – unter Gegenhalten seitens der freien Hand –, vom Halsansatz beginnend, zur Schulterhöhe hin ausgezogen (Abb. 65).

Strichführung über das Sternum, vom Schwertfortsatz beginnend, bis zum Jugulum (Abb. 65).

Kleine Anhakstriche an die Ansatzstellen der Rippen zum Sternum, von kaudal nach kranial (Abb. 65, 66).

Kleine Querstriche über das Sternum, am Übergang vom Schwertfortsatz zum Brustbeinkörper beginnend, über dem Gebiet der LUDWIGschen Winkel – in der Höhe vom Ansatz der 2. Rippe am Sternum – breiter werdend bis dicht unter die Sternoklavikulargelenke.

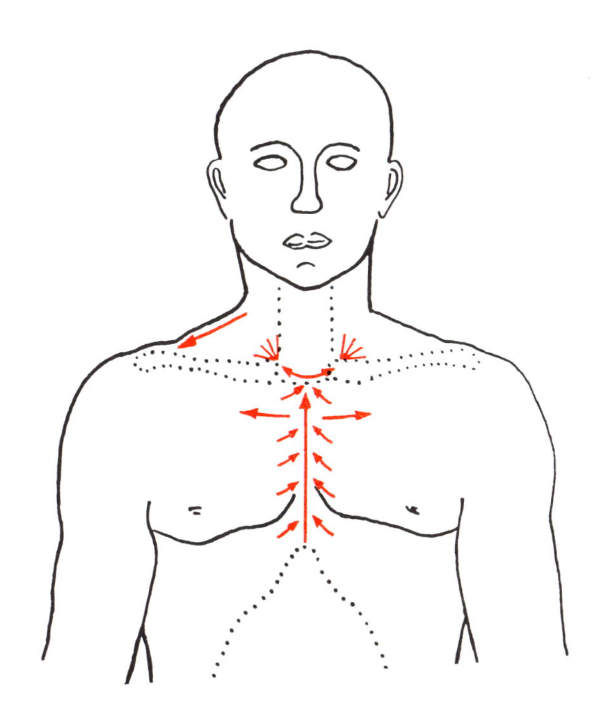

Abb. 65. Zusätzliche Strichführungen (ventral)

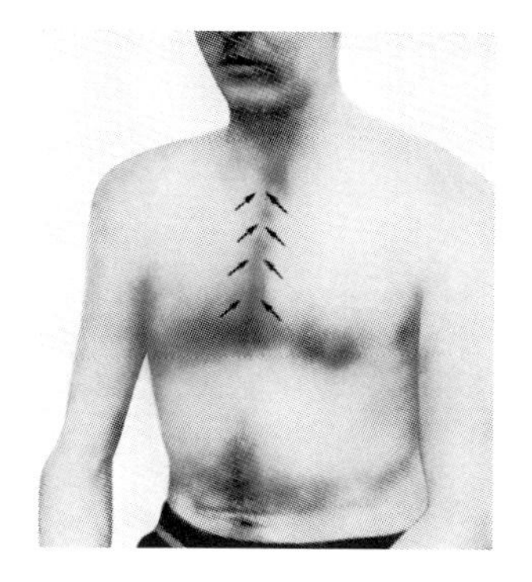

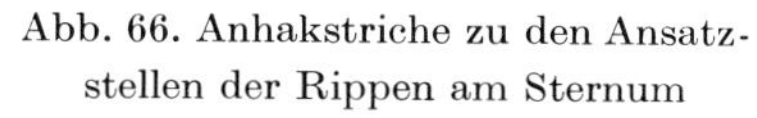

Abb. 66. Anhakstriche zu den Ansatzstellen der Rippen am Sternum

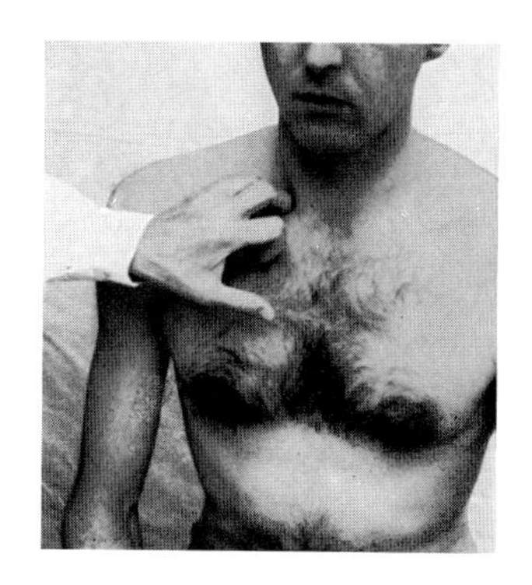

Abb. 67. Arbeit am inneren Schlüsselbeinwinkel

Kleine Strichführungen, fächerartig den inneren Schlüsselbeinwinkel zur Drosselgrube ausarbeitend, mit der ersten Strichführung auf der Clavicula beginnend, mit der letzten am dorsalen Rand des M. sternocleidomastoideus endend (Abb. 65, 67).

Anschließend eine Strichführung auf dem Ligamentum interclaviculare (Abb. 65).

Wann und welche dieser ventralen Strichführungen ausgeführt werden, ist bei den betreffenden Behandlungsschilderungen und Zusammenfassungen angegeben.

Zum jeweiligen Behandlungsabschluß erfolgen die Ausgleichstriche auf den Mm. pectorales und die Strichführung oberhalb der Clavicula, immer unter Berücksichtigung eventueller Herzempfindlichkeit. Dorsal werden die kleine und große flächige Ableitung ausgeführt.

## III. Aufbaufolge

**Hals:**

Kleine strahlenförmige Striche ziehen auf den 7. Halswirbel zu, nur im Bereich des Sehnenspiegels des M. trapezius (Abb. 68).
Strichführung beiderseits der Halswirbelsäule, paravertebral, bis zum Nackenband, Striche zum Hinterhaupt unter Zug (Abb. 68, 70).
Anhakstriche zur Halswirbelsäule (Abb. 69).
Ausziehen des Nackenbandes mit Querstrichen (Abb. 69).
Strichführung am ventralen Rand des M. trapezius herauf zum Ursprung (Abb. 71).
Strichführung am dorsalen Rande des M. sternocleidomastoideus zum Warzenfortsatz (Abb. 71).

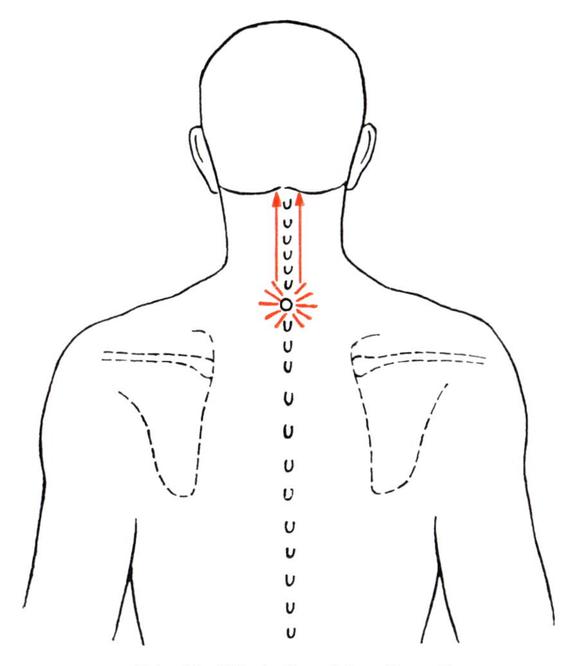

Abb. 68. III. Aufbaufolge (dorsal)

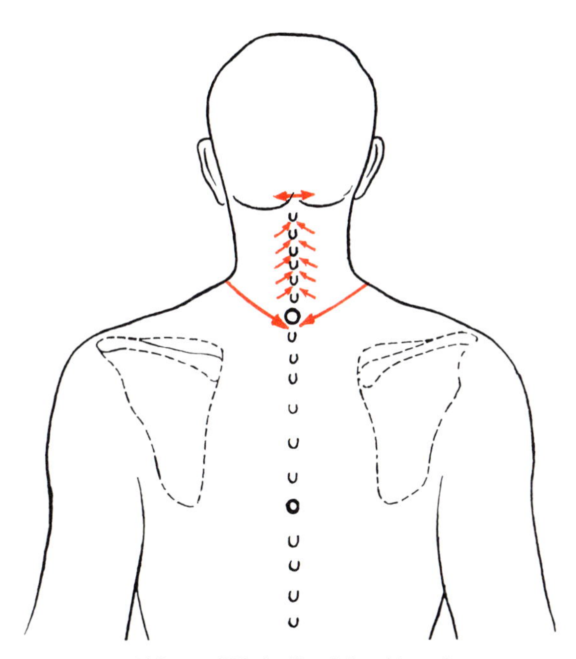

Abb. 69. III. Aufbaufolge (dorsal)

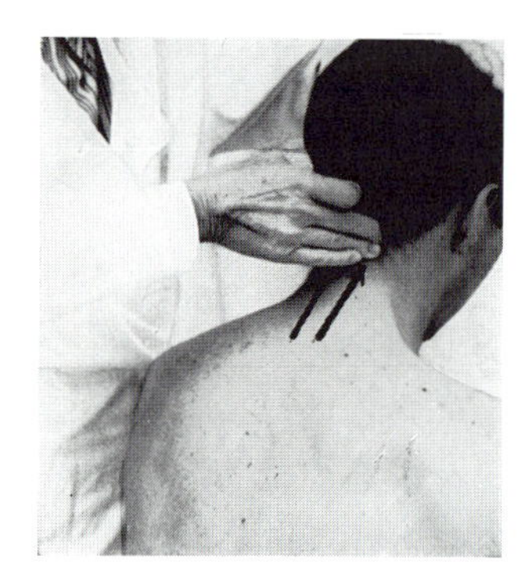

Abb. 70. III. Aufbaufolge:
Striche zum Hinterhaupt unter Zug

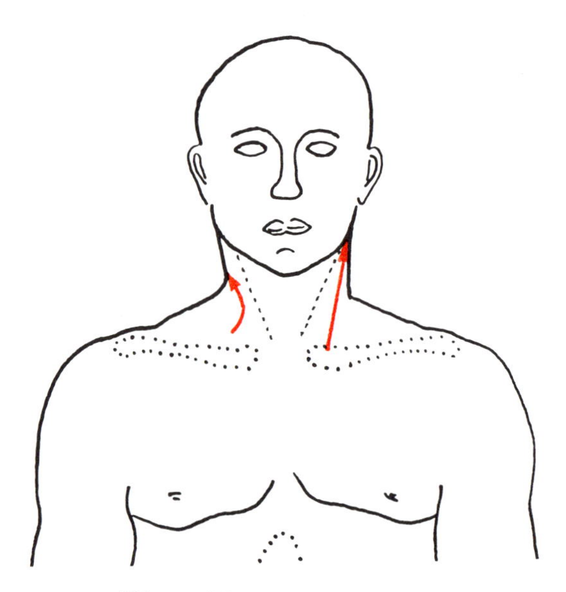

Abb. 71. III. Aufbaufolge (ventral)

**Dehngriff:**

Ableitung:

Beide Hände liegen mit dem Kleinfingerballen auf dem M. trapezius, setzen leicht an und dehnen dann kräftig zum 7. Halswirbel hin (Abb. 69).

Ist hiermit die Behandlung beendet, wird sie mit den üblichen Ableitungen dorsal beendet.

## Behandlung der oberen Extremität:

### Oberarm:

Die Schultergelenkkapsel wird von dorsal und ventral halbkreisförmig ausgezogen (Abb. 72, 73).

Von beiden Seiten, von dorsal und von ventral, Anhakstriche zum Ursprung des M. deltoideus (Abb. 72, 73).

Die lange Bizepssehne wird mit gleichzeitiger Umrandung der Kapsel bearbeitet (Abb. 74).

Die Konturen des M. deltoideus sind flächig und weich – mit Gegenhalten der freien Hand –, dann mit betontem Zug zum Ansatz hin auszuziehen (Abb. 72, 73, 75).

Der Ansatz des M. deltoideus wird mit kleinen Querstrichen in beiden Richtungen, von dorsal und von ventral her, bearbeitet (Abb. 73).

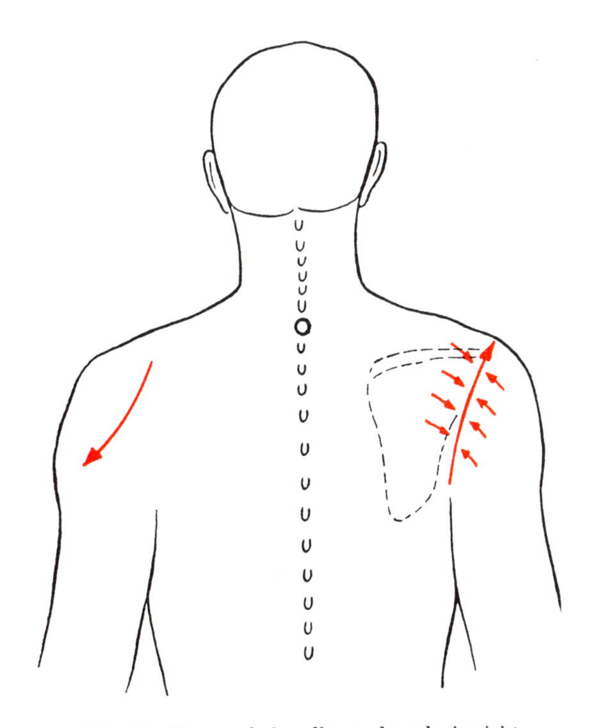

Abb. 72. Oberarmbehandlung, dorsale Ansicht

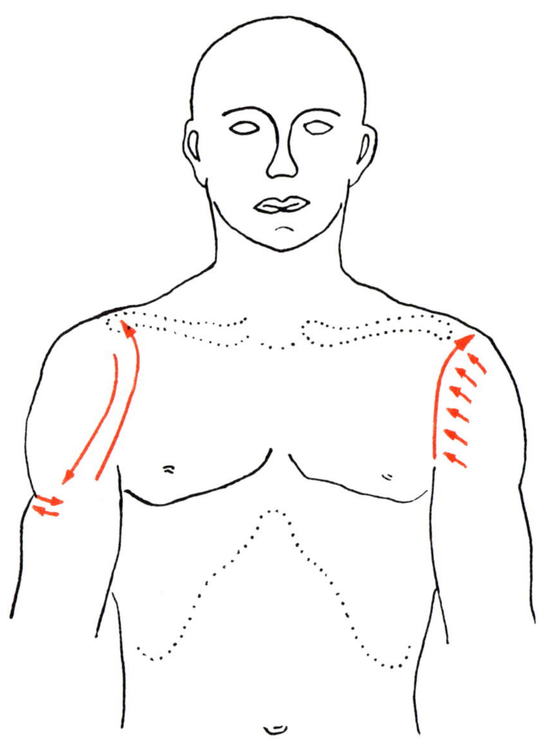

Abb. 73. Oberarmbehandlung, ventrale Ansicht

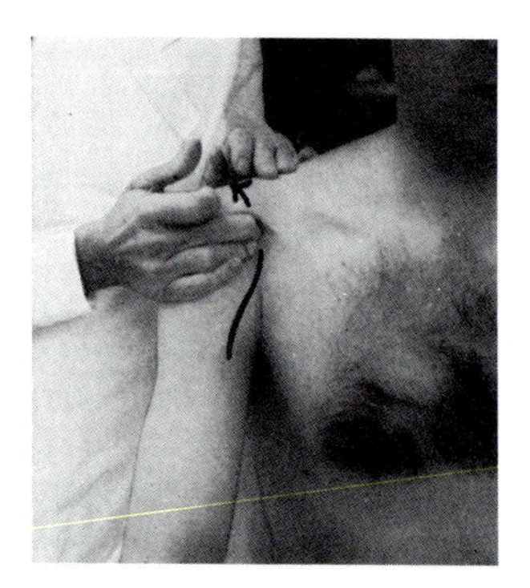

Abb. 74. Bizepsstrich mit Umrandung der Kapsel von vorn

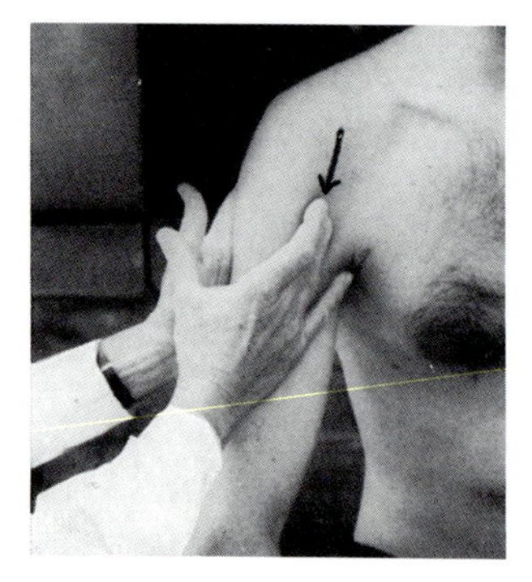

Abb. 75. Ausziehen des vorderen Deltarandes

**Zusätzliche Dehngriffe:**

Bimanuelle weiche Dehnungen des Beugers und Streckers am Oberarm nach lateral, in dem Gewebe zwischen den Mm. biceps brachii und triceps brachii bis in Ellenbogennähe.

**Unterarm:**

Zwei kurze Striche werden entlang den Bizepssehnen (Neben- und Hauptsehne) unter Zug zur Ellenbeuge geführt (Abb. 76, 78).
Zwei kurze Striche von distal nach proximal in die Ellenbeuge:
am Rande des M. brachioradialis (radiale Muskelgruppe) und entlang dem Rande des M. palmaris longus (volare Muskelgruppe) (Abb. 76).
Die Mitte der Ellenbeuge ist der Gefäße und Nerven wegen auszulassen.
Vom distalen Drittel des Unterarmes ziehen wir an den gleichen Muskelrändern entlang proximalwärts.
Ferner ziehen wir entlang des M. flexor carpi ulnaris (Abb. 76).
Bei der dorsalen Muskelgruppe behandeln wir besonders den Rand des M. extensor digitorum, auch vom distalen Drittel des Unterarmes beginnend (Abb. 77).
Zuletzt erfolgt die Dehnung der Ellenbeuge, eine sehr schonende Maßnahme für das Gelenk selbst. Der Ellenbogen liegt in der Handfläche der Krankengymnastin, und das Gewebe wird bimanuell nach außen gedehnt (Abb. 76, 79).

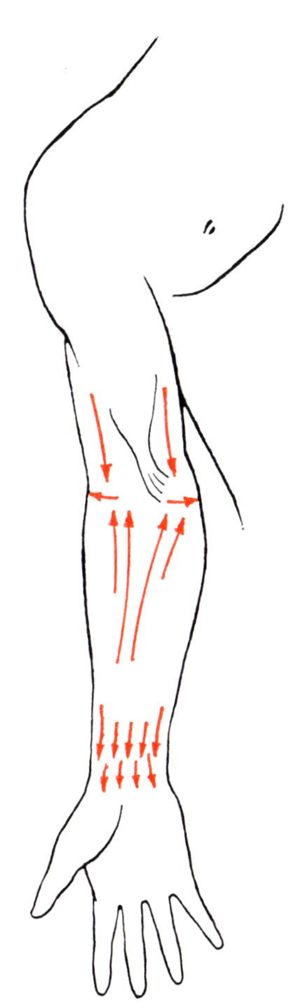

Abb. 76. Unterarmbehandlung (volar)

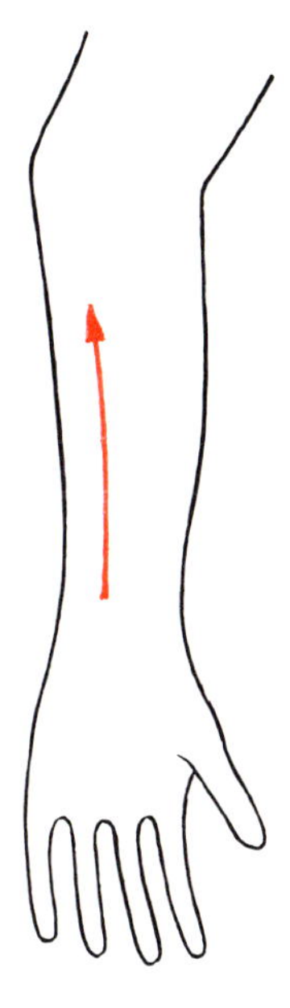

Abb. 77. Unterarmbehandlung (dorsal)

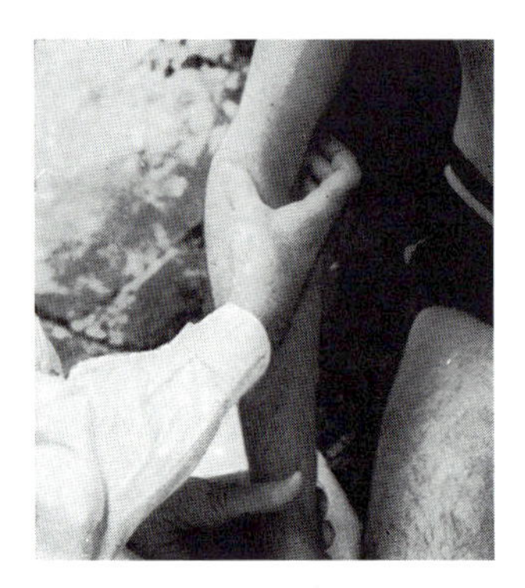

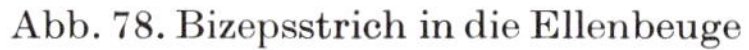

Abb. 78. Bizepsstrich in die Ellenbeuge

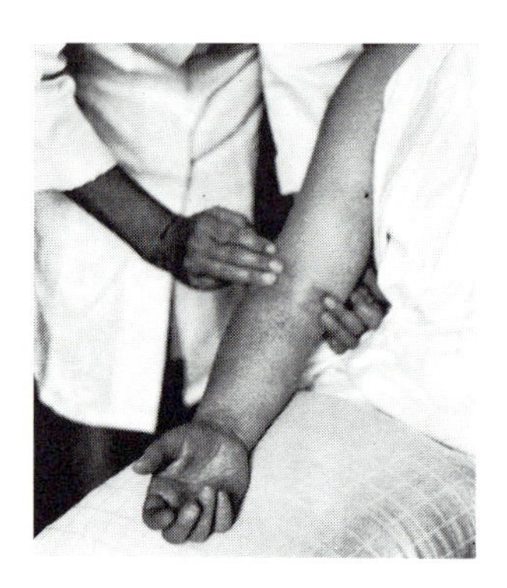

Abb. 79. Dehnung der Ellenbeuge

**Handbehandlung:**

Stets volar beginnen.
Vom unteren Drittel des Unterarmes gehen Strichführungen in distaler Richtung zum Handgelenk, besonders entlang der radialen und ulnaren Seite (Abb. 76).
Kleine Striche über dem Handgelenk, über dem Retinaculum flexorum (Bandzug der Beugemuskeln) (Abb. 76).
Kleine parallele Striche distalwärts über den volaren Handwurzelbändern (Abb. 76, 80).
Im Handteller ziehen wir drei Interossealstriche von der Handwurzel bis zu den Grundgelenken der Finger (Abb. 80).
Eine Strichführung am medialen Rand des Daumenballens (Abb. 80).
Thenar und Hypothenar sorgfältig mit Längs- und Querstrichen bearbeiten (Abb. 80).
Kleine Striche zwischen den einzelnen Fingergelenken.

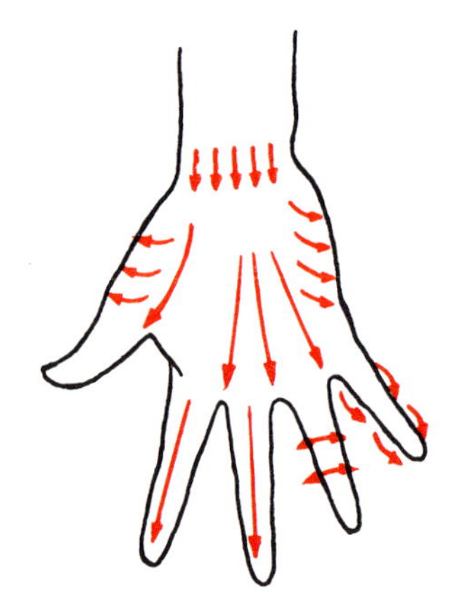

Abb. 80. Handbehandlung (volar)

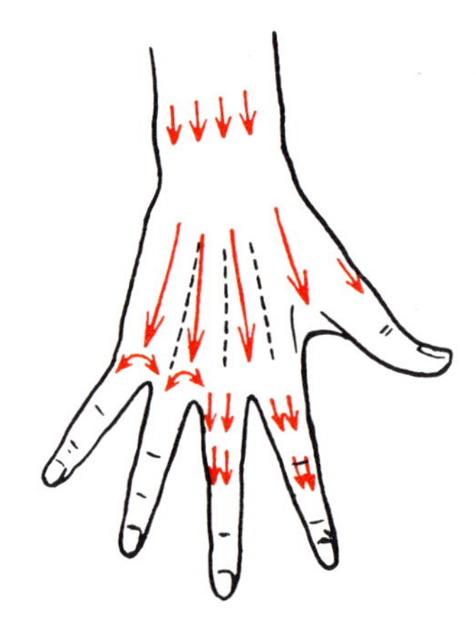

Abb. 81. Handbehandlung (dorsal)

Dorsal:

Kleine Striche über dem Handgelenk, über dem Retinaculum extensorum (Bandzug der Streckmuskeln) radiale und ulnare Seite beachten (Abb. 81, 82).
Vier Interossealstriche auf dem Handrücken; der Daumen der Krankengymnastin ist in der Hohlhand verankert (Abb. 81).
Die folgende ist die einzige Strichführung, die mit dem Daumen ausgeführt wird: Vorsichtiges Dehnen der interdigitalen Schwimmhautfalten nach beiden Seiten (Abb. 81).

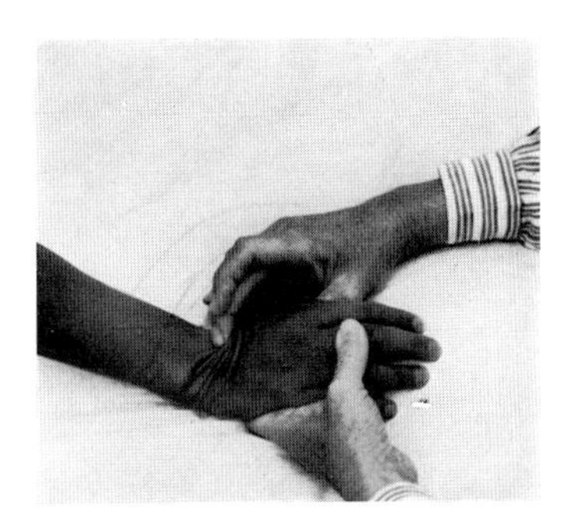

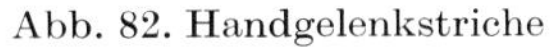

Abb. 82. Handgelenkstriche

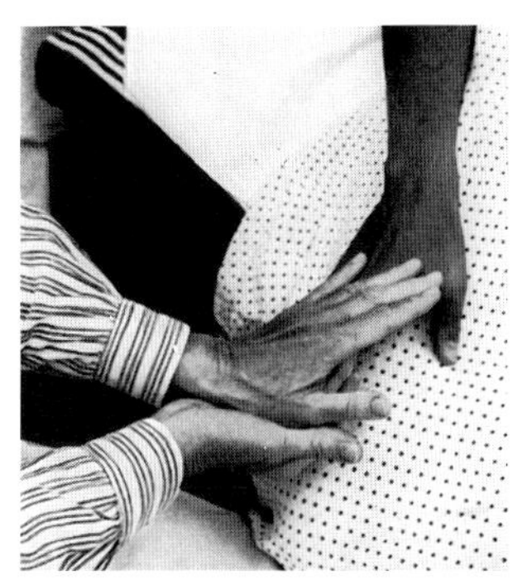

Abb. 83. Finger-Dehnung

Ausziehen des Gewebes der einzelnen Finger, volar, vom Grundgelenk bis zur Fingerbeere, die freie Hand deckt dabei dorsal, als Widerstand, die Finger bis zum Endglied ab (Abb. 80, 83).
Ausziehen der kollateralen Bänder (Abb. 80).
Bimanuelle Dehnung der Ringbänder im Bereich der Fingergelenke, volar (Abb. 80).
Strichführung seitlich der Dorsalaponeurose, der Strecksehnen des M. extensor digitorum, bis jeweils vor die Mittel- und Endgelenke der Finger (Abb. 81).
Zuletzt erfolgt die Dehnung des Handgelenkes und die Dehnung der Palmarfaszie, mit Auflegen der Daumenballen auf den Handrücken, um jeden Druck der Daumen zu vermeiden.

## Behandlung der unteren Extremität

### Bein:

Bei Behandlungen der Beine befindet sich der Patient grundsätzlich in Rückenlage.
Die Strichführung am Tractus iliotibialis beginnt oberhalb des Trochanter major und zieht flächig am unteren (dorsalen) Rand der Faszie, im unteren Drittel des Oberschenkels etwas medialwärts zur Ansatzsehne des M. biceps femoris (Abb. 84, 86).

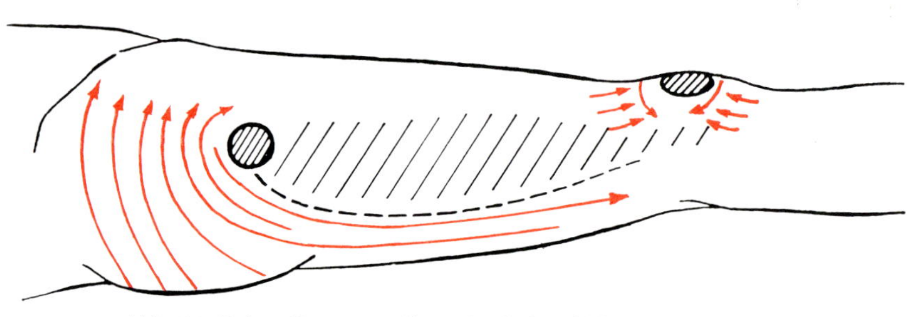

Abb. 84. Behandlung von Oberschenkel und Knie, Seitenansicht

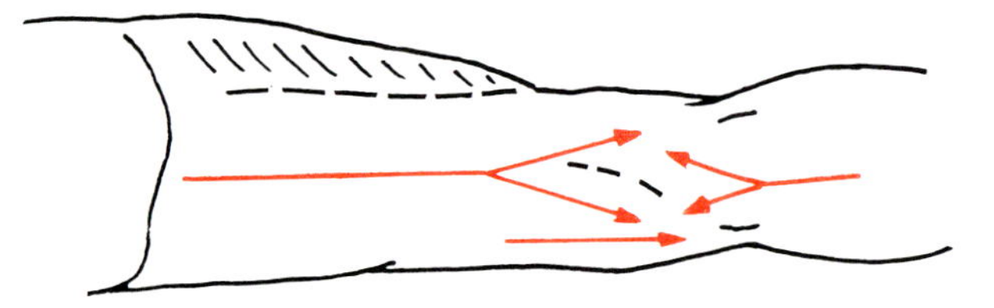

Abb. 85. Oberschenkelbehandlung, dorsale Ansicht

Zum Lösen der starken Spannungen im distalen Drittel des Faszienstreifens wird vorerst die Partie um den Trochanter major ausgiebig durchgearbeitet (Abb. 84, 87).
Anschließend setzt man im distalen Drittel des Oberschenkels ein und zieht am dorsalen Rand des Tractus iliotibialis nach oben, mit schließlicher Umrandung des Trochanter major (Abb. 84, 87).
Mit gleicher Sorgfalt wird alsdann die Partie zwischen Trochanter major und Spina iliaca ant. sup. durchgearbeitet (Abb. 84).
Den Innenstrich setzen wir medial im distalen Drittel des Oberschenkels an und enden unter Zug im Septum der Mm. semitendinosus und semimembranosus in der Kniekehle (Abb. 85).

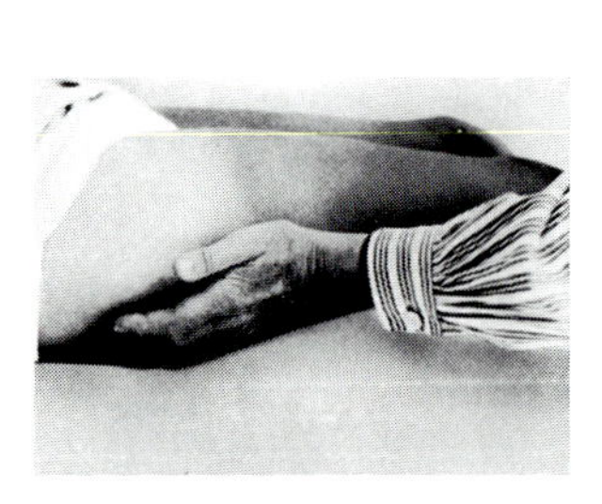

Abb. 6. Strichführung vom Trochanter zum Knie

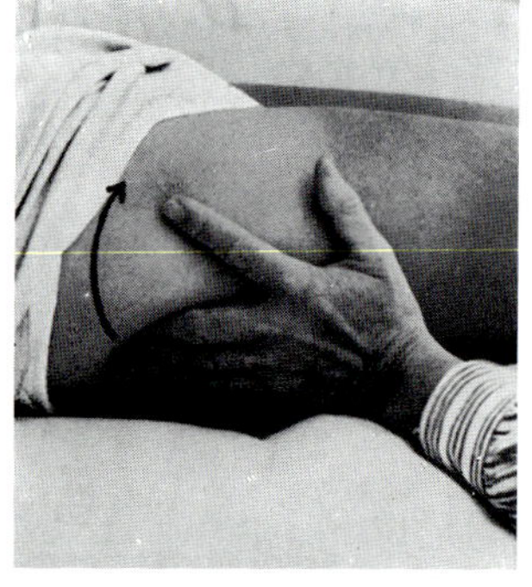

Abb. 87. Umrandung des Trochanter

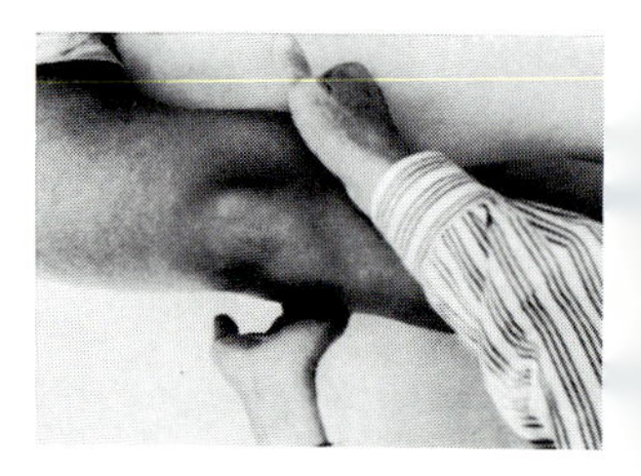

Abb. 88. Kniekehlen-Dehnung

Dann folgt eine bimanuelle Dehnung, die an der dorsalen Gesäßfalte beginnt und flächig zur Kniekehle ausgezogen wird (Abb. 85).
In der Furche des M. gastrocnemius setzen wir leicht ein und ziehen, auch bimanuell, proximalwärts unter Zug zur Kniekehle, zu den Ursprungsköpfen des M. gastrocnemius (Abb. 85).
Die flächige Dehnung der Kniekehle wird bimanuell ausgeführt (Abb. 88).

**Zusätzliche Strichführungen:**

Kurze Striche vom letzten Drittel der Fascia lata, fächerförmig zur Patella (Abb. 89 »X-Beinstriche«).

Der sog. »Varizenstrich« beginnt im oberen Drittel des Oberschenkels, am lateralen Rand des M. sartorius, und endet an der Spina iliaca ant. sup. (Abb. 89, 90).

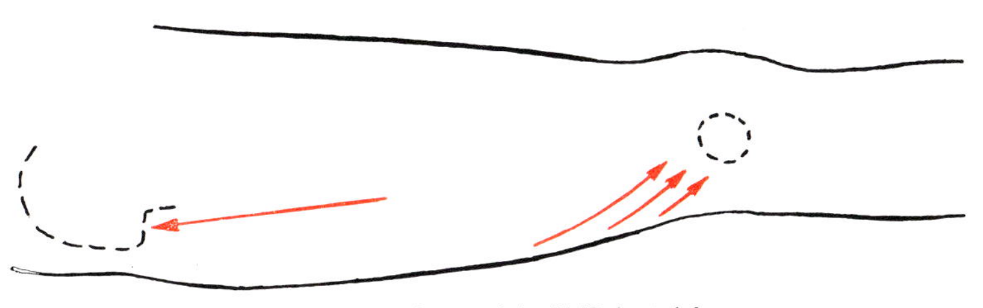

Abb. 89. Varizenstrich, X-Beinstriche

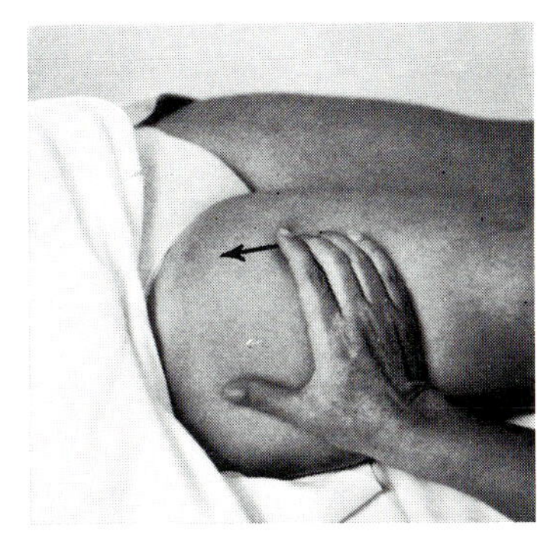

Abb. 90. Varizenstrich

**Kniescheibenbehandlung:**

Auf dem Knie werden Anhakstriche zur Patella hin ausgeführt, von proximal und distal her, unter Auslassung des Gelenkspaltes und der Menisci (Abb. 84).
Die Patella selbst wird – wieder unter Auslassung des Gelenkspaltes und der Menisci – proximal und distal umrandet (Abb. 84).

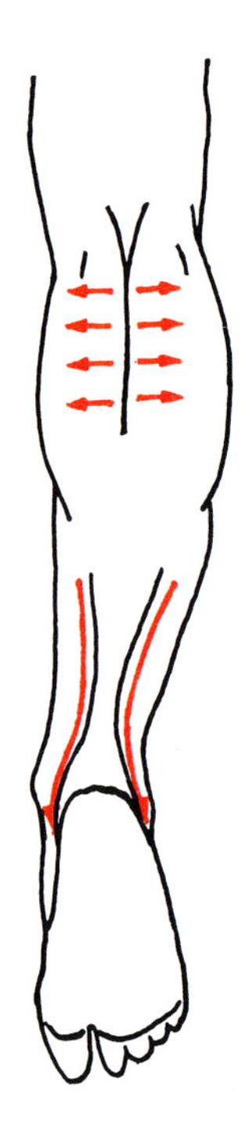

Abb. 91. Unterschenkel, dorsale Ansicht

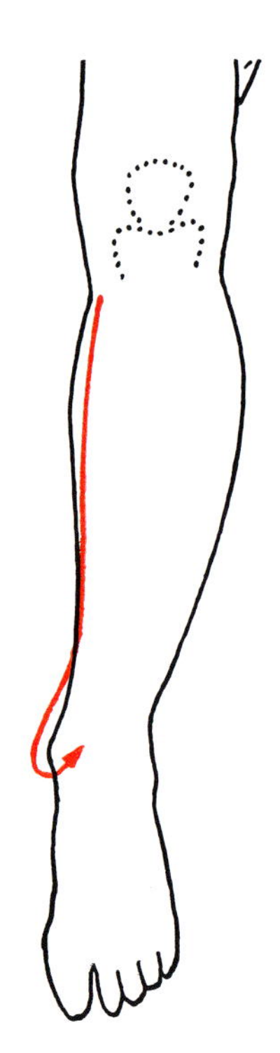

Abb. 92. Unterschenkel, ventrale Ansicht, zusätzliche Strichführung

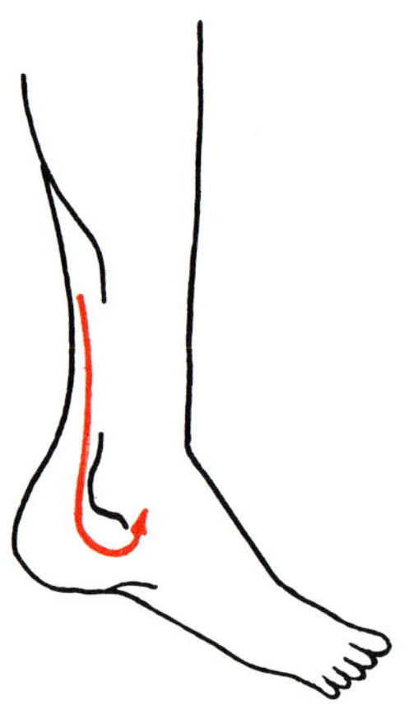

Abb. 93. Außenseite

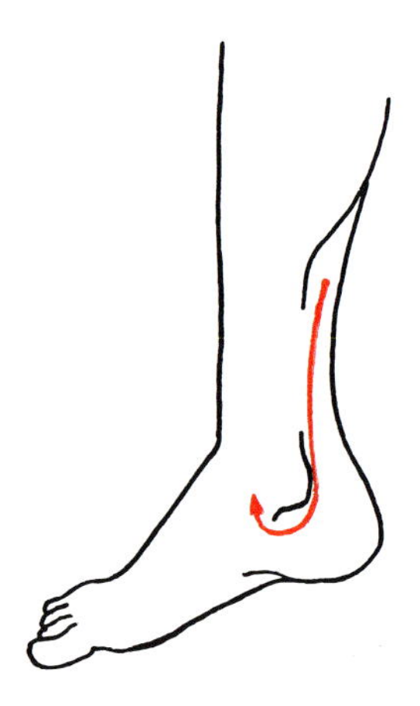

Abb. 94. Innenseite

**Unterschenkel:**

Die Achillessehne wird bimanuell zum Calcaneus bis zu ihrem Ansatz am Fersenbeinhöcker ausgezogen (Abb. 91).
In Höhe der Achillessehne setzt man ein und zieht, mit einer Hand, um den äußeren Malleolus (Abb. 93).
In Höhe der Achillessehne setzt man ein und zieht, mit einer Hand, um den inneren Malleolus (Abb. 94).
In Höhe der Achillessehne einsetzend, zieht man bimanuell um den äußeren und inneren Malleolus (Abb. 93, 94).

**Zusätzliche Strichführungen:**

Strichführung an der Innenseite des Unterschenkels, unterhalb der Patella beginnend und um den inneren Malleolus verlaufend (Abb. 92, Text S. 140).

Bimanuelle Dehnungen zwischen den Muskelbäuchen des M. gastrocnemius von der Wadenmitte aus, von oben nach unten, bis zum Ursprung der Achillessehne (Abb. 91).

**Fuß:**

Über das Fußgelenk werden kurze Striche federnd in distaler Richtung ausgeführt, unter Auslassung des Fußrückens (Abb. 95).
Die vier Interossealräume auf dem Fußrücken sind nur leicht mit kurzen Strichen auszuziehen, da die Dorsalfaszie dünn ist (Abb. 95).
Die Ferse wird mit kleinen Strichen bearbeitet:
Kurze Striche am Fersendreieck an der Außenseite, dann an der Innenseite (Abb. 96, 97).

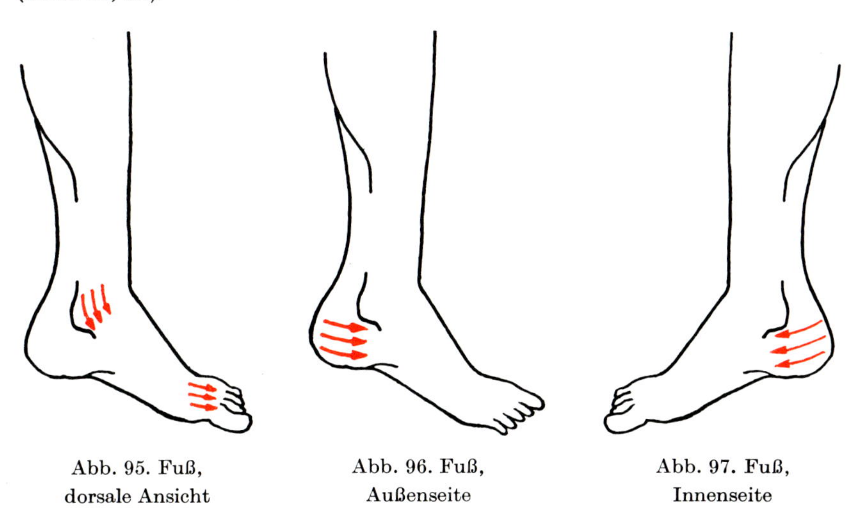

Abb. 95. Fuß, dorsale Ansicht

Abb. 96. Fuß, Außenseite

Abb. 97. Fuß, Innenseite

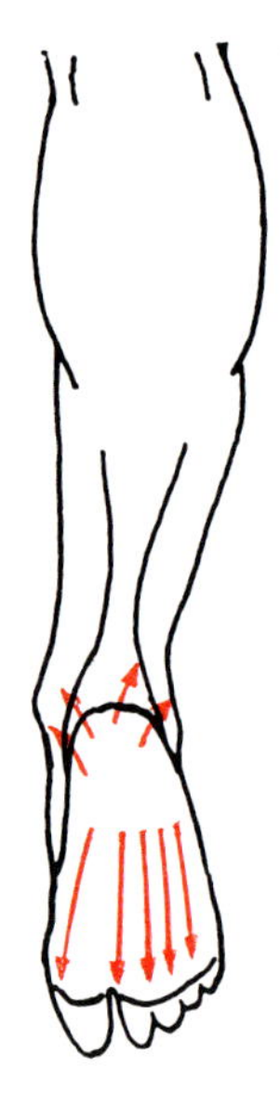

Abb. 98. Fuß, plantare Ansicht

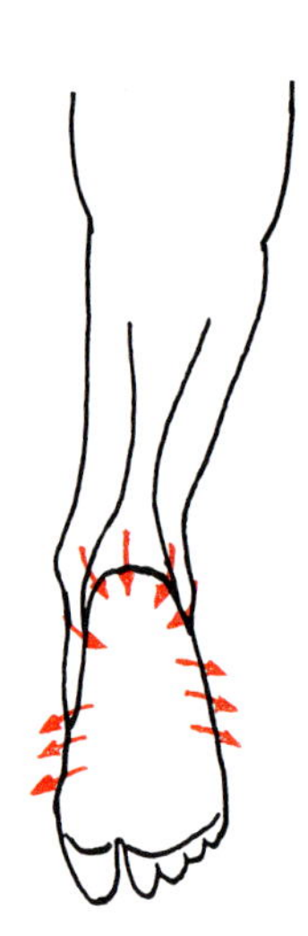

Abb. 99. Fuß, plantare Ansicht

Kurze Striche am Fersenrand von unten nach oben ziehend, von der Fersenmitte hinten beginnend, längs des Außenrandes, dann längs des Innenrandes der Ferse verlaufend (Abb. 98).
Kurze kräftige Züge, nun von oben nach unten – von dorsal nach plantar – am Fersenrand von der Mitte hinten beginnend, am Außen-, dann am Innenrand verlaufend (Abb. 99).
Die Fußsohle wird mit kräftigen Strichen behandelt, von der Ferse bis zu den Grundgelenken der Zehen durchziehend (Abb. 98).
Der mediale und laterale Rand werden besonders berücksichtigt mit Längszügen und mit kleinen Strichen von plantar nach dorsal (Abb. 99).
Die Plantaraponeurose wird mit beiden Händen gedehnt, wobei die Daumenballen der Krankengymnastin auf dem Fußrücken liegen.
Die Zehen werden gegebenenfalls wie die Finger behandelt.

**Gesicht:**

Einleitend werden flächige Striche von der Stirnmitte bimanuell mit Zug zur Schläfe ausgeführt, von oben nach unten (Abb. 100).
Kleine Anhakstriche folgen an der Haargrenze (Abb. 100, 101).
Weiteres Ausziehen der Schläfenpartie zur Haargrenze, jede Seite einzeln, mit einer Hand (Abb. 100, 102).

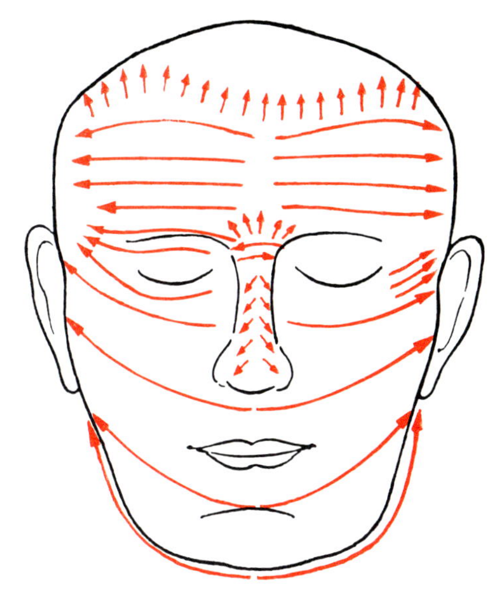

Abb. 100. Gesichtsbehandlung

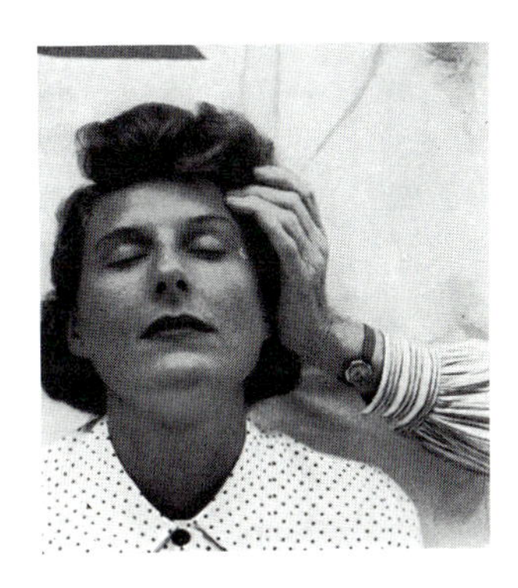

Abb. 101. Kleine Anhakstriche zum Haaransatz

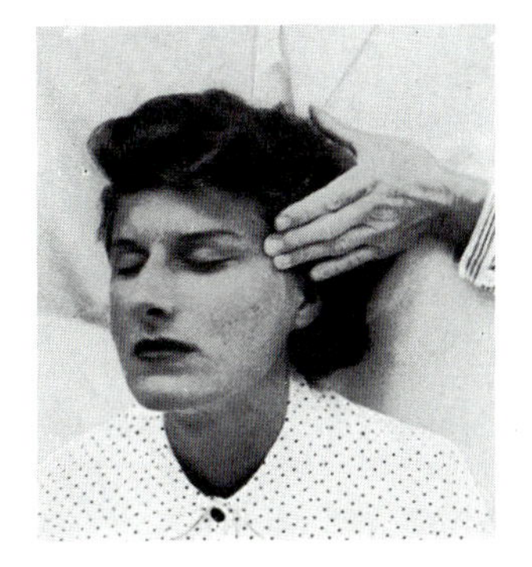

Abb. 102. Schläfenstriche zum Haaransatz

Umrandung der Augen:

Bei gut abgestützter Hand wird die Augenbraue (Abb. 103), die obere und untere Partie der Augenhöhle (Abb. 104) in drei Strichführungen angegangen, jedesmal mit Zug zur Schläfe hin.
Kurze Striche gehen, fächerförmig, von der Nasenwurzel zur Stirn (Abb. 100).
Mit fest abgestützter Hand, Daumenballen, ziehen wir von einem Augenwinkel zum anderen über die Nasenwurzel (Abb. 105).
Dehnung der Nase, bimanuell, bis zur Spitze (Abb. 106).
Zum Schluß werden flächige, ausgleichende Striche, bimanuell, über Wangen und Kinn (Jochbogen, Ober- und Unterkiefer) ausgeführt (Abb. 100).

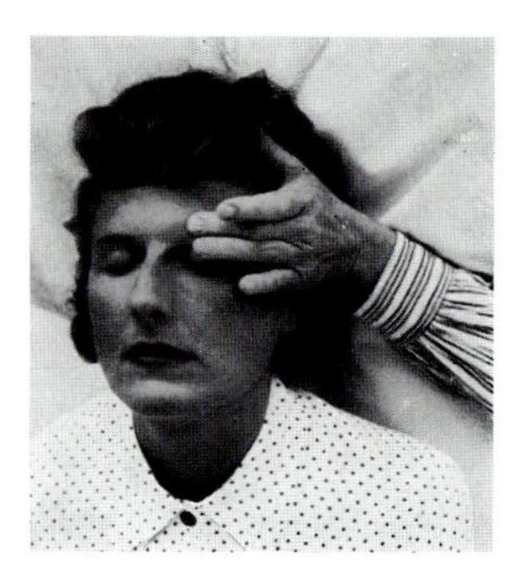

Abb. 103. Strichführung oberhalb der Augenbrauen

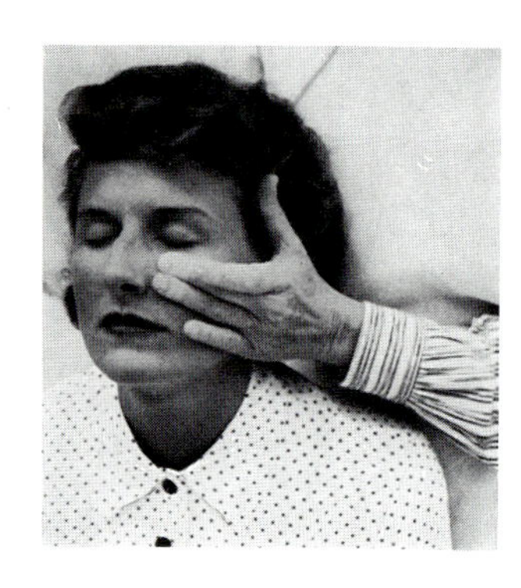

Abb. 104. Strich am unteren Augenhöhlenrand

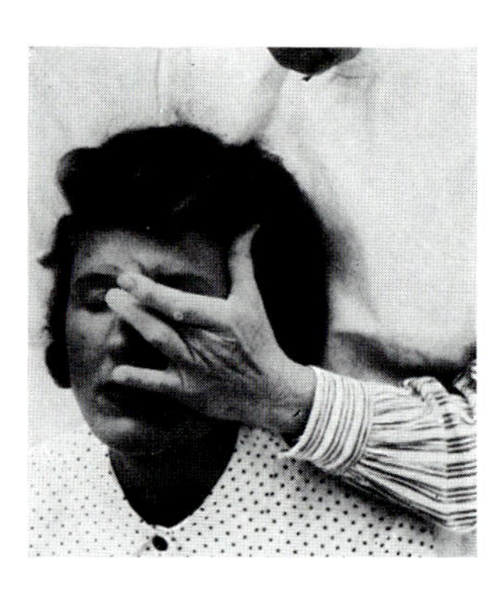

Abb. 105. Strich aus dem Augenwinkel über die Nasenwurzel

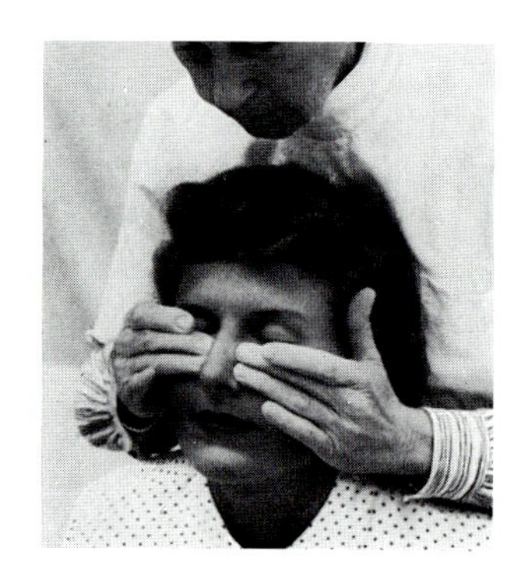

Abb. 106. Dehnungen der Nase

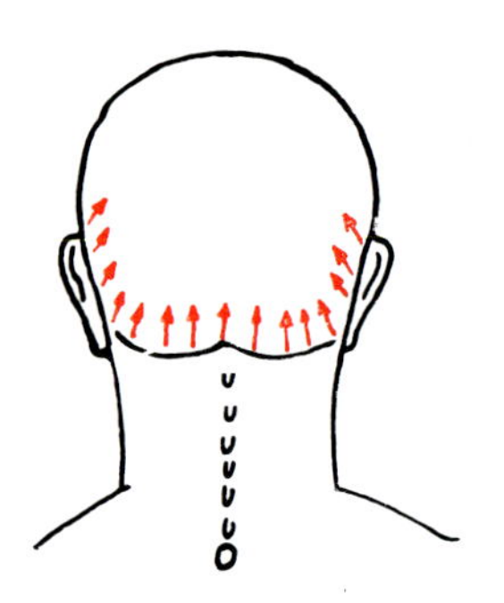

Abb. 107. Kopfschwartenbehandlung

**Kopf:**

Die Kopfschwarte wird gelöst durch Anhakstriche:
an der Haargrenze (Abb. 100, 101),
am Hinterhaupt (Abb. 107),
entlang den Kopfnähten.

Zusätzliche kleine Strichführungen:

am Hinterkopf und hinter dem Ohr.

Zum Abschluß der Gesichts- oder Kopfbehandlung, welche nicht isoliert, sondern nach vorangehendem Behandlungsaufbau ausgeführt werden, erfolgen dorsal die üblichen Ableitungen.

**Bindegewebsmassage unter Wasser**

Die Methode kann in der gleichen Technik, nach gleichem Behandlungsprinzip und Behandlungsaufbau spezialisiert, je nach Fall, auch unter Wasser ausgeführt werden:

1. Manuell durchgeführte Bindegewebsmassage, die Patienten auf Gurten im warmen Bad, in Bauch- und dann in Rückenlage (s. S. 144 unter Behandlung bei Poliomyelitis und S. 151 unter Behandlung bei zerebraler Kinderlähmung).
2. Als feindosierte Unterwasserdruckstrahlbehandlung mit Spezialdüsen zur Ausführung der Bindegewebs-Strichführungen bei Erkrankungen der Leber, Galle und der Gallenwege (s. S. 216, Lit. Verz. Nr. 24). Die Behandlungen können in Bauch- oder Seitenlage begonnen und in Rückenlage beendet werden.
   Behandlungsdauer, auch bei den oben angeführten Behandlungen, etwa 15–20 Minuten, dann ausreichende Nachruhe.

# 3. SPEZIELLE BEHANDLUNGEN

## Allgemeine Indikationen, Kontraindikationen und Verordnungen

Es ist kaum möglich, allgemeingültige Indikationen zu geben oder andrerseits bestimmte Krankheitsgruppen generell aus der Behandlung auszuschließen. Die Bindegewebsmassage ist ein symptomatisches Behandlungsverfahren. Sie ist also gegen Symptome gerichtet, d. h. gegen bestimmte Folgeerscheinungen unterschiedlicher Krankheitsursachen. Bei allen Indikationen zur Anwendung der Bindegewebsmassage spielt das Stadium der Erkrankung eine wichtige Rolle. Akute, stürmische Erkrankungen gehören im allgemeinen nicht zu den Indikationsbereichen, gleichgültig ob es sich um einen Herzinfarkt, eine Pneumonie, einen frischen Schlaganfall, eine akute, bandscheibenbedingte Wurzelischias oder eine akute SUDECKsche Dystrophie handelt. Dagegen kann die Bindegewebsmassage bei Folgezuständen solcher Ereignisse oder langsam sich entwickelnden Krankheitsverläufen oft sehr Nützliches leisten. Bei wenigen akuten Krankheitszuständen, z. B. bei der Lumbago oder beim akuten »rheumatischen« Schiefhals, läßt sich dagegen auch im frischen Stadium Gutes erreichen.
Früher wurde als strikte Kontraindikation angeführt: Tuberkulose aller Organe und Stadien, alle bösartigen Tumoren, Psychosen und Geisteskrankheiten. Diese rigorose Formulierung wird den heutigen Gegebenheiten nicht mehr gerecht. Die modernen Möglichkeiten der antituberkulösen Chemotherapie haben hier einen Wandel geschaffen. Die Bindegewebsmassage wird daher auch nicht selten mit Erfolg angewandt, wenn diese Krankheiten Symptome zeigen, die auch sonst die Bindegewebsmassage indiziert erscheinen lassen, und wenn eine relative Ruhe des spezifischen Prozesses erreicht ist. Maligne Tumoren können so unterschiedliche Formen und Verläufe zeigen, daß man sie nicht generell von einer bestimmten Behandlungsmethode ausschließen sollte. Es gibt keinen vernünftigen Grund dafür, bei einem Patienten, dessen Bronchialkarzinom mit Glück operiert werden konnte und der unter postoperativen Interkostalneuralgien leidet, nicht den Versuch einer Bindegewebsmassage zu machen. Freilich wird man sich in all diesen Fällen mit besonderer Behutsamkeit herantasten und den Verlauf ärztlich sorgfältig überwachen müssen. Speziellere Kontraindikationen werden später in den einzelnen Kapiteln erwähnt.

Es gibt aber besonders auch im Bereich der Neurologie eine ganze Reihe von Geschwülsten, die überhaupt nicht zum Weiterwachsen neigen, wenn sie einmal radikal operiert werden konnten. Dies gilt besonders für die außerhalb des Rückenmarks liegenden Tumoren des Spinalkanales: für Neurinome und Meningiome. Aber gerade diese Tumoren führen zu neurologischen Folgeerscheinungen, die mit Schmerzen und reflektorischen Muskelverspannungen einhergehen können, und eben diese Folgeerscheinungen können erfahrungsgemäß ausgezeichnet durch Bindegewebsmassage beeinflußt werden. In jedem Einzelfall ist spezielle ärztliche Verordnung Voraussetzung.

Ähnliches gilt übrigens auch für die psychischen Erkrankungen. Daß erregte Psychosen für die Behandlung ungeeignet sind, braucht kaum erwähnt zu werden. Aber das Gesicht der Psychosen hat sich unter der modernen psychopharmakologischen Therapie gewandelt. Die Bindegewebsmassage wird heute auch in der Psychiatrie vielfältig und mit Erfolg angewandt. Auch hier ist also eine individuelle Auswahl und eine sorgfältige Beobachtung richtiger als ein absolutes Verbot.

Da es sich um eine differente Methode handelt, muß der Arzt dem Therapeuten klare Richtlinien geben; er muß eine eindeutige Diagnose formulieren, z. B. Blutdruckwerte mitteilen usw. Bei Blutdruckanomalien – bei niedrigem und hohem Blutdruck – ist die Durchführung der Bindegewebsmassage im Liegen angezeigt; bei der Behandlung im Sitzen kann es bei diesen Patienten zu unerwarteten Reaktionen kommen, wie Schwindel und Kollaps. Zuerst werden 6 Behandlungen verschrieben. Dann kontrolliert der Arzt Befinden und Wirkung. Im allgemeinen werden 12, sogar 18 Sitzungen nötig sein, jeweils in Abständen von 2–3 Tagen. Ist nach einer solchen Behandlungsserie das Resultat unbefriedigend, sollte eine erneute Serie immer erst nach einer Pause von 4 Wochen begonnen werden.

Gelegentlich können an ganz unerwarteten Stellen irritierte Zonen vorhanden sein: Gewebsspannungen, die von früheren Erkrankungen »stehengeblieben« sind (Lit. Verz. Nr. 18), oder die flüchtigen, subjektiv unbemerkt abgelaufenen Funktionsstörungen entsprechen sog. »stummen Zonen« (Lit. Verz. Nr. 34). Hansen nannte solche Zonen paradox »Schmerzsymptome ohne Schmerz«, weil solche reflektorischen Krankheitszeichen offenbar durch unterschwellige Schmerzreize ausgelöst werden.

Solche Zonen müssen, wenn man unerwartete und u. U. sehr erheblich störende Reaktionen bei der Behandlung vermeiden will, unbedingt berücksichtigt werden. Neben einer exakten Diagnose steht der Befund einer sorgfältigen vollständigen Bindegewebsprüfung, die sich nicht auf die der Diagnose entsprechenden Segmente beschränken kann und mindestens vor Beginn der ersten und letzten Bindegewebsmassage einer Behandlungsserie vorzunehmen ist (s. S. 50). Sind im Verlauf der Behandlungsserie »neu hinzukommende Zonen« zu beobachten, sollten diese zu einer Überprüfung der klinischen Diagnose veranlassen.

Es gibt prinzipiell keine Menschen, die Bindegewebsmassage nicht vertragen, wohl aber Phasen der Unverträglichkeit, die teilweise durch das Stadium der Krankheit bestimmt sind, teilweise aber auch von schwerfaßbaren umweltbedingten oder persönlichen Dispositionen abhängig sein können. Wird die Verträglichkeit der ersten Behandlungen gestört, so empfahl Frau DICKE selbst, noch ein oder zwei weitere Behandlungen zu versuchen und dann gegebenenfalls die ganze Behandlung auf einen späteren Zeitpunkt zu verschieben. Es hat sich nämlich gezeigt, daß sich dann in vielen Fällen die Bindegewebsmassage sehr segensreich auswirkte, obwohl sie anfangs nicht vertragen wurde. Man kann die Bindegewebsmassage u. U. auch mit Kurzwellen, Ultraschall, Thermalbädern, Fangopackungen kombinieren, selbstverständlich mit Übungs- und Atemtherapie.
Bei der Bindegewebsmassage handelt es sich stets um eine Unterstützungsbehandlung mit einem bestimmten Aufbau. Verordnungen auf »Bindegewebsmassage des Nackens« oder auf »Bindegewebsmassagen des rechten Beines« sind unsinnig, denn in allen Fällen muß die Bindegewebsmassage, wie im Kapitel »Allgemeine Richtlinien zur Technik« (S. 50) dargestellt worden ist, von einem Grundaufbau ausgehen. Eine »Bindegewebsganzmassage« kann es im Prinzip nicht geben; derartige Verordnungen sollte man deshalb unterlassen.

# Chirurgisch-orthopädische Erkrankungen

## Die Bindegewebsmassage in der Orthopädie

Die Orthopädie ist das Sonderfach in der Medizin, das am frühesten und auch am weitgehendsten die sog. physikalischen Heilmethoden, wie Bäderanwendungen, Massagen, Gymnastik, Bestrahlungen usw., in seine Therapie aufgenommen hat. Die von Frau ELISABETH DICKE gefundene »Massage reflektorischer Zonen im Bindegewebe« kommt nun als weitere physikalisch-medizinische Anwendung zur Vervollständigung dieser therapeutischen Methoden, so könnte man meinen, hinzu. Sie ist aber viel mehr als *eine* physikalisch-therapeutische Methode. Sie schließt die anderen Methoden nicht aus. In ihrer universalen und sicheren Wirkung ergänzt sie die anderen physikalischen Anwendungen nicht nur, sie ersetzt sie oft und ist oft die einzige Methode, die sicher zum Ziele führt. Natürlicherweise haben auch die übrigen Disziplinen der Medizin, ja fast alle, sich die hervorragende Heilwirkung der Bindegewebsmassage zunutze gemacht.
Viele der orthopädischen Krankheitszustände sind Ausdruck einer mehr lokalisierten oder ausgedehnteren Dystrophie. Außer dem SUDECK-Syndrom, dem klassischen Beispiel der »vegetativen Entgleisung aller reparatorischen Vorgänge«, sind Gelenkkontrakturen, die Periarthritis humeroscapularis, die Kontrakturen der Amputationsstümpfe und der überwiegende Teil des sog. Bandscheibenleidens auf neurodystrophe Vorgänge im vegetativen System zurückzuführen. Wir haben uns angewöhnt, vom »Vege-

tativum« zu sprechen, und meinen damit die eindeutige Beobachtung, daß das vegetative Nervensystem des modernen, gehetzten Menschen offensichtlich sehr anfällig geworden ist und auf scheinbar kleine krankmachende Störungen und Reize sehr empfindlich reagieren kann.

Neben die sachgemäße Behandlung der Ruhigstellung, Klimakur, Entlastung, evtl. Ruhigstellung veränderter Wirbelsäulenabschnitte, Ausscheidung aller toxischen Einflüsse (Genußgifte!) tritt das therapeutische Bemühen, das gestörte, tiefgreifend in Unordnung geratene vegetative Nervensystem wieder zu beruhigen, zu normalisieren, zu »harmonisieren«. Hier setzt nun die führende Rolle der Bindegewebsmassage ein, und es muß auch von orthopädisch-ärztlicher Seite betont werden, wie entscheidend wichtig die Rolle des richtig angewendeten »Grundaufbaues«, welcher dem »Kleinen Aufbau« der ursprünglichen Benennung Frau DICKES entspricht, im Anfang der Behandlung ist. Je stärker die Störung und der Krankheitsbefund, um so länger ist bei dem »Grundaufbau« zu verweilen, ehe man sich tastend in die eigentlichen Reflexzonen des erkrankten Gebietes vorarbeitet. Es gibt praktisch keine Unverträglichkeit gegenüber der Bindegewebsmassage, wenn sie sachgemäß, subtil und unter kritischer Vorsicht verabfolgt wird.

So sind gerade im Fachgebiet der Orthopädie manche Narkosemobilisationen der Schultersteife, viele Quengel- und Lagerungsmethoden bei Stumpf- und Gelenkkontrakturen und langwierige, ruhigstellende Gipsverbände bei SUDECKschen Dystrophien unnötig geworden, wenn rechtzeitig und sachgemäß die Bindegewebsmassage eingesetzt werden konnte.

Diese Universalität der Bindegewebsmassage schließt aber nicht aus, daß erprobte physikalische Anwendungen: Wärme, Kurzwellen bzw. Mikrowellen, Ultraschall, Thermalbäder, Fangopackungen usw., mit der Bindegewebsmassage kombiniert werden können.

Wärmeanwendungen und Fangopackungen werden möglichst an bindegewebsmassagefreien Tagen und sonst nach der Bindegewebsmassage gegeben, da sie das Gewebe aufquellen, wodurch eine technisch sachgemäße Ausführung der Bindegewebsmassage unmöglich wird. Günstiger sind diese Anwendungen an bindegewebsmassagefreien Tagen zu geben.

Bei Ultraschall, einer ebenfalls sehr differenten Methode, läßt man einer Serie von 8–10 Beschallungen eine Serie mit Bindegewebsmassage folgen (z. B. bei hartnäckiger Epicondylitis des Ellenbogens sehr erfolgreich), also nicht alternieren.

Mikrowellen werden in den bindegewebsmassagefreien Tagen gegeben.

Ebenso verfährt man bei Thermalbadekuren. Auch hier ist es ärztliche Kunst, das rechte Maß zu finden und jede therapeutische Überlastung zu vermeiden. Wobei beim Auftreten von Zeichen von Unverträglichkeit in erster Linie z. B. auf Kurzwellen oder zu starke Bäderanwendung geachtet werden muß.

Bei schweren Skoliosen hat sich die Kombination von Bindegewebsmassagen mit der NIEDERHÖFFER-Gymnastik besonders bewährt.

Wie bei allen Deformierungen schafft auch nach Frakturen die vorangehende Bindegewebsmassage durch Auflockerung und bessere Durchblutung der Gewebe die besten Voraussetzungen für eine erfolgreiche krankengymnastische Übungsbehandlung.

## Frakturen — Luxationen — Kontrakturen

Generell ist die Bindegewebsmassage bei frischen Frakturen, die soeben aus dem Gipsverband kommen, nicht zweckmäßig. Hier sind meist Ödeme vorhanden, die Haut schilfert ab, Muskelmassagen und Übungsbehandlungen stehen ganz im Vordergrund. Da aber lange Lagerung im Gipsverband oder Schienen zu Versteifungen, zu Schwielenbildungen in Muskeln und in bindegewebigen Muskelsepten, zu Behinderungen in den Gleitsystemen führen, da oft genug Durchblutungsstörungen und Ödeme für einige Zeit zurückbleiben, bekommt die Bindegewebsmassage bald ein großes Aufgabengebiet, das sich mit den Worten Segmentbehandlung, Durchblutungsförderung, Mobilisierung umreißen läßt. Es hat sich aber im Laufe der Jahre eindeutig gezeigt, daß die Bindegewebsmassage bei verzögert ausheilenden Frakturen den Eintritt der Callusbildung anregt und beschleunigt. Bei solchen Frakturen der unteren Extremitäten, die zu »schleichenden Pseudoarthrosen« werden können, ist nun trotz eines Gipsverbandes der Grundaufbau im Liegen mit seitlicher Flächenbehandlung der noch erreichbaren Oberschenkelpartien ganz zweifellos ein zuverlässiges Mittel, die Callusbildung einzuleiten und zu beschleunigen und so die Gipsperiode und die Gesamtbehandlungszeit wesentlich zu verkürzen.
Bei Luxationen wird die Haltefunktion des geschädigten Kapselapparates durch bindegewebige Verbackung gewährleistet. Dieser funktionell noch mangelhafte Ersatz soll und darf aber nicht gestört werden, bis der Bandapparat in der Lage ist, dem Gelenk den nötigen Halt, die regelrechte Fixierung zu geben und die richtige Führung in der Bewegung zu übernehmen.
Kontrakturen, z. B. Kniebeugekontrakturen, sind durch Bindegewebsmassage günstig zu beeinflussen durch Behandlung im Lumbodorsalgebiet und im Bereich des Trochanter major und des Tractus iliotibialis. Von hier aus – par distance – beginnt der Kniebeugewinkel wieder zuzunehmen, ehe die Behandlung sich der Kontraktur selbst nähert. Eine sehr schonende Behandlungsweise für den Patienten. Ellenbogenbeugekontrakturen werden nach Behandlungsbeginn im Lumbodorsalgebiet hauptsächlich durch die Behandlung im Schulter-Achselgebiet bessernd beeinflußt, ehe die Bindegewebsmassage sich mit der Oberarmbehandlung dem Ellenbogen und der Kontraktur später nähert.

### Oberschenkel-Schenkelhalsfrakturen

*Behandlung:*

Der Patient wird in Seitenlage behandelt, er liegt auf der gesunden Seite. Der »Kleine Aufbau« wird durchgeführt; Strichführung in den Winkeln

(Beckenrand zur Wirbelsäule) und am Kreuzbein in distaler Richtung, häufige Wiederholung des großen Beckenstriches. In Rückenlage werden der Tractus iliotibialis und die Trochanterpartie bearbeitet; anschließend erfolgt die Kniebehandlung, einstweilen nur von der Kniekehle aus. Nach Lockerung und besserer Beweglichkeit Bearbeitung der Patella mit den Sehnenansätzen. Fußbehandlung wird angeschlossen.
Zum Schluß die muskuläre Durcharbeitung und Übungsbehandlung.

*Zusammenfassung:*

In Seitenlage: (auf der gesunden Seite liegend)
Grundaufbau (s. S. 56, Abb. 37)
häufige Wiederholung des großen Beckenstriches.
Nach einigen Behandlungen in seinem Verlauf auch die zusätzlichen kleinen lösenden Anhakstriche (s. S. 58, Abb. 39)
In Rückenlage:
Grundaufbau beenden (s. S. 57, Abb. 38)
Oberschenkelbehandlung der befallenen Seite (s. S. 80, Abb. 84–87)
erst nach erfolgter Lockerung:
die Kniescheibenbehandlung (s. S. 80, Abb. 84)
Unterschenkel- und Fußbehandlung (s. S. 82, Abb. 91, 93–99)
muskuläre Durcharbeitung – Übungsbehandlung – Nachruhe.

**Hüftgelenksluxation, Nachbehandlung nach operierter Hüftgelenksluxation**

*Behandlung:*

Die gleiche Behandlung wie oben bei Oberschenkel-Schenkelhalsfrakturen beschrieben. Die in den nicht operierten Fällen meist sehr spannungserhöhten Adduktoren können im Anschluß an die Bindegewebsarbeit im Gebiet des Tractus iliotibialis mit Vibrationen gelockert werden.

**Luxationen im Kniegelenk**

*Behandlung:*

Grundaufbau, einige Male
Oberschenkelbehandlung der befallenen Seite (s. S. 80, Abb. 84, 86, 87)
im Gebiet des Trochanter major und des Tractus iliotibialis zunächst nach proximal, allmählich auch nach distal zum Knie hin arbeiten.
Die bimanuelle Oberschenkeldehnung (s. S. 80, Abb. 85).
Der bimanuelle Zug von der Furche des M. gastrocnemius zur Kniekehle (s. S. 80, Abb. 85).
Kniekehlendehnung (s. S. 80, Abb. 88).

**Unterschenkelfrakturen**

*Behandlung:*

Grundaufbau
Oberschenkelbehandlung der betroffenen Seite

Unterschenkel-Fußbehandlung
(nie auf Ödemen arbeiten, diese bessern sich durch die Behandlung im Grundaufbau und im Gebiet des Trochanter major und des Tractus iliotibialis)
Muskuläre Massage
Übungsbehandlung.

*Aus der Praxis:*

Krankenschwester, 40 Jahre, wegen Versteifung des rechten Fußgelenkes nach Fraktur der Tibia pensioniert. Das Röntgenbild zeigte arthritische Veränderungen mit leichter Zackenbildung. Patientin kam 10 Jahre später in meine Behandlung. Durch intensive Bearbeitung des vollständig verhärteten Gewebes am Fußgelenk sowie der Achillessehne gelang die Beweglichmachung, der Fuß konnte abrollen.

**Knöchelfrakturen - Distorsionen**

*Behandlung:*

Grundaufbau, wenige Male
Oberschenkelbehandlung der betroffenen Seite
Unterschenkel-Fußbehandlung
Muskuläre Massage
Übungsbehandlung.

**Kniebeugekontrakturen**

*Behandlung:*

Grundaufbau, mehrere Male
in Rückenlage:
Oberschenkelbehandlung der befallenen Seite im Gebiet des Trochanter major und des Tractus iliotibialis zunächst nach proximal behandeln
anschließend nach proximal die Durcharbeitung der Partie zwischen Trochanter und der Spina iliaca ant. sup. (s. S. 80, Abb. 84)
nach erfolgter Lockerung die Strichführungen nach distal ausführen, allmählich die bimanuelle Oberschenkeldehnung und den bimanuellen Zug, von der Furche des M. gastrocnemius beginnend zur Kniekehle ausführen, (s. S. 80, Abb. 85)
die Kniekehlendehnung (s. S. 80, Abb. 88)
Übungsbehandlung.

*Beispiele aus der Praxis:*

Nach Beseitigung meiner eigenen Durchblutungsstörungen im rechten Bein blieb eine Beugekontraktur des Knies bestehen; sie war nicht zu behandeln wegen der Verkrampfungstendenz der Arterie. Nach mehrmaligen Versuchen konnte die Behandlung der Kniekehle erst nach 9 Jahren gemacht werden; die Kontraktur wurde beseitigt.

Ein 2 ½ Jahre alter Junge mit angeborener Beugekontraktur beider Knie kam in meine Behandlung, nachdem alle Redressionsversuche – Eingipsen – Dehnungen in Narkose usw. versagten.
*Behandlung:*
Die Fascia lata sowie die Trochanterpartie wurden aufgelockert, alle Oberschenkelgriffe angewandt, die Kniebehandlung von der Kniekehle aus durchgeführt.
Behandlung dreimal, später zweimal wöchentlich mit 20 Minuten Dauer. Nach $^1/_4$ Jahr völlige Beseitigung der Kontraktur. Dauerheilung.

**Frakturen und Luxationen im Bereich der oberen Extremität**

Das Behandlungsziel ist das gleiche wie bei der unteren Extremität, nämlich Auflockerung der Indurationen – der Verhärtungen und Verbackungen – des periartikulären und des Unterhautbindegewebes, Wiederherstellung der behinderten Gleitfunktionen des Muskel- und Sehnenapparates, Lockerungen an den Muskelansätzen und -ursprüngen, Durchblutungsförderungen aus den Zonen C 5 – Th 1.

**Frakturen und Luxationen im Bereich des Schultergelenkes**

*Behandlung:*

im Sitzen:
Grundaufbau
je nach Gewebsbefund die I. Aufbaufolge gleich anschließen
vollständig, auf beiden Seiten ausführen (s. S. 63, Abb. 48)
II. Aufbaufolge (s. S. 66, Abb. 52, 53)
die Anhakstriche zur Wirbelsäule auf beiden Seiten
dann nur die befallene Seite behandeln
auch die lange Dehnung abwärts am Rande des M. latissimus dorsi ausführen (s. S. 70 unter »zusätzliche Dehngriffe der Achselhöhle«)
III. Aufbaufolge, vollständig (s. S. 73, Abb. 68–71)
(falls diese nicht wegen Kopfschmerzen o. a. kontraindiziert wäre)
allmählich Kapsel-Oberarmbehandlung (S. 75, Abb. 72–75)
Übungsbehandlung.

**Frakturen und Luxationen im Bereich des Ellenbogens**

*Behandlung:*

im Sitzen:
Grundaufbau

je nach Gewebsbefund gleich die I. Aufbaufolge anschließen, vollständig, auf beiden Seiten behandeln
II. Aufbaufolge
Anhakstriche zur Wirbelsäule von beiden Seiten
dann nur auf der betroffenen Seite behandeln
im Anschluß an die kurze Dehnung abwärts am Rande des M. latissimus dorsi auch die lange Dehnung abwärts am gleichen Muskelrand (s. S. 70 unter »zusätzliche Dehngriffe der Achselhöhle«)
III. Aufbaufolge, falls nicht kontraindiziert (s. S. 73, Abb. 68–71)
Kapsel- und Oberarmbehandlung, die Strichführungen am M. deltoideus, auf der befallenen Seite (s. S. 75, Abb. 72–75)
aktive Übungsbehandlung (Vorsicht wegen Myositis ossificans).

**Ellenbogenkontrakturen**

die gleiche Behandlung wie oben beschrieben
die Lösung der Kontraktur beginnt von der Behandlung in der II. Aufbaufolge, welche sehr sorgfältig und in ausreichenden Malen von Behandlungen durchzuführen ist
III. Aufbaufolge
Kapsel- und Oberarmbehandlung wie oben angegeben, Übungsbehandlung (s. oben).

## Arthrosis deformans

Degenerative Gelenkerkrankungen – Arthrosen – können in den verschiedensten Gelenken auftreten. Sie befallen aber bevorzugt die statisch besonders belasteten großen Gelenke, wie Hüftgelenk, Kniegelenk, Sprunggelenk, aber auch Gelenke der oberen Extremität, wie Schultergelenk, Ellenbogen, Handgelenk und Daumengelenk. Die Ursachen sind vielseitig; Abnützungen bei älteren Menschen, Fehlstellungen, trophische Störungen nach Frakturen, Folgezustände nach Arthritiden, seltener aber besonders ausgeprägt bei bestimmten Nervenerkrankungen, wie z. B. bei Tabes dorsalis, Syringomyelie; auch endokrine Störungen können die Bildung von Arthrosen fördern.
Die Behandlung richtet sich einerseits nach der Lokalisation, andrerseits nach dem Stadium der Erkrankung. Akute Schmerzzustände mit Erguß sind keine Indikation.

**Coxarthrose**

*Behandlung:*

in Seitenlage:
Grundaufbau (s. S. 56, Abb. 37)
nach einigen Behandlungen auch die kleinen Anhakstriche im Verlauf des großen Beckenstriches (s. S. 58, Abb. 39)
und die kleinen Anhakstriche um den Trochanter
in Rückenlage
den Grundaufbau beenden (s. S. 57, Abb. 38)
leichte muskuläre Massage des Rückens anschließen, auch der Glutäen,
bei Besserung des Zustandes, nach etwa 6–7 Behandlungen:
die Oberschenkelbehandlung anschließen
die Strichführungen im Gebiet des Tractus iliotibialis, des Trochanters sowie zwischen diesem und der Spina iliaca ant. sup. nach proximal ausführen
bei weiterer Besserung auch distal, zum Knie hin, behandeln
muskuläre Massage des Oberschenkels, besonders auch des M. quadriceps
vorsichtige Bewegungsübungen bis zur Schmerzgrenze
Serie von etwa 18–20 Behandlungen.

## Nachbehandlung bei Voßscher Operation

Auch bei der zunehmend häufiger angewandten Voßschen Hüfthängeoperation bei Coxarthrosen, die sehr oft erhebliche Fehlstellungen der betroffenen Gelenke aufweisen, hat sich 6 Wochen nach der Operation der Übergang von der reinen Übungsbehandlung und Gehschule zur Bindegewebsmassage, die der nun folgenden Übungsbehandlung vorgeschaltet wird, besonders bewährt.

*Behandlung:*

Es wird in Seitenlage, der Patient auf der nicht operierten Seite liegend, behandelt. Die Bindegewebsbehandlung wird wie oben bei Coxarthrose beschrieben ausgeführt.

**Kniearthrose**

*Behandlung:*

ebenso wie bei Coxarthrose angegeben
bei Besserung durch Bindegewebsmassage in den Beinsegmenten schließen sich bei der Oberschenkelbehandlung den Strichführungen nach proximal

auch die nach distal an, vom Trochanter zum Knie hin
es folgt die bimanuelle Oberschenkeldehnung
und die bimanuelle Strichführung von der Furche des M. gastrocnemius zur Kniekehle (s. S. 80, Abb. 85, s. unter »Bein«)
abschließend die flächige Dehnung der Kniekehle (s. S. 80, Abb. 88).

**Arthrose des Sprunggelenkes**

*Behandlung:*

wie oben beschrieben
bei Besserung auch Unterschenkel- und Fußbehandlung.

**Schultergelenkarthrose**

*Behandlung:*

im Sitzen:
ausreichend lange nur im Grundaufbau behandeln
je nach Reaktion dann die I. Aufbaufolge anschließen
nach einigen Behandlungen die II. Aufbaufolge hinzunehmen
muskuläre Massage
vorsichtige Bewegungsübungen bis zur Schmerzgrenze.

**Ellenbogenarthrose**

*Behandlung:*

wie bei Schultergelenkarthrose oben beschrieben
bei Besserung auch die Oberarmbehandlung, die Strichführungen am M. deltoideus (s. S. 75, Abb. 72, 73).

**Hand- und Daumengelenkarthrose**

*Behandlung:*

wie oben beschrieben
bei Besserung auch die Unterarm- und Handbehandlung volar anschließen (s. S. 77, Abb. 76 und 80).

Je nach Reaktionen der Patienten kann es aber angezeigt sein, die Bindegewebsmassage

*bei Arthrose der unteren Extremität:*

auf Grundaufbau
und Oberschenkelbehandlung nach proximal

*bei Arthrose der oberen Extremität:*

auf Grundaufbau
und I. und II. Aufbaufolge
zu beschränken, leichte, lockernde Massage und Bewegungsübungen unter Beachtung der Schmerzgrenze anzuschließen.

## Hüftbeugekontrakturen bei Stümpfen

In Lazaretten sahen wir viele Soldaten mit schweren Hüftbeugekontrakturen behaftet, einige konnten die Prothesen nicht tragen.

*Behandlung:*

Wir beginnen mit dem gesunden Bein in Seiten- oder Bauchlage, gehen dann auf den Stumpf über, in derselben Weise arbeitend bis zum Stumpfende. Durch reflektorische Vorgänge lösen sich die Kontrakturen – manchmal schlagartig. Dann erst kann die Übungsbehandlung Erfolg bringen.
Im Jahre 1947 zeigte Herr Dr. MUTSCHLER auf einer Tagung der Gehschulen in Gießen obige Behandlungsweise an Soldaten; seine Krankengymnastin führte sie aus. Es handelte sich z. T. um sehr schwere Fälle, die Prothesen kaum tragen konnten, nur unter großen Beschwerden.
Eine Woche lang wurde täglich behandelt, die Fortschritte waren deutlich sichtbar. Ein Soldat äußerte: »Was in 2 Jahren nicht erreicht wurde, trat in dieser Woche schlagartig ein.«
In heutiger Zeit bewährt sich diese Behandlung bei den vielen Hüftgelenkverletzten durch Unfälle, besonders durch Verkehrsunfälle.

*Zusammenfassung:*

in Seiten- oder Bauchlage:
Grundaufbau (s. S. 56, Abb. 37 oder S. 58, Abb. 40)
im Verlauf des großen Beckenstriches und um den Trochanter major zusätzlich auch die kleinen Anhakstriche (s. S. 58, Abb. 39)
in Rückenlage:
den Grundaufbau beenden (s. S. 57, Abb. 38)
Behandlung des gesunden Beines
Oberschenkelbehandlung am Stumpf
Übungsbehandlung, Gehschulung.

## Die Perthessche Erkrankung

Es ist eine degenerative Hüftgelenkerkrankung, am häufigsten vom 5.–10. Lebensjahr. Es handelt sich um einen Knorpelknochenzerfall des Hüftkopfes bei Wachstumsschädigung der Kopfepiphyse. Die Ursache wird in erster Linie in Störungen der Durchblutung des Hüftkopfes durch Gefäßverschlüsse, manchmal auch in Mikrotraumen mit Knorpelödem und Schädigung der Epiphysenfuge gesucht. Auch endokrine Faktoren werden angeschuldigt.
Neben oder nach orthopädischen Entlastungsmaßnahmen – u. U. mit Gipsverband über 8 Wochen – ist in bestimmten Stadien die Bindegewebsmassage nützlich.

*Behandlung:*

in Seiten- und dann in Rückenlage:
in der gleichen Weise wie bei Schenkelhalsfraktur (s. S. 92).

## Reizgelenke

Es sind, besonders am Knie beobachtet, in ihrem Stoffwechsel gestörte Gelenke, die, ohne die Charakteristika des SUDECK-Syndromes aufzuweisen, gegen Bewegungsbelastungen sehr empfindlich sind und nur eine geringe Leistungsbreite aufweisen. Sie treten oft nach Distorsionen, häufig nach rückfälligen Gelenkergüssen auf. Ihre Kapsel und das paraartikuläre Gewebe sind verdickt, die Beweglichkeit eingeschränkt.
Sie vertragen weder Muskelmassage noch Übungsbehandlung in ihrer Umgebung. Auf die Bindegewebsmassage sprechen sie hervorragend und rasch an.

*Behandlung:*

Grundaufbau in Seitenlage (s. S. 56, Abb. 37):
diesen in Rückenlage beenden (s. S. 57, Abb. 38)
Oberschenkelbehandlung auf der befallenen Seite hinzunehmen, wenn nach ausreichender Behandlung nur im Grundaufbau der Zustand des betroffenen Gelenkes sich zu bessern beginnt.
Bei der Oberschenkelbehandlung zunächst im Gebiet des Trochanter, des Tractus iliotibialis und zwischen Trochanter und der Spina iliaca ant. sup. proximal arbeiten und erst nach weiterer Besserung des Reizgelenkes auch nach distal, zunächst nur an der Außenseite des Oberschenkels. Allmählich wird auch der Innenstrich (s. S. 80, Abb. 85) und die bimanuelle Ober-

schenkeldehnung sowie die Strichführung von der Furche des M. gastrocnemius zur Kniekehle (s. S. 80, Abb. 85) hinzugenommen. Bei laufend günstiger Auswirkung können die Behandlungen dann auch mit der Dehnung der Kniekehle abgeschlossen werden (s. S. 80, Abb. 88).
Bei nicht entsprechend eintretender Besserung ist es jedoch besser, die Behandlungen auf Grundaufbau und Oberschenkelbehandlung nur nach proximal zu beschränken, die Besserung kann dann nach beendeter Behandlungsserie noch eintreten.

## Genua valga — X-Beine

Es gibt angeborene und erworbene X-Beine. Wenn Traumen, Entzündungen, Lähmungen Ursache für X-Beine sind, wenn sich Schwielen in Muskulatur und Bindegewebe und Kapselschrumpfung finden, dann kann die Bindegewebsmassage von Nutzen sein, da Schrumpfungen und Verklebungen des Gewebes gelöst und Übungsbehandlungen erst jetzt zu optimaler Wirkung gebracht werden können. Der orthopädischen Behandlung kommt hier die entscheidende Rolle zu. Eine konservative Behandlung ist nur erfolgversprechend vor Abschluß des Wachstums bei nicht zu starken X-Beinen.

*Behandlung:*

Nach Behandlung des Tractus iliotibialis und der Trochanterpartie ziehen wir kurze Striche vom letzten Drittel der Fascia lata fächerförmig zur Patella. Es wird naturgemäß nur die Außenseite der Beine behandelt. Schon bei Kleinkindern finden wir das Gewebe verkürzt und geschrumpft sowie schmerzempfindlich. Es muß sehr vorsichtig gearbeitet werden, um die kleinen Patienten nicht zu verscheuchen. Anschließend Fuß- und Übungsbehandlungen.

*Zusammenfassung:*

im Liegen:
Grundaufbau (s. S. 56, Abb. 37)
in Rückenlage:
Grundaufbau beenden (s. S. 57, Abb. 38)
Oberschenkelbehandlung, Außenseite:
Strichführung vom Trochanter am Tractus iliotibialis nach distal (s. S. 80, Abb. 84, 86)
lösende Strichführungen um den Trochanter (s. S. 80, Abb. 84, 87)
Strichführung nach proximal am Tractus iliotibialis und um den Trochanter
Partie zwischen Trochanter und der Spina iliaca ant. sup. durcharbeiten (s. S. 80, Abb. 84)

die Strichführung vom Trochanter am Tractus iliotibialis nach distal zur Ansatzsehne des M. biceps femoris wiederholen
fächerförmige Striche vom letzten Drittel der Fascia lata zur Patella (s. S. 81, Abb. 89)
anschließend die Unterschenkel- und Fußbehandlung (s. S. 82, Abb. 91–94, 95–99)
Übungsbehandlung.

## Fußbehandlung

### Knick-Senkfuß

Er ist charakterisiert durch Absinken des Längs- und Quergewölbes des Fußes. Die Tätigkeit der kleinen Fußmuskeln wird durch einengende Schuhe, durch Gehen und Stehen auf glatten und harten Fußböden behindert. Die Folgen sind: Müdigkeit, Schweregefühl, Schmerzen. Die Dehnungsfähigkeit der Muskulatur wird eingeschränkt, die Muskeln werden starrer, Muskelkrämpfe, bindegewebige Kontrakturen, schließlich Durchblutungsstörungen stellen sich ein. Es dauert nicht lange, so kommt auch die Unterschenkelmuskulatur in einen hypertonischen Reizzustand hinein. Damit werden jetzt die Segmente L 4–S 2 angesprochen. Die Rückenschmerzen solcher Patienten sind ohne weiteres verständlich.
Neben anderen Maßnahmen hat auch die Bindegewebsmassage ihre Aufgabe zur Rehabilitation, auch nach längerem Krankenlager. Man soll die Füße nicht ohne geeignete Vorbereitung belasten lassen. Wenn der gesamte Halteapparat z. B. eines Fußgewölbes, die Bänder, Kapseln, Sehnen usw. bei langem Liegen den normalen funktionellen Belastungen enthoben wurde, so stellen sich hier Lockerungen, dort leichte Schrumpfungen ein, die erst allmählich und nicht plötzlich durch das Gewicht des ganzen Körpers funktionell belastet werden dürfen, soll es nicht – wenigstens vorübergehend – zu Schmerzen und fehlerhaften Bewegungsabläufen kommen.

*Behandlung:*

Bei Knick-Senkfuß strahlen die Schmerzen nach längerer Zeit bis in die Hüften und die Kreuzbein-Lendengegend aus. Diese Beschwerden und der Gewebsbefund geben die entsprechende Bearbeitung an; der vorbereitende »Kleine Aufbau« wird angewandt sowie der Faszienstrich mit der Trochanterpartie und damit die Beeinflussung der Beinsegmente. Fußbehandlung.

*Zusammenfassung:*

Grundaufbau, in Seitenlage (s. S. 56, Abb. 37)
in Rückenlage:
den Grundaufbau beenden (s. S. 57, Abb. 38)
Oberschenkelbehandlung (s. S. 79, Abb. 84, 85)

Unterschenkel- und Fußbehandlung (s. S. 82, Abb. 91, 93–99)
bei der letzteren die Fußsohle von der Ferse zu den Grundgelenken kräftig durchziehen (s. S. 84, Abb. 98)
abschließend die Plantaraponeurose bimanuell dehnen (s. S. 84, unter »Fuß«).
Muskuläre Massage, Übungsbehandlung anschließen.

**Spreizfuß**

Dieser ist fast immer nur Teilerscheinung eines Plattfußes oder Ballenhohlfußes.

*Behandlung:*

Die oben beschriebene große Vorbereitung im Rücken mit dem »Kleinen Aufbau« ist nicht nötig. Wir richten uns nach dem Befund und den Angaben der Schmerzen der Patienten.
Fußbehandlung. Die Dehnungen werden beim Spreizfuß dorsal, vom Mittelfuß bis zu den Zehen, ausgeführt.

**Hohlfuß**

Wir können diesen wenig beeinflussen, doch nehmen wir den Kindern die Beschwerden und bringen sie zu besserem Gehen. Die Fußbehandlung wird ausgeführt.

**Klumpfuß**

Bei dem durch Verletzungen, durch Narben nach Unterschenkelgeschwüren, durch Gelenkentzündungen oder durch Lähmungen erworbenen Klumpfuß kommt der Bindegewebsmassage, besonders im Beginn der Klumpfußbildung, durch Behandlung der verkürzten und geschrumpften Innenseite des Fußes eine Bedeutung zu. Bei ausgeprägter Klumpfußausbildung ist aber eine orthopädische blutige oder unblutige Umformung mit anschließender Nachbehandlung mit Einlage oder Unterschenkelapparat oder Nachtschiene unumgänglich.

*Behandlung:*

vorbereitend Grundaufbau und Oberschenkelbehandlung
Unterschenkelbehandlung:
sehr sorgfältig die Achillessehne behandeln (s. S. 82, Abb. 91)
und die Strichführungen um die Knöchel ausführen (s. S. 82, Abb. 93, 94)

Fußbehandlung:
sie wird vollständig mit allen Strichführungen ausgeführt (s. S. 83, Abb. 95 bis 99)

die Fußsohle wird mit kräftigen Strichen von der Ferse bis zu den Grundgelenken der Zehen behandelt. Zur Beeinflussung der verkürzten und geschrumpften Innenseite werden die Längszüge am medialen Rand und ebenfalls die kleinen Strichführungen dort von plantar nach dorsal intensiv ausgeführt (s. S. 84, Abb. 99).

### Spitzfuß

Er kann erworben werden durch Störungen im Nervensystem, Lähmungen, Weichteilverkürzungen infolge von Entzündungen der Gelenkkapseln, Sehnen oder Muskeln, durch Traumen. Bei längerem Krankenlager hält man zwar den Bettdeckendruck durch einen Drahtkorb ab. Das reicht aber nicht aus, da die Fußspitze durch ihr Eigengewicht und die Zusammenziehung der Wadenmuskeln nach vorn unten absinkt und gezogen wird (Plantarflexion).

*Behandlung:*

Es wird in diesen Fällen nur die Unterschenkel-Fußbehandlung durchgeführt (s. S. 82–84, Abb. 91–94, 95–99)
Die Dehnung der Achillessehne steht im Vordergrund (s. S. 82, Abb. 91). Die kurzen Striche, die federnd in distaler Richtung über dem Fußgelenk ausgeführt werden (s. S. 83, Abb. 95), lösen die starr fixierte Plantarflexion, ebenfalls die kräftigen Längszüge zur Behandlung der Fußsohle (s. S. 84, Abb. 98).
Vorbeugend dienen täglich ausgeführte passive Dorsalflexionen, Dehnungen der Achillessehne, langsame Dehnung der verkürzten Weichteile, Übungen für die Fußhebermuskulatur.

## Periarthritis humero-scapularis

Die Ursache dieser häufig vorkommenden Erkrankung kann eine traumatische oder rheumatische sein, sehr häufig ist eine Bandscheibendegeneration der unteren Halswirbelsäule im Sinne einer neurodystrophen Fernwirkung ursächlich anzuschuldigen. Gerade bei dieser Entstehungsursache ist die Bindegewebsmassage besonders angezeigt und der häufig geübten Narkosemobilisation der »Schultersteife« überlegen.

*Befund:*

Wir finden Verkürzungen der Sehnenenden, in schweren Fällen mit Kalkeinlagerungen, Schrumpfung der Kapsel. Das ganze Rückengebiet ist in seiner Struktur verändert. Wir sehen Einziehungen und Schwellungen des Gewebes auf dem Kreuzbein. Haut und Unterhaut lassen sich nur schwer gegeneinander verschieben. Die Schultergürtelmuskulatur zeigt teils Hypertonus, teils Atrophien, je nach Dauer der Erkrankung. Die Bewegungen sind stark eingeschränkt, überaus schmerzhaft, die Abduktion gering, das Heben des Armes über Schulterhöhe unmöglich. Wir finden Schulterhochstand, fixiert durch Schonhaltung. Der ganze Schultergürtel ist in Mitleidenschaft gezogen. In schweren Fällen werden Arm und Schulter ruhiggestellt.

*Behandlung:*

Die klinisch ruhiggestellten Fälle können gut mit dem »Kleinen Aufbau« behandelt werden. Von dem unteren Brustkorbrand geht reflektorisch eine lösende Wirkung auf Schultergürtel und Arm aus (Verbindungsnerv thorakal nach oben).
Nach 2–3 Sitzungen wird der »Große Aufbau« eingeleitet. Die Hauptbehandlung der Periarthritis humero-scapularis geht in der dann folgenden Bearbeitung von Schulter-Achsel von der Achselhöhle aus. Nach Lösung der Partie zwischen Wirbelsäule und Schulterblatt und der Schulterblattränder führen wir einen Dehngriff am Rande des M. latissimus dorsi und des M. teres major aus in Richtung Ursprung und Ansatz. Die Krankengymnastin steht nun vor dem Patienten, setzt am unteren Winkel des Schulterblattes an und zieht hinter dem M. pectoralis, allmählich aufsteigend, die sog. »Girlande«. Weiter dehnen wir die Ansatzsehne des M. pectoralis major, bearbeiten alsdann mit beiden Händen gleichzeitig die oben genannten Stellen und lösen damit die Verklebungen der gesamten Achselhöhle. Dies hat eine erweiterte Beweglichkeit des Armes nach oben zur Folge. Die Mitte der Achselhöhle ist auszulassen wegen des Plexus brachialis. Arm und Hand reagieren sonst mit Taubheitsgefühl und Schmerzen.
Diese Behandlung wird systematisch fortgesetzt und die ersten Übungen probeweise eingeschaltet, um nicht erneut Schmerzen hervorzurufen. Geht die Beweglichkeit des Armes über Schulterhöhe, legen wir die Hand des Patienten auf unsere Schulter und ziehen flächig vom Schulterblattrand, unterhalb der Achselhöhle langsam aufsteigend und in gleicher Weise dehnend von der dorsalen Achselfalte zur ventralen. Der Arm läßt sich bei den nun systematisch einzuschaltenden Übungsbehandlungen bald weiter nach oben führen.
Häufig sind Brachialgien mit der Periarthritis verbunden, daher wurde mit voller Absicht der Arm bis jetzt nicht behandelt. Wir erzielen bei oben angegebener Behandlungsweise eine starke Beeinflussung der Armbeweglichkeit und allmähliche Schmerzfreiheit. Die Halswirbelsäule wird mit einbezogen wegen der zugehörigen Armsegmente in C 3–8 und wegen der vorhandenen Versteifung.
Zusammenfassend für die Behandlung des Schultergürtels wird noch einmal betont, daß es sich nicht um einen mechanisch bedingten Aufbau handelt, sondern um einen Aufbau funktioneller Natur: beginnend bei der Wirbelsäule, folgt die Partie zwischen ihr und dem Schulterblatt, dann die Um-

randung mit Einbeziehung der Achselhöhle, am vorderen Brustkorb M. pectoralis, Clavicula. So bereiten wir die Armbehandlung vor.
Auf dem Schulterblatt befindet sich ein Maximal- oder Schmerzpunkt in Th 2, lateral unterhalb der Gräte.
Auf Druck treten reflektorische Schmerzen im Arm auf, dem Nervus ulnaris entlang verlaufend. Dieser Punkt ist vorläufig zu meiden, erst bei Nachlassen der Beschwerden werden auf dem Schulterblatt bis zum Verlauf der Gräte hin fächerförmige Querstriche ausgeführt, die auch den Maximalpunkt normalisieren (s. S. 68, Abb. 59).
Nun umranden wir die Kapsel von dorsal und ventral, lösen die Verklebungen an der Clavicula, ziehen vorsichtig bis zum Acromion.
Am Deltaursprung, zur Kapsel hin, führt man kleine Anhakstriche aus. Hier ist wegen der Schmerzhaftigkeit der Kapsel weich zu arbeiten. An der dorsalen und ventralen Deltaportion wird flächig zum Ansatz gezogen, mit jeweiligem Abstützen der freien Hand.
Wir folgen nun dem Verlauf der langen Bizepssehne bis zur Kapsel, in die sie einmündet.
Der Verlauf des Nervus ulnaris, medianus und radialis am Oberarm ist ganz zu vermeiden. Die untere platte Nebensehne des M. biceps ziehen wir seitlich zur Ellenbeuge aus.
Bei Bewegungshemmungen des Armes können drei wesentliche restliche Punkte in Frage kommen: der Verlauf der langen Bizepssehne, der Deltaansatz und die Nebensehne des Bizeps (Ellenbeuge). Die genannten Stellen müssen daher genauestens abgetastet werden auf ihren Spannungsgrad hin. Sie können schmerzfrei sein und doch die Bewegung hindern.
Meist ist die Behandlung mit der Ellenbeuge beendet. Unterarm und Hand erholen sich durchweg mit der oben angegebenen Segmentbehandlung. Außerdem ist die muskuläre Durcharbeitung des Rückens, Schultergürtels und Armes vorzunehmen mit den entsprechenden Übungsbehandlungen.
Ist der Arm auf der Abduktionsschiene ruhiggestellt, empfiehlt sich eine kurze tägliche Behandlung von einer Viertelstunde bis zu 20 Minuten.
Nach Entfernung der Schiene benötigen wir eine halbe Stunde und gegen Ende der Behandlung etwa dreiviertel Stunden.
Die Bindegewebsmassage steht anfangs im Vordergrund, als Vorbereitung und Lockerung. Der Schultergürtel wird weich muskulär durchgeknetet; nach Eintreten der Besserung, d. h. *bei Nachlassen der Spannungen, wird die Bindegewebsmassage im unteren Rücken abgekürzt* und die Hauptarbeit im Schultergürtel geleistet. Dann rückt die Übungsbehandlung an die erste Stelle, der wir durch Freimachen der verklebten und verkürzten Sehnenenden den Weg bereitet haben. Alte Fälle können wegen ihrer bereits eingetretenen chronischen Veränderung – Ankylose – nicht mehr zu voller Beweglichkeit kommen, doch erzielen wir durchweg bei frischen Fällen nach 4–6 Wochen freie Beweglichkeit.

*Zusammenfassung:*

im Sitzen:
Grundaufbau, 2–3 Sitzungen
anschließend Schultergürtel muskulär durchkneten
I. Aufbaufolge hinzunehmen, auf beiden Seiten ausführen
dann auch die II. Aufbaufolge anschließen
die Anhakstriche zur Wirbelsäule auf beiden Seiten, alle übrigen Strichführungen und die Dehngriffe der Achselhöhle gelangen nur auf der befallenen Seite zur Anwendung
die Anhakstriche von der Wirbelsäule zum inneren Schulterblattrand (s. S. 67, Abb. 55)
alle Strichführungen am Schulterblatt (s. S. 67, Abb. 56, 57, 58)
die »Kurze Dehnung abwärts« (s. S. 69, Abb. 60)
anschließend die »Lange Dehnung abwärts« (s. S. 70 unter »zusätzliche Dehngriffe der Achselhöhle«)
»Kurze Dehnung aufwärts« (s. S. 69 unter »Dehngriffe der Achselhöhle«)
die »Girlande« (s. S. 69 unter »Dehngriffe der Achselhöhle«)
die Vordehnung zur bimanuellen Achseldehnung (s. S. 70 unter »Dehngriffe der Achselhöhle«)
die bimanuelle Achseldehnung (s. S. 69, Abb. 61)
kann der Arm ohne Schmerz über Schulterhöhe gehoben werden, gelangt auch die Dehnung mit aufgelegtem Arm des Patienten zur Lösung der dorsalen und ventralen Achselfalte zur Anwendung (s. S. 70, Abb. 62, 63, 64) s. Text unter »zusätzliche Dehngriffe der Achselhöhle«
den üblichen Ausgleichstrichen auf den Mm. pectorales und den Strichführungen oberhalb der Claviculae werden auf der befallenen Seite:
Behandlungsstriche auf dem M. pectoralis und
das Ausziehen des ventralen Randes des M. trapezius (s. S. 71, Abb. 65)
vorgeschaltet – nun auch Übungsbehandlung anschließen
auch die III. Aufbaufolge hinzunehmen, vollständig, auf beiden Seiten ausführen (s. S. 73, Abb. 68–71)
bei Nachlassen der Empfindlichkeit auch die fächerförmigen Querstriche über das Schulterblatt (s. S. 68, Abb. 59)
es folgt die Oberarmbehandlung:
Behandlung der Schultergelenkkapsel (s. S. 75, Abb. 72, 73)
Dehnung der großen Bizepssehne (s. S. 76, Abb. 74)
Behandlung des M. deltoideus (s. S. 75, Abb. 72, 73)
Ausziehen der Nebensehne des Bizeps zur Ellenbeuge (s. S. 78, Abb. 78)
die einzelnen Sitzungen schließen mit den üblichen Ableitungen im Rücken- und Kreuzbeingebiet ab (s. S. 55)
anschließend die Übungsbehandlung
Behandlungsdauer bis zu 45 Minuten.

Bei frischen Fällen Behandlungsserien von 12–18 Sitzungen.

Außer der sorgfältigen, der ersten Behandlung vorhergehenden, Gewebstastung erfolgen solche – den Gewebszustand kontrollierend – auch im Verlauf der Behandlungsserie.

Ist die Entstehungsursache für eine Periarthritis humero-scapularis jedoch eine Bandscheibendegeneration im Bereich der unteren Halswirbelsäule, so wird sie nicht nach dem obigen Behandlungsaufbau angegangen, sondern die Behandlung wird wie diejenige beim Zervikalsyndrom ausgeführt (s. S. 120 bei Zervikalsyndrom).

## Epicondylitis humeri

Beide Epikondylen können befallen sein, doch sehen wir den lateralen Epikondylus häufiger schmerz- und druckempfindlich. Bei Faustschluß und Volarflexion des Handgelenkes stellen wir die Hauptbeteiligung des M. extensor digitorum fest. Überanstrengung verschiedenster Art ist die Ursache. Früher nannte man ihn den »Tennisarm« oder auch den »Tennisellenbogen«. Häufiger als nach sportlichen Überanstrengungen findet er sich bei ermüdenden Arbeiten mit monotoner Bewegungsfolge, häufig auch bei Hausfrauen, im Kriege trat er bei diesen durch Überlastung besonders häufig auf.
In England wird die Epikondylitis durchweg operiert. In Deutschland hat Professor Hohmann gute Resultate durch Einkerbung des befallenen Muskels erzielt. Andere wichtige Maßnahmen sind lokale Novocain-Cortison-Injektionen oder in besonders hartnäckigen Fällen Röntgen-Reizbestrahlungen.
Auch Zusammenhänge mit einer Bandscheibenzermürbung im Bereich der Halswirbelsäule sind bei der Epikondylitis häufig evident. Die auf diese Fälle ausgerichtete Bindegewebsmassage (s. S. 120 bei Zervikalsyndrom) bringt auch die Epikondylitis zur Ausheilung.

*Befund:*

Befallen sind die Segmente C 3–8, Schwerpunkt ist meistens C 6, sogar fast alle thorakalen Segmente sind beteiligt, was wahrscheinlich durch den zervikal innervierten M. latissimus dorsi vermittelt wird (s. S. 27, Abb. 14).
Wir sehen erhöhte Spannungen im Bereich des ganzen Rückens und Schultergürtels, besonders an den Dornfortsätzen, am Brustkorb und am Rande des M. latissimus dorsi, bis in die Achselhöhle hinein. Weiter imponiert eine druckempfindliche Stelle auf dem Schulterblatt, dicht unterhalb der Spina in Th 2, häufig sind Schwellungen zu beobachten zwischen der Wirbelsäule und dem Schulterblatt auf der befallenen Seite. Das Gewebe an den Mm. deltoideus und triceps brachii ist in erhöhtem Spannungsgrad sowie das Ge-

webe der Ellenbeuge, des Unterarmes bis zum Handgelenk. Bei längerer Dauer der Erkrankung treten Atrophien der Muskulatur auf.

*Behandlung:*

Der »Kleine« und der »Große Aufbau« werden ausgeführt, die Behandlung der Schulterblattränder, der Achselhöhle und bei Nachlassen der Schmerzhaftigkeit die Partie zwischen Wirbelsäule und Schulterblatt sowie das Schulterblatt selbst. Der Patient äußert zuerst Nachlassen des Schweregefühls im Arm; es entsteht während der Behandlung ein Kribbeln, Brennen und Stechen im Arm, besonders bei Bearbeitung des Armsegmentes bis zu den Halsstrichen. Bei frischeren Fällen lassen die erhöhten Spannungen bald nach, der Arm erholt sich und braucht nicht behandelt zu werden. Gelegentlich sind weiche Dehngriffe am Oberarm angezeigt. Bei chronischen Fällen werden die Arme mit Auslassung der Epikondylen behandelt.

*Zusammenfassung:*

im Sitzen:
Grundaufbau, etwa 4 Sitzungen
die I. Aufbaufolge hinzunehmen, auf beiden Seiten ausführen
bald auch die II. Aufbaufolge
die Anhakstriche zur Wirbelsäule auf beiden Seiten
alle weiteren Strichführungen und die Dehngriffe nur auf der befallenen Seite
nach Gewebsbefund und Empfindlichkeit zurückhaltend mit den Anhakstrichen von der Wirbelsäule zum inneren Schulterblattrand, ebenso mit dem Ausziehen dieses Randes (s. S. 67, Abb. 55, 56)
alle Dehngriffe
nach der »Kurzen Dehnung abwärts« auch die »Lange Dehnung abwärts« (s. S. 69, Abb. 60 und S. 70 unter »zusätzliche Dehngriffe der Achselhöhle«)
die sog. »Girlande« (s. S. 69 unter »Dehngriffe der Achselhöhle«) vorsichtig zur Ansatzsehne des M. pectoralis ausführen,
bei Nachlassen der Empfindlichkeit über den Dornfortsätzen flächige kurze Querstriche über die Wirbelsäule vom 7. Brustwirbel bis zum 3. Brustwirbel (s. S. 68 unter »zusätzliche Strichführungen, dorsal«)
ventral die üblichen Ausgleichstriche auf den Mm. pectorales und die Strichführungen oberhalb der Claviculae
abschließend dorsal die »Kleine« und »Große, flächige Ableitung«
dann auch die III. Aufbaufolge vollständig, auf beiden Seiten ausführen,
etwa ab 10. Behandlung weiche Dehngriffe am Oberarm der befallenen Seite im Gewebe zwischen den Mm. triceps und biceps brachii bis in die Nähe des Ellenbogens (s. S. 76 unter »zusätzliche Dehngriffe«)
gegebenenfalls evtl. Vibrationen über den Muskelsepten des Unterarmes
in frischen Fällen eine Serie von etwa 10–12, sonst 15–18 Behandlungen.

## Uberlastungsmyalgien

Sie treten infolge beruflicher Überlastung – Schreibmaschine, Stanze, Drehbank, im Sport, im krankengymnastischen Beruf, bei Klavier- und Geigenspiel – auf.

*Befund:*

Sicht- und tastbare Einziehungen und Quellungen im Gewebe des Rückens und Schultergürtels, die Gewebe des bzw. der betroffenen Unterarme sind stark spannungserhöht.

*Behandlung:*

im Sitzen:
Grundaufbau, einige Sitzungen
I. Aufbaufolge hinzunehmen, auf beiden Seiten ausführen
II. Aufbaufolge wird auf beiden Seiten gearbeitet, wenn beide Seiten betroffen sind, ist nur eine Seite befallen, werden nur die Anhakstriche zur Wirbelsäule auf beiden Seiten, die übrige Behandlung auf der befallenen Seite ausgeführt
es gelangen alle Dehngriffe zur Anwendung, auch die zusätzliche »Lange Dehnung abwärts« (s. S. 70 unter »zusätzliche Dehngriffe der Achselhöhle«)
flächige Querstriche von Innenrand zu Innenrand der Schulterblätter (s. S. 68 unter »zusätzliche Strichführungen, dorsal« Abb. 59)
dann wird die III. Aufbaufolge auf beiden Seiten durchgeführt
Unterarm bzw. Unterarme zunächst nur vibrieren
nach Abklingen der Beschwerden gegebenenfalls auch noch in die Bindegewebsbehandlung mit einbeziehen, in diesem Fall mit der Oberarmbehandlung (ohne die Behandlung der Kapsel) nach der III. Aufbaufolge überleiten zur Unterarmbehandlung.
Je nach Fall und Befund: 10–12, auch 15–18 Behandlungen.

## Polyarthritis, akut, chronisch

Wir gehen grundsätzlich bei den Arthritiden ähnlich wie bei den Arthrosen vor, allerdings muß das akut entzündliche Stadium abgeklungen sein, gleichgültig, ob es sich um eine Arthritis im Rahmen der Polyarthritis oder um irgendeine bakterielle Entzündung handelt. Besondere Vorsicht ist bei den tuberkulösen Arthritiden geboten.
Zur Bindegewebsbehandlung muß beim akuten Gelenkrheumatismus das akute Stadium abgeklungen sein. Die Behandlung kann aber bereits bei

noch erhöhter Blutsenkung einsetzen. Die noch geschwollenen Gelenke werden ausgelassen, die Behandlung erfolgt vom Rücken her.
Chronischer Gelenkrheumatismus kann unter Schonung der geschwollenen Gelenke gleich behandelt werden.

*Befund:*

Wir finden in diesen Fällen im Rücken erhöhte Spannungszustände, Einziehungen, Schwellungen weicher und derber Art. Die Gelenke sind bei chronischem Gelenkrheumatismus deformiert, versteift und schmerzhaft, oft ödematös; besonders in der Kniekehle finden wir Schwellungen. Dieser Befund veranlaßt uns, die Gelenke vorläufig auszulassen. Wir beschränken uns auf Übungsbehandlungen der Extremitäten.
Die Hautreaktionen des Rückens sind vielfach flammend rot, ein Ritz- oder Schneidegefühl wird stark empfunden. Bei eintretender Besserung, d. h. bei guter Verschieblichkeit von Haut- und Unterhautgewebe, normalisieren sich obige Befunde.

*Behandlung:*

Die älteren und schwer beweglichen Patienten werden im Liegen behandelt. In Seitenlage beginnt man mit dem »Kleinen Aufbau«. Wir beginnen vorsichtig mit weicher Strichführung, umgehen die größten Schmerzpunkte und behandeln anschließend den ganzen Rücken muskulär.
Sind Arme und Beine rheumatisch befallen, so wird *nie eine Bindegewebs-Ganzmassage* gemacht, der Patient würde durch die lange Dauer zu sehr ermüdet und geschwächt. Nach etwa 4–6 Rückenbehandlungen beziehen wir in Rückenlage den Oberschenkel mit ein: Tractus iliotibialis und die Trochanterpartie; wir leiten die Strichführung von der Kniekehle nach proximal bis zum Beckenkamm.
Der Tractus iliotibialis ist im letzten Drittel zur Kniekehle besonders schmerzempfindlich, die Striche werden oft als messerscharf empfunden, daher muß in der Trochanterpartie vorgearbeitet werden. Es entsteht von da aus eine Lockerung des ganzen Tractus. Die Strichführungen des Oberschenkels schließen sich an mit den Dehnungen der Kniekehle. Die Achillessehne wird ausgezogen sowie die Fußbehandlung angeschlossen.
Sind die Arme rheumatisch befallen, so wird die Arbeit im Rücken in den Armsegmenten geleistet, ehe man an die Arme selbst gelangt. Die Halswirbelsäule wird bearbeitet sowie Handgelenk und Hand; bei nicht zu großen Deformitäten die Hand volar.
Der Erfahrung nach ist es am besten, bei einer Sitzung einmal Rücken und Beine und bei der nächsten Sitzung Rücken und Arme anzugehen, zumal da zusätzlich muskuläre Massage und Übungsbehandlungen unerläßlich sind. Ausgleichende Beckenrandstriche müssen bei erhöhtem Spasmus der Bauchdecken angewandt werden.

*Zusammenfassung:*

in Seitenlage:
Grundaufbau, etwa 4–6 Sitzungen (s. S. 56, Abb. 37, 38)
anschließend muskuläre Massage

ist die untere Extremität befallen:
Oberschenkelbehandlung hinzunehmen
die Strichführungen an der Außenseite des Oberschenkels zunächst nur nach proximal ausführen (s. S. 80, Abb. 84)
Bewegungsübungen anschließen
bei nachlassender Empfindlichkeit und Lockerung des Tractus iliotibialis, dann auch nach distal arbeiten
die bimanuelle Oberschenkeldehnung, die Strichführung, bimanuell, von der Furche des M. gastrocnemius zur Kniekehle hin (s. S. 80, Abb. 85)
bei Abschwellen des Gelenkes auch die Innenstrichführung (s. S. 80, Abb. 85)
und allmählich die Dehnung der Kniekehle (s. S. 80, Abb. 88)
Unterschenkel- und Fußbehandlung, plantar, werden hinzugenommen (s. S. 82–84, Abb. 91, 93–99)
Übungsbehandlung

ist die obere Extremität befallen:
Grundaufbau, gegebenenfalls auch im Sitzen (s. S. 51, Abb. 23, 24)
4–6 Sitzungen, muskuläre Massage anschließen
I. Aufbaufolge hinzunehmen (s. S. 61, Abb. 43, 44)
dann auch die II. Aufbaufolge (s. S. 65, Abb. 52, 53)
und die III. Aufbaufolge (s. S. 72, Abb. 68, 69, 71)
jede der Aufbaufolgen erfordert die üblichen ventralen Ausgleichstriche und schließt dorsal mit der »Kleinen« und »Großen, flächigen Ableitung« ab.
Wieviel Sitzungen in den einzelnen Aufbaufolgen vorgenommen werden, hängt vom Tastbefund, der Besserung der Befunde und den Reaktionen der Patienten ab
muskuläre Massage wird angeschlossen
die Oberarmbehandlung, unter Auslassung der Bearbeitung der Gelenkkapsel, wird hinzugenommen (s. S. 75, Abb. 72, 73, 75)
Unterarm- und evtl. Handbehandlung, beide volar (s. S. 77, Abb. 76, 80)
Übungsbehandlung
sind obere und untere Extremität befallen:
nie Ganzbehandlung mit Bindegewebsmassage ausführen, sondern im Wechsel einmal Grundaufbau, Beine und in der nächsten Sitzung Rücken und Arme behandeln
Nachruhe.

Ob etwa 12 oder bis zu 18 Behandlungen ausgeführt werden, hängt von der Schwere der Fälle ab.

## Muskelrheumatismus

Bei dem sog. chronischen Muskelrheumatismus haben wir es mit schmerzhaften, chronischen, rezidivierenden Schmerzsyndromen zu tun, die vor allem im Rücken, vom Becken aufsteigend über die Lendenwirbelsäule, die mittlere und obere Brustwirbelsäule bis zur Halswirbelsäule aufsteigen und eine Palette von Beschwerdesyndromen bilden, die nur mit Schwierigkeit völlig zu überblicken ist. Zeitweise schien es fraglich, ob der sog. chronische Muskelrheumatismus überhaupt eine Eigenberechtigung habe, ob nicht alle Beschwerdebilder mehr oder minder auf die Wirbelsäule zurückgingen. Dennoch erleben wir sehr häufig umschriebene Myalgien, deren Zuordnung zu vertebragenen Irritationen nicht bewiesen werden kann. Zum Teil mag es sich hier um die vorher erwähnten Überlastungsmyalgien, vielleicht aber auch um andersartige, vielleicht auch rheumatische Krankheitserscheinungen handeln. Die Behandlung richtet sich wiederum im wesentlichen nach der Lokalisation, der Ausdehnung und dem Stadium der Erkrankung. Hochakute myalgische Zentren müssen zuerst umgangen werden.

*Befund:*

Sicht- und tastbare Einziehungen und massive Quellungen sind fast stets in der Lenden-Kreuz-Beckengegend zu beobachten. Das Gewebe ist schwer verschieblich, die Muskulatur, z. B. die Glutäalmuskulatur, ist spannungserhöht. Ist die untere Extremität befallen, ist das Gewebe um den Trochanter major und längs des Tractus iliotibialis in erhöhter Spannung zu tasten. Wenn der Schultergürtel befallen ist, sind Einziehungen und Quellungen im Rücken zu konstatieren, Quellungen besonders zwischen der Wirbelsäule und den inneren Schulterblatträndern, die auch bei leichtem Durchtasten sehr empfindlich sein können, ebenso wie im Nackengebiet, wo das Gewebe nicht selten sehr gespannt, wie geschwollen imponiert. Erstreckt sich der Rheumatismus bis in den Arm, ist das Gewebe an den Konturen des M. deltoideus und besonders am Ansatz schlecht verschieblich und schmerzempfindlich.
Die Hautreaktionen bei der Bindegewebsmassage sind sehr lebhaft, kräftiger Rötung folgt häufig starke Quaddelbildung.

*Behandlung:*

Grundaufbau in Seitenlage (s. S. 56, Abb. 37, 38, 39), etwa 4–6 Behandlungen
anschließend muskuläre Massage
nach einigen Behandlungen evtl. auch die zusätzlichen Anhakstriche zu den Kreuzbeinrändern, anschließend an die Rhombus-Strichführungen, je nach Gewebsbefund (s. S. 58 unter »zusätzliche Strichführungen«)
bei Nachlassen der Quellungen auf dem Kreuzbein flächige Querstriche (s. S. 55 unter »zusätzliche Strichführungen«)

ist die untere Extremität betroffen:
die Oberschenkelbehandlung hinzunehmen
am Tractus iliotibialis und im Trochantergebiet zunächst nur proximal, nach Lockerung auch distal arbeiten
die Oberschenkelbehandlung vollständig ausführen (s. S. 80, Abb. 84, 85)
wenn es noch erforderlich ist, die Unterschenkel- und Fußbehandlung anschließen (s. S. 82, Abb. 91, 93–99)
muskuläre Massage und Übungsbehandlung schließen jeweils die Behandlung ab

ist der Schultergürtel betroffen:
Grundaufbau, im Sitzen (s. S. 51, Abb. 23, 24), einige Sitzungen
Bei starkem Gewebsbefund und Schmerzempfindlichkeit anschließend im Schultergürtel Vibrationen
nach einigen Behandlungen bei Nachlassen der Spannung und der Empfindlichkeit leichte, lockernde Massage
die I. Aufbaufolge dann dem Grundaufbau anschließen (s. S. 61, Abb. 43, 44, 48)
bei Besserung durch indirekte Behandlungsbeeinflussung von hier aus auf den Schultergürtel die II. Aufbaufolge hinzunehmen (s. S. 65, Abb. 52–58, S. 69, Abb. 60, 61)
je nach Gewebsbefund noch zurückhalten mit den Anhakstrichen von der Wirbelsäule zu den Innenrändern der Schulterblätter
ebenso mit den Dehngriffen, solange die lateralen Partien noch zu stark gespannt sind
nach Lockerung im Schultergürtel und Nachlassen der Schmerzempfindlichkeit auch die III. Aufbaufolge ausführen (s. S. 72, Abb. 68–71)

wenn die obere Extremität betroffen ist und die Gewebstastung an den Deltarändern und am Ansatz Befund und schlechte Verschieblichkeit ergibt, die Oberarmbehandlung anschließen (s. S. 75, Abb. 72–75)
wenn es erforderlich ist, auch die Unterarm- und Handbehandlung in der Folge vornehmen (s. S. 77, Abb. 76–81)
ab beginnender Lockerung im Schultergürtel Übungsbehandlung anschließen

sind die untere und obere Extremität befallen, wird auch wechselweise behandelt:
Grundaufbau, Beine; das nächste Mal Rücken und Arme

die Anzahl der Behandlungen variiert je nach Fall: 10–12, oder auch 12 bis 15 Behandlungen für eine erste Behandlungsserie, später können kürzere Wiederholungsserien von 6–8 Behandlungen im Herbst und Frühjahr sich recht günstig auswirken.

## Das Sudecksche Syndrom

Es handelt sich um eine neurodystrophe Störung durch Verlangsamung der Zirkulation in der terminalen Strombahn, in den Arteriolen, um ein sog. Entgleisen der reparatorischen Vorgänge. Der reaktive Knochenumbau, der bei jeder Verletzung oder jedem Entzündungsvorgang stattfindet, wird gestört, wird zur Dystrophie.
Der Knochen zeigt im Röntgenbild eine Entkalkung fleckigen Charakters, die aufgehellten Knochen sind wie mit dem Bleistift an den Rändern nachgezogen. Doch ist nicht nur der Knochen an der Dystrophie beteiligt, alle Gewebe: Haut, Unterhaut, Faszien, Muskeln, Kapseln, Bänder und Gelenkknorpel, sind befallen. Die Gliedmaße ist ödematös, blaßbläulich verfärbt, feuchtkalt, zeigt Glanzhaut, ist sehr schmerzhaft. Starke Muskelatrophien und starke Gelenkhemmungen sind die Folgen.
Die SUDECKsche Dystrophie tritt besonders nach Frakturen und Gelenkschäden auf, aber auch nach leichteren Traumen. Auslösend oder begünstigend können auch andere Ereignisse wirken: Osteomyelitiden, Phlegmonen, Thrombosen, Läsionen peripherer Nerven und auch zentralneurologische Extremitätenlähmungen.

*Behandlung:*

Im akuten ersten Stadium wird die befallene Gliedmaße ruhiggestellt. Im zweiten Stadium der Heilung setzt unsere Behandlung ein, vom Rücken und vom entsprechenden Segment ausgehend. Nach Abschwellung und Nachlassen der Schmerzhaftigkeit leichte Übungsbehandlung, dann allmähliches Angehen der Gliedmaße mit größter Vorsicht. Im dritten Stadium, der Endatrophie, die gelegentlich zu Ankylosen führt, lassen sich durch unsere Methode nur Besserungen erzielen, keine Heilung. Übungsbehandlungen nehmen dann einen größeren Raum ein.

*Zusammenfassung:*

wenn die obere Extremität befallen ist:
im Sitzen:
Grundaufbau, etwa 4–6 Sitzungen (s. S. 51, Abb. 23, 24)
I. Aufbaufolge, vollständig hinzunehmen, auf beiden Seiten behandeln
dann auch die II. Aufbaufolge ausführen (s. S. 65, Abb. 52–58)
die Anhakstriche zur Wirbelsäule zu beiden Seiten
alle weiteren Strichführungen und die Dehngriffe der Achsel nur auf der befallenen Seite
der »Kurzen Dehnung abwärts« folgt auch die »Lange Dehnung abwärts« (s. S. 70 unter »zusätzliche Dehngriffe der Achselhöhle«)
je nach Befund auch den ventralen Rand des M. trapezius auf der betroffenen Seite ausziehen (s. S. 71 unter »zusätzliche Strichführungen ventral«)

dann folgen die Ausgleichstriche über den Mm. pectorales
und die Strichführungen oberhalb der Claviculae
die III. Aufbaufolge wird dann vollständig auf beiden Seiten ausgeführt (s. S. 72, Abb. 68–71)
die fächerförmigen Querstriche auf dem Schulterblatt auf der befallenen Seite (s. S. 68 unter »zusätzliche Strichführungen«, Abb. 59)
nach etwa 12 Sitzungen, wenn der Zustand sich gebessert hat, kann auch die Kapsel- und Oberarmbehandlung auf der betroffenen Seite (s. S. 75, Abb. 72–75)
und allmählich auch die Unterarm- und Handbehandlung volar durchgeführt werden
leichte Übungen

wenn die untere Extremität befallen ist:
in Seitenlage:
Grundaufbau, etwa 6 Behandlungen (s. S. 56, Abb. 37, 38)
dann die Oberschenkelbehandlung der betroffenen Seite hinzunehmen,
zunächst die Strichführungen an der Außenseite nach proximal ausführen
nach bessernder Einwirkung auch nach distal, zum Knie hin arbeiten
die bimanuelle Oberschenkeldehnung
und die bimanuelle Strichführung von der Furche des M. gastrocnemius zur Kniekehle ausführen
allmählich auch die Achillessehne ausziehen
und die Fußbehandlung anschließen
leichte Übungen

etwa 15–18 Behandlungen im Zeitraum von 10–12 Wochen, dann eine Reizpause von 4–6 Wochen vor einer Wiederholungsserie einschalten, die, auch wenn der Patient beschwerdefrei ist, angeraten ist.

## Erkrankungen der Wirbelsäule

### Lumbago

Unter Lumbago verstehen wir den akut einsetzenden, nach wenigen Tagen abklingenden Rückenschmerz. Ihm liegt eine Zerrung oder ein kleiner Einriß des äußerst empfindlichen Faserringes einer lumbalen Bandscheibe zugrunde. Auf diesen Schmerzreiz hin kommt es sehr schnell zu einer reflektorischen Verspannung der gesamten Rückenmuskulatur, die die Lendenwirbelsäule in einer Fehlstellung – Kyphose oder Skoliose – fixiert. Diese bretthart gespannten Rückenmuskeln weiten den Schmerz aus und intensivieren ihn, die gesamte Bauchmuskulatur ist ebenfalls beteiligt. Ziel der

Behandlung ist die Durchbrechung des Schmerzreflexes und die Lockerung der Muskulatur. Der Methode entsprechend arbeitet man sich behutsam von den Randbezirken zum Zentrum vor.

*Befund:*

Ganze Muskelgruppen fallen bewegungsmäßig aus. Der Patient ist nicht mehr in der Lage, sich auf die Seite zu legen.
Wir untersuchen den Bauch und finden die Bauchdecke bretthart, insbesondere auf der Seite der Lumbago, die ja meist völlig einseitig auftritt. Die schrägen und queren Bauchmuskeln, Mm. obliquus externus und internus abdominis, M. transversus abdominis sowie der M. iliopsoas sind durchweg befallen. Die Hauptschmerzpunkte finden sich am Kreuzbein und an der Lendenwirbelsäule.

*Behandlung:*

In Rückenlage lösen wir durch weiche Knetungen die gefundenen erhöhten Spannungen der Bauchdecke muskulär, wirken durch Vibrationen auf den in der Tiefe liegenden M. iliopsoas. Weiter tasten wir die kleinen Hüftmuskeln ab und lösen auch diese durch lockere Griffe. Nach etwa 10 Minuten lang ausgeführter Massage kann sich im allgemeinen der Patient auf die Seite legen. Sollte er anfangs in gekrümmter Haltung verharren, so wird er sofort aus Seitenlage behandelt.
Nun wird die Bindegewebsmassage angewandt, und zwar beginnend auf der gesunden Seite im Winkel zwischen Beckenkamm und Wirbelsäule und am Kreuzbein; dann werden auf der kranken Seite dieselben entsprechenden Stellen behandelt und der große entspannende Beckenstrich ausgeführt. Die Trochanterpartie wird mit kleinen Anhakstrichen gelöst; die Behandlung der Lendenwirbelsäule bildet den Schluß. Da vorwiegend ganze Muskelgruppen befallen sind, ist eine intensive, lockernde, muskuläre Massage anzuschließen.
Dauer der Sitzung 20 Minuten täglich; meist sind nur 2, höchstens 3 Behandlungen erforderlich bei frischen Fällen; der Patient kann sich spontan wieder frei bewegen.

*Zusammenfassung:*

in Rückenlage:
muskuläre Auflockerung der Bauchmuskulatur, auf der befallenen Seite speziell der Mm. obliquus externus und internus
Vibrationen über dem M. iliopsoas der betroffenen Seite
muskuläre Auflockerung der kleinen Hüftmuskeln
in Seitenlage, der Patient liegt auf der gesunden Seite:
Grundaufbau (s. S. 56, Abb. 37)
im Verlauf des großen Beckenstriches und um den Trochanter lösende Anhakstriche (s. S. 58 unter »zusätzliche Strichführungen«, Abb. 39)

mit den Anhakstrichen zur Lendenwirbelsäule endet die bindegewebige Behandlung
anschließend muskuläre Massage der Gesäß- und Hüftmuskulatur.

## Die chronische Lumbago

*Befund:*

Die chronische Lumbago zeigt nicht die charakteristischen Spannungserhöhungen. Auffallend ist nur der Dauerspasmus des M. quadratus lumborum.

*Behandlung:*

Bauch und Rücken werden beiderseits mit weichen Knetungen und Vibrationen gelockert, evtl. die Überziehgriffe auf den Mm. glutaei angewandt. Nach dieser Vorbereitung führen wir die oben angegebene Strichführung im Bindegewebe aus, in Bauch- oder Seitenlage.
Wir benötigen 10–12 Sitzungen, um die Bereitschaft zu Rezidiven zu beheben.

*Zusammenfassung:*

in Rückenlage:
Knetungen, Vibrationen zur Auflockerung der Bauchmuskulatur
in Bauch- oder Seitenlage:
Knetungen der Lendenpartie, bindegewebige Überziehung der Mm. glutaei
Grundaufbau in Bauchlage (s. S. 58, Abb. 39, 40)
oder Grundaufbau in Seitenlage (s. S. 56, Abb. 37, 38, 39)
der Grundaufbau wird vollständig mit den oben erwähnten zusätzlichen lösenden Anhakstrichen ausgeführt.

## Torticollis, der akute »rheumatische« Schiefhals

Der sog. steife Hals hat ähnliche Ursachen wie die Lumbago.

*Befund:*

Der Schultergürtel ist befallen, der M. trapezius bretthart sowie die gesamte Halsmuskulatur. Wir finden außerdem den M. latissimus dorsi, M. teres major in der Achselhöhle in schmerzhaft erhöhter Spannung.

*Behandlung:*

Der M. latissimus dorsi und der M. teres major der Achselhöhle werden mit

einer Hand muskulär etwa 5 Minuten gelockert, bis der Hypertonus unter den Händen nachläßt.
Jetzt setzt die Bindegewebsmassage ein. Wir ziehen einige Male an der Wirbelsäule entlang nach kranial und bearbeiten die Partie zwischen Wirbelsäule und Schulterblatt und die Schulterblattränder auf der befallenen Seite. Die Wirbelsäule wird bis zum 7. Halswirbel gelockert, dann der M. pectoralis, besonders das Gebiet unter und über der Clavicula, und betont der innere Winkel.
Auf den 7. Halswirbel gehen wir mit kleinen Anhakstrichen zu und führen den Dehngriff auf dem Sehnenspiegel aus, wodurch wir den M. trapezius auflockern. Nun folgen die Halsstriche auf der verkürzten Seite, die überdehnte wird nur muskulär mit Friktionen behandelt. Anhakstriche zur Halswirbelsäule werden bis zum Nackenband und zum Ansatz des M. sternocleidomastoideus ausgeführt sowie quere Striche von beiden Seiten über das Nackenband.
Übungsbehandlung.
Dieselbe Behandlungsweise wird *beim angeborenen Schiefhals der Kinder* angewandt, und zwar bei leichten Fällen und als Nachbehandlung mit sehr gutem Erfolg. Dehnungen der Halswirbelsäule in Rückenlage mit Redressionen sowie Hang in der GLISSONschen Schwebe bilden den Abschluß.

*Zusammenfassung:*

muskuläre Auflockerung der Achselfalte der befallenen Seite
den sog. »diagnostischen Strich« mehrmals auf beiden Seiten der Wirbelsäule vom 5. Lendenwirbel bis zum 7. Halswirbel ziehen (s. S. 50, Abb. 22)
im gleichen Raum zu etwa jedem zweiten Wirbel von beiden Seiten die Anhakstriche ausführen
die Anhakstriche von der Wirbelsäule zum inneren Schulterblattrand der befallenen Seite (s. S. 67, Abb. 55)
die innere Schulterblattumrandung (s. S. 67, Abb. 56)
der äußere Schulterblattstrich (s. S. 67, Abb. 57)
der Strich über die Gräte des Schulterblattes (s. S. 67, Abb. 58)
auf der befallenen Seite: die Strichführungen auf dem M. pectoralis behandelnd ausführen
die Striche unter- und oberhalb der Clavicula betont ziehen
Ausziehen des ventralen Trapeziusrandes (s. S. 71, Abb. 65)
kleine Strichführungen in den Winkel zwischen Clavicula und dem M. sternocleidomastoideus (s. S. 72, Abb. 67)
anschließend die Ausgleichstriche auf den Mm. pectorales auf der befallenen und auf der nicht befallenen Seite
die Strichführungen auf den Claviculae
flächige Querstriche zwischen den Schulterblättern, in Höhe der unteren Schulterblattwinkel beginnend, in Höhe der Spinae scapulae endend (s. S. 68, Abb. 59)

strahlenförmige kleine Striche um den 7. Halswirbel (s. S. 73, Abb. 68)
Strichführung beiderseits der Halswirbelsäule bis zum Nackenband (s. S. 73, 74, Abb. 68, 70)
kleine Anhakstriche zur Halswirbelsäule (s. S. 73, Abb. 69)
kleine Querstriche von beiden Seiten über das Nackenband (s. S. 73, Abb. 69)
auf der befallenen Seite: die Strichführung am ventralen Rand des M. trapezius zur Nackenlinie, vom Halsansatz beginnend (s. S. 74, Abb. 71)
auf der befallenen Seite: die Strichführung am dorsalen Rande des M. sternocleidomastoideus zum Warzenfortsatz, zu diesem noch zusätzlich kleine lösende Striche (s. S. 74, Abb. 71)
auf der nicht befallenen Seite Friktionen vom Kopf abwärts zum Acromion
Dehngriff zum 7. Halswirbel (s. S. 74, s. unter Text zur III. Aufbaufolge und Abb. 69)
die kleine und die große flächige Ableitung.
muskuläre Durcharbeitung des Nackens und Schultergürtels

2–3 Sitzungen insgesamt, täglich behandeln.

Bei angeborenem Schiefhals die gleiche Behandlung, aber mit Grundaufbau, ausführen und 1–2 Behandlungsserien durchführen.

## Zervikalsyndrom

Das Zervikalsyndrom stellt etwa eine Parallele zur chronischen Lumbalgie dar. Ihm liegen Bandscheibendegenerationen und sekundäre osteochondrotische Veränderungen der Halswirbelsäule mit Randzackenbildungen zugrunde. Die röntgenologisch nachweisbaren Randzacken selbst sind nicht als krankhaft anzusehen, sie sind altersphysiologisch. Ein Zervikalsyndrom liegt erst dann vor, wenn Krankheitssymptome tatsächlich plausibel auf Veränderungen der Halswirbelsäule zurückgeführt werden können.
Wir unterscheiden ein oberes, ein mittleres und ein unteres Zervikalsyndrom. Das obere ist charakterisiert durch Nacken-Hinterkopfschmerzen, Migraine cervicale. Besonders vielseitig sind die Symptome des mittleren Zervikalsyndroms, bei dem neben Nacken-Schulterschmerzen Zwerchfellinnervationsstörungen entstehen können, Herzsensationen, einer Angina pectoris ähnlich, und Störungen anderer Organe.
Außerdem werden auch Schwindelattacken, Ohrgeräusche und Sehstörungen darauf bezogen. Führende Symptome des unteren Zervikalsyndromes sind Schmerzen und Innervationsstörungen der Arme und Hände.

*Befund:*

Beim Zervikalsyndrom ist der ganze Rücken beteiligt, wir sehen und tasten Spannungsveränderungen an Kreuzbein, Becken und Wirbelsäule. Schultergürtel, Hals und vorderer Brustkorb sind in Dauerspannung, die Bewegung ist stark eingeschränkt.

*Behandlung:*

Der »Kleine Aufbau« wird etwa 6mal ausgeführt, anschließend der »Große Aufbau« mit Bearbeitung des vorderen Brustkorbes; die Winkel der Claviculae, insbesondere die Partien des Sternums, sind bretthart, unverschieblich und außerordentlich schmerzhaft; sie werden an den Ansatzstellen der Rippen vorsichtig gelöst, bis wir allmählich tief eindringen können. Kurze Querstriche über das Sternum hinweg über den LUDWIGschen Winkel bilden den Schluß.
Später werden alle Halsstriche sorgfältig durchgeführt, sobald die Spannungen und damit die starke Schmerzhaftigkeit in den dorsalen Partien nachgelassen haben. Übungsbehandlungen.

*Zusammenfassung:*

im Sitzen:
etwa 6 Sitzungen Grundaufbau
anschließend Vibrationen, weiche Knetungen des Nackens und Schultergürtels
dann Grundaufbau und die I. Aufbaufolge
nach den Interkostalstrichen zur Wirbelsäule diejenigen von der Wirbelsäule zur vorderen Axillarlinie anschließen (s. S. 64, Abb. 49, unter »zusätzliche Strichführungen«)
es folgen ventral die Interkostalstriche zum Sternum (s. S. 64, Abb. 50, unter »zusätzliche Strichführungen«)
Ausgleichstriche auf den Mm. pectorales und die Strichführungen oberhalb der Claviculae
letztere entfallen bei Brachialgiebeschwerden
kleine und große flächige Ableitung
nach einigen weiteren Sitzungen auch die II. Aufbaufolge auf beiden Seiten ausführen
nach einigen Behandlungen mit der II. Aufbaufolge wird nach den Dehnungen der Achselpartie auch ventral behandelt:
Längszüge über das Sternum und kleine Anhakstriche zu den Ansatzstellen der Rippen am Sternum (s. S. 71, 72, Abb. 65, 66)
Behandlung der Sternocleido-Clavicularwinkel (s. S. 71, 72, Abb. 65, 67)
Ausziehen des Ligamentum interclaviculare (s. S. 71, Abb. 65)
Querstriche über das Sternum (s. S. 71, unter »zusätzliche Strichführungen ventral«)
Ausgleichstriche auf den Mm. pectorales
die Strichführungen oberhalb der Clavicula
die kleine und große flächige Ableitung
wenn Spannung und Schmerz in den dorsalen Partien gebessert sind, auch die III. Aufbaufolge ausführen (s. S. 72, Abb. 68, 69)

zunächst unter Auslassung der Strichführungen um den 7. Halswirbel und dicht an der Halswirbelsäule sowie der Ableitung zum 7. Halswirbel
abschließend die kleine und die große flächige Ableitung
gegebenenfalls Atempflege und Übungsbehandlung

*bei Migränebeschwerden* zunächst wie Migräne behandeln (s. S. 160)
bei Besserung die oben geschilderte Behandlung durchführen

*bei periarthritischen oder epikondylitischen Beschwerden* die II. Aufbaufolge auf beiden Seiten ausführen
nur die zusätzlichen Strichführungen wie die lange Dehnung am Rande des M. latissimus dorsi (s. S. 70 unter »zusätzliche Dehngriffe der Achselhöhle«), das Ausziehen des ventralen Randes des M. trapezius (s. S. 71, Abb. 65 unter »zusätzliche Strichführungen ventral«) sowie die Pektoralisstriche in behandelnder Form (s. S. 107 Zusammenfassung bei Periarthritis humeroscapularis) werden auf der befallenen Seite ausgeführt

*bei pektanginösen Herzsensationen* zunächst wie bei Angina pectoris behandeln (s. S. 180)
bei Besserung die oben beschriebene Behandlung durchführen

*bei Magenstörungen* zunächst die Magenbehandlung (s. S. 199 unter »Ulcus ventriculi«) ausführen
bei Besserung die oben angegebene Behandlung durchführen

*bei Leber-Gallebeschwerden* zunächst die Leber-Gallebehandlung (s. S. 211) vornehmen
dann bei Besserung die oben ausgeführte Behandlungsweise durchführen

*bei Irritationen in Form von Interkostalneuralgien* zunächst nur den Grundaufbau, im Sitzen, ausführen
erst bei Besserung die I. Aufbaufolge hinzunehmen
die Interkostalstrichführungen sehr flächig, vorsichtig dosieren
bei weiterer Besserung die gesamte oben geschilderte Behandlung durchführen

*bei Sehstörungen* wie oben beschrieben aufbauend behandeln mit den üblichen einzuschaltenden Ableitungen
auch die Gesichts-Augenbehandlung durchführen (s. S. 85, Abb. 100–105) (s. S. 160 bei Migräne unter »Behandlung«)
abschließend immer die kleine und große flächige Ableitung

*bei Ohrgeräuschen* wie oben beschrieben behandeln, im Rahmen der III. Aufbaufolge dann zusätzliche kleine Strichführungen im Verlauf des Nackenbandes am Hinterkopf und hinter dem Ohr, auf dieses zulaufend, ausführen, betont arbeiten; abschließend nach vollständig ausgeführter III. Aufbaufolge dorsal die kleine und die große flächige Ableitung.

*Aus der Praxis:*

Eine 37jährige Frau leidet seit Jahren unter vielfältigen Schmerzzuständen im Bereich des Nackens, der Schultern, der Arme, auch unter Herz- und Magenbeschwerden. Unterschiedliche Diagnosen wurden gestellt, verschiedene Behandlungen durchgeführt.

*Befund:*

Kreuzbein und Becken sind in Dauerspannung, die Glutäen gequollen, an der Wirbelsäule tasten wir harte Befunde; Schultergürtel und Hals sind bretthart, mit Myogelosen in Pflaumengröße durchsetzt. Herz- und Magenbeschwerden treten immer wieder auf.

*Behandlung:*

Patientin kommt Januar 1952 in unsere Behandlung. Der »Kleine Aufbau» wird 5mal durchgeführt. Anschließend erfolgt der »Große Aufbau« mit dem vorderen Brustkorb in 15 Sitzungen. Der Hals wird freier beweglich, das Stützkorsett kann abgesetzt werden. Die Schmerzen werden wesentlich geringer. Die Patientin schläft 8–10 Stunden und erholt sich. Die Myogelosen haben nur noch Bohnengröße.
Nach 20 Behandlungen Bearbeitung des Halses, dorsal und ventral, erst leicht, dann mit kräftigerem Zug an den Muskelansätzen und zum Nackenband hin. Die Myogelosen sind kaum mehr fühlbar und schmerzfrei.
Nach 40 Behandlungen, täglich ausgeführt, Dauer $^3/_4$ Stunden, Entlassung der Patientin.
Volle Beweglichkeit und Schmerzfreiheit ist erzielt worden. Herz- und Magenbeschwerden sind durch die Rückenbehandlung behoben.

## Scheuermannsche Krankheit

Die Scheuermannsche Krankheit, auch Adoleszentenkyphose genannt, ist eine degenerative Erkrankung der Wirbelsäule, die in spätem Kindesalter beginnt. Anlagemäßige Fehlbildung der Wirbeldeckplatten führen zu Einbrüchen des weichen Bandscheibengewebes in die Wirbelkörper. Dadurch kommt es zu Verbiegungen der Wirbelsäule, meist Kyphosierungen, zu sekundären spondylotischen Veränderungen, in akutem Stadium zu hartnäkkigen und unerträglichen Rückenschmerzen. Diese Schmerzen veranlassen wiederum reflektorische Muskelverkrampfungen, die Schmerzen und Fehlstellungen ausweiten, und hier kann unsere Behandlungsmethode lindernd eingreifen.

*Befund:*

Der ganze Rücken, besonders der Schultergürtel, auch der vordere Brustkorb sind in erhöhter Gewebs- und Muskelspannung zu tasten.

*Behandlung:*

Grundaufbau, einige Sitzungen
dann die I. Aufbaufolge hinzunehmen
zunächst unter Auslassung der Anhakstriche und der Interkostalstriche zur Wirbelsäule hin, dafür die Interkostalstriche von der Wirbelsäule zur vorderen Axillarlinie und die Interkostalstriche ventral zum Sternum ausführen (s. S. 64, Abb. 50, s. unter »zusätzliche Strichführungen«) nach entsprechender Lockerung auch die II. Aufbaufolge durchführen, nach einigen Sitzungen auch ventral, wie beim Zervikalsyndrom beschrieben, behandeln
Übungsbehandlung, Atempflege
längere Behandlungsserien, entsprechende Intervalle einschalten.

## Bechterewsche Krankheit

Es handelt sich um eine chronische, auch schubweise fortschreitende entzündlich-rheumatische Erkrankung der Wirbelgelenke. Die Krankheit befällt vorzugsweise Männer, nur ausnahmsweise Frauen. Der Prozeß beginnt meist in den Kreuz-Darmbeingelenken, steigt aufwärts und führt schließlich zu völliger Versteifung der kleinen Wirbel- und Rippenwirbelgelenke und zur Verknöcherung des Bandapparates (»steif wie ein Stock«, im Röntgenbild bambusstabähnliche Formen der Wirbelsäule). Atlas-Kopfgelenke bleiben ausgenommen. Während eines Schubes ist die Bindegewebsmassage nicht angeraten. In den Endstadien bei völliger Versteifung ist kaum noch Erfolg zu erwarten. In früheren Stadien kann man erhebliche Besserungen erreichen.
Die wichtigste Aufgabe ist aber, die Bewegung, die Bewegungsfähigkeit der Rippenwirbelgelenke und der Brustwirbel und damit die Atembewegungen des Brustkorbes so leistungsfähig wie möglich zu erhalten. Die ohne Behandlung drohende zunehmende Versteifung des Brustkorbes zieht unausweichlich bedenkliche, wenn nicht gefährliche Atemstörungen nach sich.

*Befund:*

Gewebe und Muskulatur im ganzen Rücken und besonders im Kreuzbeinbereich sind in erhöhter Spannung zu tasten, ebenso am vorderen Brustkorb. An den Kreuzbeinrändern ist das Gewebe schwer verschieblich.

*Behandlung:*

»Kleiner und Großer Aufbau« werden lange durchgeführt, mit besonderer Bearbeitung der Wirbelsäule. Die Halspartie sowie der vordere Brustkorb sind besonders intensiv anzugehen. Erleichterung wird in jedem Falle erzielt, die Atmung verbessert. Durch feindosierte, dann immer mehr gestei-

gerte Bindegewebsmassage gelingt es, die Patienten beweglicher zu bekommen. Bald werden Atem- und Lockerungsübungen angeschlossen.
Wir machen Pausen, um dann wieder neue Reize erzielen zu können; diese Patienten können aber die Behandlung nicht mehr entbehren. Leider treten von Zeit zu Zeit Rückfälle, sog. Schübe, auf, die wir abwarten müssen.

*Zusammenfassung:*

im Sitzen:
Grundaufbau, einige Behandlungen
nach dem Rhombus Anhakstriche zu den Kreuzbeinrändern, von kaudal nach kranial (s. S. 55 unter »zusätzliche Strichführungen«)
anschließend an die Anhakstriche zur Wirbelsäule kurze Querstriche über die Wirbelsäule – zwischen den Dornfortsätzen – (s. S. 55 unter »zusätzliche Strichführungen«)
anschließend an den vollständig ausgeführten Grundaufbau muskuläre Massage

einige weitere Behandlungen in Seiten- oder Bauchlage:
Grundaufbau (s. S. 56, 58, Abb. 37, 40)
die Anhakstriche zu den Kreuzbeinrändern nun von kranial beginnen, nach kaudal fortsetzen (s. S. 58 unter »zusätzliche Strichführungen«)
auch kurze Querstriche über die Wirbelsäule, wie oben angegeben
muskuläre Massage anschließen

dann die I. Aufbaufolge hinzunehmen, vollständig durchführen
zusätzlich die kurzen Querstriche über die Wirbelsäule anschließend an die Anhakstriche zur Wirbelsäule
zusätzlich nach den Interkostalstrichen zur Wirbelsäule auch die zur vorderen Axillarlinie und ventral zum Sternum verlaufenden Interkostalstrichführungen
abschließend die üblichen Ableitungen dorsal
nach entsprechender Lockerung dann auch die II. Aufbaufolge
nach den Anhakstrichen zur Wirbelsäule ebenfalls die kurzen Querstriche über die Wirbelsäule
alle Dehnungen der Achselhöhle, auch die Vordehnungen zur bimanuellen Achseldehnung (s. S. 69, 70)
die Strichführungen über den Mm. pectorales behandelnd ziehen
den ventralen Rand des M. trapezius ausziehen (s. S. 71, Abb. 65)
über den Mm. pectorales die Ausgleichstriche ausführen und die Strichführungen oberhalb der Claviculae
dorsal die kleine und große flächige Ableitung abschließend
in weiteren Sitzungen auch ventral, wie vorher beim Zervikalsyndrom beschrieben, behandeln (s. S. 66, 71, 121, Abb. 53, 65)
abschließend dorsal die Ableitungen
wenn sie vertragen wird, auch die III. Aufbaufolge ausführen
Übungsbehandlung, Atempflege

wenn die Schultergelenke befallen sind:
auch die Kapselbehandlung vornehmen (s. S. 75, Abb. 72, 73)

wenn die Hüftgelenke befallen sind:
beim Grundaufbau im Liegen im Verlauf des großen Beckenstriches und um den Trochanter die lösenden Anhakstriche ausführen (s. S. 58, Abb. 39)

die Oberschenkel erst nach Besserung des allgemeinen Zustandes behandeln:
zunächst die Strichführungen an der Außenseite nach proximal (s. S. 80, Abb. 84)
dann auch die bimanuelle Oberschenkeldehnung (s. S. 80, Abb. 85)
bei Patienten mit ischialgieartigen Beschwerden hierfür entsprechend behandeln (s. S. 135 bei Ischialgie).

## Rachitis

Ähnliche Probleme bietet die Nachbehandlung der Rachitis. Diese eigentümliche Erkrankung beruht auf einer durch Vitamin-D-Mangel bedingten Wachstumsstörung, sie kann zu schweren Verbiegungen der Wirbelsäule und der Extremitäten führen. Voraussetzung zur Heilung sind ausreichende Gaben des fehlenden Vitamin D. In der Ausheilungsphase ist wiederum die Bindegewebsmassage nützlich, auch bei kleinen Kindern.

*Befund:*

Bei Haltungsschäden der Wirbelsäule finden wir das Bindegewebe im ganzen Rücken und im Kreuzbeingebiet spannungserhöht, die Muskulatur, je nach Schaden, teils hypertonisch, teils hypotonisch. Die Bauchmuskulatur ist durchschnittlich hypotonisch – spannungsvermindert. Bei X-Bein und Fußschäden sind Gewebe und Muskulatur bis ins Kreuzbein-Lendengebiet und besonders um den Trochanter major und längs des Tractus iliotibialis spannungserhöht zu tasten.

*Behandlung:*

bei Haltungsschäden der Wirbelsäule:
s. S. 127 bei Behandlung von Skoliose

bei X-Beinen:
s. S. 101 bei Genua valga – X-Beine, Behandlung.

## Skoliose

Seitwärtsverbiegungen oder auch Achsenverdrehungen der Wirbelsäule bezeichnet man als Skoliose. Die Ursachen sind vielfältig: Rachitis und Spondylitis, sicher auch anlagemäßige Faktoren können zu Skoliosen unterschiedlicher Ausprägung führen. Die statische Fehlstellung derart veränderter Wirbelsäulen führt zu schmerzhaften muskulären Verspannungen, die ihrerseits die Fehlhaltungen allmählich verschlimmern können. Schließlich können schwerste Wirbelverbiegungen zu einer Einengung des Brustkorbes und damit zu schwersten Störungen der Atmung und sekundär zu Herzfunktionsstörungen führen.
Die Bindegewebsmassage kann in erster Linie die Funktionsstörungen der Muskulatur verhüten und damit ein Fortschreiten der Verbiegungen zumindest verzögern.
Daß Störungen, wie Haltungsschäden der Wirbelsäule, mit drohender oder schon bestehender Skoliose und statischen Schäden, wie X-Beine, Knick-Senkfüße, in der Bindegewebsmassage eine hervorragende Voraussetzung für den Erfolg der anschließenden Übungsbehandlung erhalten, liegt bei der Stützfunktion der bindegewebigen Strukturen und den positiven Bindegewebsbefunden, die die angeführten Störungen an typischer Stelle zeigen, klar auf der Hand.

*Befund:*

Das Gewebe von Haut und Unterhaut ist durch veränderte Statik in einem der Skoliose entsprechenden Spannungszustand, verstärkt noch durch falschen Muskelzug.

*Behandlung:*

Der »Kleine und der Große Aufbau« werden durchgeführt. Die Wirbelsäule steht im Vordergrund der Behandlung sowie der vordere Brustkorb.
Bei Haltungsfehlern, wie Rundrücken mit eventueller Hühner- oder Trichterbrust – letztere ist angeboren –, läßt sich durch Bindegewebsmassage als Vorbereitung viel Lockerung erzielen. Besonders günstig wirken wir vom Sternum aus auf die Ansätze der Mm. pectorales. Sie sind in einer Reihe von Fällen verkürzt, verhärtet und wirken noch verstärkend auf den Rundrücken.

*Zusammenfassung:*

im Liegen:
Grundaufbau (s. S. 56, Abb. 37, 38, 40)
nach einigen Behandlungen die I. Aufbaufolge hinzunehmen
zusätzlich auch die Interkostalstriche von der Wirbelsäule zur vorderen Axillarlinie und nach ventral zum Sternum ausführen (s. S. 64, Abb. 49, 50)

nach entsprechender Lockerung auch die II. Aufbaufolge
die Strichführungen über den Mm. pectorales behandelnd
den ventralen Rand des M. trapezius ausziehen
die Ausgleichstriche über den Mm. pectorales und die Strichführungen oberhalb der Claviculae
abschließend dorsal die Ableitungen.
Diese Lockerungen im Bindegewebe sind notwendig für die anschließenden Übungsbehandlungen, wie das KLAPPsche Kriechen, NIEDERHÖFFER-Übungen, Atemgymnastik usw. Wir erzielen ganz andere Resultate auch noch bei schweren Deformitäten.

Bei statischen Schäden werden die Oberschenkel, Knie und Unterschenkel wie üblich vorgenommen. Daran schließt sich die intensive Fußbehandlung an (s. S. 80 Abb. 84–88, 91, 93–99).
Muskuläre Massage und Übungsbehandlungen bilden den Schluß.

## Narbenbehandlung

Eine Narbenbehandlung ist natürlich abhängig von der Lokalisation und Ausdehnung, aber auch vom Stadium der Narbenbildung. Man kann die Veränderungen des Unterhautgewebes ohne Läsion der Oberhaut einer echten Narbe gleichsetzen. Die Behandlung von Narben mit Bindegewebsmassage sollte bald nach Abheilung der Wunde beginnen. Wie auch sonst berührt die Behandlung das Zentrum zunächst nicht, sie tastet sich vom Grundaufbau und der Peripherie heran mit dem Ziel, die Durchblutung in dem vernarbenden Gewebe zu verbessern und feste narbige Verwachsungen zu verhüten. Schwieriger, aber auch nicht aussichtslos ist die Behandlung älterer vernachlässigter Narben. Bei Behandlung von Narben am Hals, z. B. *nach Schilddrüsenoperation* oder in den Segmentbereichen besonders sensibler Organe, z. B. des Herzens, ist besondere Vorsicht am Platze.
*Verbrennungsnarben* können bei günstiger Prognose gelöst werden. Mit dem »Kleinen Aufbau« beginnend wird zur Narbe hin gearbeitet, bei verhärteten Narben auch allmählich die Narbe selbst mit kleinen Anhakstrichen gelöst.
*Schmerzende Narben* durch Spritzenabszesse werden in derselben Weise behandelt.
Ist eine Narbe tief nach innen gezogen, mit dem Periost verwachsen wie bei den Durchschußnarben der Soldaten, können wir nichts mehr erreichen.
*Operationsnarben*, die durch Verwachsungen Funktionsstörungen ergeben, können in vorsichtiger Weise gelöst werden nach kurzer segmentaler Vorbereitung.
Setzt nach einer Blinddarmoperation die normale Peristaltik nicht ein, wenden wir die Obstipationsbehandlung in fein dosierter Form ohne Übungs-

behandlung an (s. S. 206). Läßt die erhöhte Bauchspannung nach, gehen wir nach Ausziehen der Beckenränder (s. S. 57 bei »Grundaufbau in Seitenlage ventrale Ansicht«, Abb. 38) an die Narbe selbst. Sind die Verwachsungen gelöst, tritt meist spontan die normale Peristaltik ein.

*Nach Kropfoperationen* bleiben gelegentlich Heiserkeit, auch Stimmlosigkeit zurück, deren Ursache in Narbenverwachsungen zu suchen ist.

*Behandlung:*

Der ganze Rücken wird in der ersten Sitzung durchgearbeitet mit Betonung der Partien zwischen den Schulterblättern. Die Halsstriche werden ausgeführt, die Mm. pectorales mit den Claviculae bearbeitet.
Dann gehen wir, etwa bei der 3. oder 4. Behandlung, an die Narbe selbst, die meist tief nach innen gezogen und mit der Unterlage verwachsen ist. Sie wird vorsichtig von den Rändern aus mit kleinen Anhakstrichen gelöst, bis wir allmählich die Fingerkuppe unter die Narbe schieben können. Ist der Druck durch Narbenzug behoben, wird die Stimme spontan frei.

## Zirkumskripte Sklerodermie

Die zirkumskripte Sklerodermie bietet ähnliche Probleme. Wie bei der Narbenbehandlung arbeitet man sich von der Umgebung an die betreffenden Hautstellen heran, ohne diese direkt anzugehen. Die Behandlung richtet sich natürlich ganz nach der Lokalisation. Die Krankheit kann an allen Stellen auftreten.

*Befund:*

Kreuzbein und Becken zeigen Dauerspasmus. Haut und Unterhaut der befallenen Partie sind bretthart, unverschieblich. Handgelenke, Fußgelenke können stark in der Beweglichkeit behindert sein.

*Behandlung:*

wenn die untere Extremität befallen ist:
der »Kleine Aufbau« wird 3mal wöchentlich durchgeführt, mit Einbeziehung des Tractus iliotibialis und der Trochanterpartie; Dauer je eine halbe Stunde. Nachlassen der erhöhten Spannung, die Durchblutung, die Beweglichkeit werden besser.

wenn die obere Körperpartie befallen ist:
den »Kleinen Aufbau« wöchentlich 3mal ausführen
dann die I. Aufbaufolge hinzunehmen
je nach Fall dann auch die II. Aufbaufolge
gegebenenfalls auch die obere Extremität behandeln

immer nach dem Prinzip, daß die von der Krankheit betroffenen Stellen ausgelassen werden
längere Behandlungsserien.

## Dekubitus

Besteht die Gefahr des Dekubitus, kann in einer Reihe von Fällen das Aufbrechen durch segmentale Arbeit verhütet werden.

*Behandlung:*

Der Dekubituspatient wird in Seitenlage behandelt (s. S. 56, Abb. 37)
segmental behandeln
anschließend dicht an die Wunde herangehen.

Dasselbe gilt für ***Fersenschmerzen*** bei lange Bettlägerigen.

*Behandlung:*

in Rückenlage:
schonendes Ausziehen der Achillessehne (s. S. 82, Abb. 91)
die Ferse behandeln (s. S. 83, Abb. 96–99)
die Fußsohle ausziehen (s. S. 84, Abb. 98)
Behandlungsdauer: 5–7 Minuten.

## Vorbehandlung bei orthopädischen Operationen

Die Vorbehandlung bei Operationen mit Bindegewebsmassage läßt sich in zwei Gruppen unterteilen:

a) Beginnende SUDECKsche Syndrome, schon röntgenologisch faßbar, bei Verletzungen, die trotz der erneuten Traumatisierung durch die Operation diese dringlich erfordern.
Beispiele: Ein veralteter Achillessehnenriß, eine schon längere Zeit bestehende Meniskuseinklemmung im Kniegelenk. Durch die Vorbehandlung mit Bindegewebsmassage bei sofortiger Aufnahme in die Klinik gelingt es nach 5 bis 6 Behandlungen, ein Fortschreiten des SUDECKschen Syndroms durch die anschließende Operation zu verhüten.

*Behandlung:*

in Seitenlage:
Grundaufbau, mit Wiederholung (s. S. 56, Abb. 37, 38).

b) Alle im Bereich der Beine durchzuführenden Operationen, bei denen Durchblutungsstörungen Varizen, alte Krampfadergeschwüre oder der Zustand nach früheren Thrombosen, Komplikationen befürchten lassen, werden schon vor der Klinikaufnahme mit einer Serie Bindegewebsmassage vorbehandelt. Diese Vorbehandlung befreit allerdings nicht von der Notwendigkeit, in bestimmten Fällen am Tage vor der Operation FISCHER-Verbände anzulegen.

*Behandlung:*

s. S. 171 bei »Durchblutungsstörungen der Extremitäten« den jeweils für diese Fälle angegebenen Behandlungsgang.

Auch *vor Operationen an inneren Organen* ist es zweck- und sinnvoll, vor allem ältere Menschen mit latenten Schäden am arteriellen und venösen Kreislaufsystem oder solche mit Fehlhaltungen am Bewegungsapparat, die eine optimale Atmung nicht mehr zulassen, vor Operationen, die planmäßig vorgesehen und nicht sofort erforderlich sind, mit Bindegewebsmassage zu behandeln und damit die Reaktionsfähigkeit des Bindegewebsapparates, des vegetativen Nervensystems und der Gefäßfunktionen zu fördern.

*Behandlung:*

Grundaufbau:
in der Ausführung der jeweils vorliegenden Organstörung angepaßt (s. S. 177 bei »Innere Krankheiten«).

# Erkrankungen des Nervensystems

## Entstehung und Behandlung peripherer Nervenläsionen

Erst den Forschungen der letzten 20 bis 30 Jahre verdanken wir die Erkenntnis, daß praktisch alle umschriebenen Läsionen von Einzelnerven oder von einzelnen spinalen Nervenwurzeln mechanisch verursacht werden. So werden die meisten Spinalnervenwurzel-Läsionen durch Bandscheibenerkrankungen ausgelöst. Die Erkrankungen der großen Nervengeflechte oder die isolierten Schädigungen von Einzelnerven entstehen durch sehr unterschiedliche, lokal angreifende Störungen. So z. B. durch bösartige oder gutartige Geschwülste, dies gilt vor allem für die großen Nervengeflechte in der Schultergegend und im Becken, oder durch ganz umschriebene Druckwirkungen an arthrotisch veränderten Gelenken (typisches Beispiel: Druckläsion des Nervus ulnaris am Ellenbogen oder des Nervus medianus am Handgelenk). Viele umschriebene Nervenläsionen entstehen durch Druck von außen z. B. während eines pathologisch tiefen Schlafes, etwa im Alkoholrausch (Nervus radialis), oder bei Schlafmittelvergiftungen.

In Friedenszeiten gibt es eine ganze Reihe typischer peripherer Nervenschädigungen. Auch die direkt traumatischen Läsionen sind keineswegs selten: Schnittverletzungen an Glasscherben oberhalb vom Handgelenk, z. B. beim Sturz durch eine Glastür, eine Fensterscheibe usw., betreffen vorwiegend die Nn. medianus und ulnaris. Quetschungen oder Zerreißungen bei Frakturen finden wir am Nervus radialis, Humerusfrakturen, am Nervus ischiadicus, Femurfrakturen, und am Nervus peronaeus, Frakturen der proximalen Tibia- und Fibulaabschnitte.

Auch Luxationen – besonders häufig Schultergelenkverrenkungen – führen zu Verletzungen peripherer Nerven oder – je nach Lage – Nervengeflechten.

Schließlich müssen noch die Druckläsionen des Schulternervengeflechtes und der peripheren Armnerven erwähnt werden, die nach Operationen, auch nach Autounfällen, bei Arbeitsunfällen an Maschinen, bei Stürzen von Radfahrern, Reitern, Skifahrern, alten Fußgängern beobachtet werden. Sie entstehen manchmal durch fehlerhafte Lagerung, aber auch bei korrekter Versorgung, denn bei den modernen Narkoseverfahren wird die Muskulatur gänzlich gelähmt und entspannt. Die dadurch bedingte Haltungsänderung z. B. des Schultergürtels kann bei asthenisch gebauten Menschen Druckschäden an den Nervenstämmen begünstigen.

Für keine dieser Verletzungsfolgen kann eine unfallspezifische Prognose gestellt werden. Es ist freilich klar, daß man bei reinen Schnittverletzungen immer mit einer Durchtrennung des betroffenen Nervs rechnen muß. Deshalb darf man sich in solchen Fällen nicht mit konservativer Behandlung aufhalten. Man muß diese Nerven operativ revidieren und gegebenenfalls nähen. Die reinen Drucklähmungen – die postoperativen Plexuslähmungen, die Schlaflähmungen usw. – haben dagegen im allgemeinen eine sehr gute Prognose. Sie heilen ohne besondere Maßnahmen in wenigen Tagen oder Wochen. Je älter die Betroffenen sind, desto leichter kann es allerdings, auch bei leichteren Nervenläsionen, zu der sog. SUDECKschen Erkrankung kommen (s. S. 115).

Aber auch solche Drucklähmungen können einmal sehr viel schwerer verlaufen, wenn der Nerv durch den Druck in seiner Struktur so schwer geschädigt wurde, daß er erst neu aufgebaut werden muß. Es ist außerordentlich wichtig, daß jede periphere Nervenschädigung regelmäßig fachärztlich überwacht wird. Nur so kann man Fehler in der Behandlungsregie, die später schwer oder gar nicht wiedergutgemacht werden können, vermeiden.

Die Unterscheidung, ob eine peripher-neurologische Lähmung durch Wurzelausfall oder periphere Nervenläsion bedingt ist, kann nur nach subtiler

fachärztlicher Untersuchung entschieden werden. Einzelheiten können hier nicht angegeben werden. Die überwältigende Mehrzahl aller Wurzelläsionen wird durch sog. Bandscheibenvorfälle verursacht. Manchmal sind Geschwülste verantwortlich. Unfallbedingte Wurzelausrisse – meist bei Motorradunfällen – bewirken oft sehr schwere Armlähmungen, die leider irreparabel sind. Bei den meisten Wurzelläsionen steht im Beginn oder während der ganzen Krankheit der segmental (s. S. 23) einstrahlende Schmerz ganz im Vordergrund, typisches Beispiel: die akute Ischialgie.
Diese Schmerzeinstrahlung ist für jede Wurzel charakteristisch. Die wichtigsten segmentalen Schmerzfelder C 6 bis C 8 und L 4, 5 und S 1 sind aus Abb. 11, S. 24, 25 ersichtlich.
Diagnostisch verwertbar sind auch bestimmte Reflexstörungen.
Lähmungen entstehen meistens erst, wenn zwei benachbarte Wurzeln gleichzeitig erkranken. Bei Ausfällen einzelner Wurzeln sind die motorischen Störungen nur unerheblich: Lähmung des Daumenballens bei C 7, Lähmung des Großzehenstreckers bei Ausfall der 5. Lumbalwurzel.
Die Vorstellung von einer »rheumatischen«, »fokusbedingten« Neuritis wird heute generell als überholt zurückgewiesen.
Daraus ergibt sich in jedem praktischen Einzelfall einer umschriebenen peripheren Nervenläsion die Forderung nach exakter Diagnose:

1. Ist der Schmerz, der anamnestisch angegeben wird, tatsächlich neural bedingt, d. h., ist er auf einen bestimmten peripheren Nerv oder auf eine bestimmte Spinalnervenwurzel zu beziehen?
2. Wo liegt die Schädigung – in der Wurzel, im Nervengeflecht (Plexus), im peripheren Nerv?
3. Welches ist die Ursache?
4. Ist die diagnostizierte Schädigung spontan rückbildungsfähig oder ist sie nur operativ zu erreichen?

Alle diese Fragen müssen sorgfältig überprüft werden, denn es hat keinen Sinn, monatelang irgendwelche konservativen Behandlungsverfahren anzuwenden, wenn von vornherein eine Nervenunterbrechung eine Rückbildung gar nicht zuläßt.

## Brachialgien

Schmerzen im Bereich der Arme sind nicht einheitlich verursacht. Sie bedürfen stets einer sorgfältigen fachärztlichen Untersuchung.
Wichtigste Ursachen:
die Periarthritis humero-scapularis (s. S. 104)
die Epicondylitis (s. S. 108)
das sog. Karpaltunnelsyndrom; es beruht auf einer Kompression des Nervus medianus am Handgelenk. Ältere Frauen werden bevorzugt betroffen.

Schmerzen, Mißempfindungen, schließlich bleibende Empfindungsstörungen in den ersten drei Fingern und Lähmungen des Daumenballens sind die typischen Symptome. Anfangs treten die Beschwerden fast ausschließlich nachts auf – sog. Brachialgia paraesthetica nocturna.
Therapie: operative Spaltung des Retinaculum flexorum.
Im Bereich der Halswirbelsäule kommt es spätestens nach dem 35. Lebensjahr bei den meisten Menschen zu chronischen Abnutzungserscheinungen, die zu Einengungen der Nervenaustrittslöcher (Foramina intervertebralia) führen können. Dadurch kann es zu schmerzhaften Reizerscheinungen der entsprechenden Spinalnervenwurzeln kommen. Segmental angeordnete Schmerzen, gelegentlich auch Sensibilitätsstörungen, Reflexstörungen und umschriebene Muskelausfälle sind die Folgen. Am häufigsten sind die Wurzeln C 6 bis C 8 betroffen. Nicht selten gehen einmal oder mehrfach Krankheitsschübe eines sog. akuten rheumatischen Schiefhalses voraus, eine akute Manifestation, die der Lumbago durchaus entspricht (s. S. 116). Unmittelbar während einer solchen Attacke, oder auch unabhängig davon, entstehen die schmerzhaften zervikalen Wurzelaffektionen. Entscheidend für die Diagnose ist das Ergebnis der neurologischen Untersuchung. Die Feststellung von Wirbelveränderungen im Röntgenbild allein ist für die Diagnose wenig hilfreich, weil es im Alter von etwa 50 Jahren kaum noch Menschen mit »normalen« Halswirbeln gibt.
Nur selten bedarf es bei diesen Zuständen operativer Eingriffe. Verschiedene physikalische Behandlungen: Wärmepackungen, Hautreizungen, Ultraschall, Röntgenschmerzbestrahlungen sind erfolgversprechend. Die Bindegewebsmassage steht hier wegen ihrer schonenden, dennoch sehr erfolgreichen Wirkungsweise obenan (s. S. 120 »Zervikalsyndrom«, Befund und Behandlung).

*Befund:*

Der Zustand des Gewebes ist ähnlich wie bei der Periarthritis humeroscapularis. Durch Schonhaltung ist das Schulterblatt hochgestellt, fixiert. Schwellungen und Einziehungen sind sicht- und tastbar im Rücken und im Bereich des Schultergürtels. Bei längerem Bestehen stellen sich Atrophien, besonders an Arm und Hand, ein. Der Maximalpunkt auf dem Schulterblatt in Th 2 ist überempfindlich auf Druck. Schwellungen bestehen oft an den Schulterblatträndern und zwischen Schulterblatt und Wirbelsäule, große Empfindlichkeit über der Schultergräte.

*Behandlung:*

Sie wird genauso eingeleitet wie bei der Periarthritis humero-scapularis, mit besonderer Betonung der Brustkorbränder. Die Strichführungen auf dem Schulterblatt sowie der Arm werden ausgelassen. Dasselbe gilt von der supraklavikulären Strichführung; Nervus medianus und radialis können von dort aus stark irritiert werden.

Eine langjährige Erfahrung hat gezeigt, daß bei hartnäckigen chronischen Fällen rechtsseitiger Brachialgien eine Leber-Galle-Beteiligung vorliegt und auf die in die Behandlung eingeschaltete Leberstrichführung günstig reagieren kann. Nach etwa 6 Rückenbehandlungen wird der Leberstrich ausgeführt. Schlagartig kann sich gegebenenfalls eine Brachialgie durch den Leberstrich bessern. Sie widersteht nicht selten jeder Behandlung ohne Einbeziehung dieser Strichführung.
Erst wenn die Schmerzhaftigkeit des Armes nachgelassen hat, können wir an die Maximalpunkte herangehen. Wird es vertragen, behandeln wir später die Kapsel, den Deltamuskel, die Bizepssehne und gehen dann auf Handgelenke und Hand über, aber nur, wenn Atrophien vorhanden sind.
Sonst benötigt der Arm keinerlei Behandlung, auch keine Übungen. Alles spielt sich durch den Gebrauch wieder ein.
Bei alten chronischen Fällen kann muskuläre und Übungsbehandlung nötig werden.

*Zusammenfassung:*

Grundaufbau, einige Sitzungen
die I. Aufbaufolge dann anschließen
vollständig, auf beiden Seiten, durchführen
die Strichführung oberhalb der Claviculae entfällt
nach einigen weiteren Sitzungen auch die II. Aufbaufolge hinzunehmen
die Anhakstriche zur Wirbelsäule von beiden Seiten ausführen
die weiteren Strichführungen nur auf der befallenen Seite
ebenso die Dehngriffe der Achselhöhle
bei der »kurzen Dehnung abwärts« am Rande des M. latissimus dorsi (s. S. 69, Abb. 60) die »lange Dehnung abwärts« am Rande des M. latissimus dorsi anschließen (s. S. 70 unter »zusätzliche Dehngriffe der Achselhöhle«)
weiterhin folgt die III. Aufbaufolge
sie wird vollständig ausgeführt
die Strichführungen auf dem Schulterblatt entfallen (s. S. 68, Abb. 59)
ab 7./8. Behandlung abschließend, in Rückenlage des Patienten, gegebenenfalls den Leberstrich, etwa 6–8mal ausführen (s. S. 60, Abb. 42)

## Ischialgien

Auch bei der »Ischias«, bei den ins Bein einstrahlenden Schmerzen sind verschiedene differentialdiagnostische Überlegungen erforderlich. In jedem Falle müssen entzündliche und degenerative Affektionen am Hüftgelenk und im Bereich der Iliosakralfuge ausgeschlossen werden. An metastatische Ab-

siedelungen von bösartigen Geschwülsten in die Beckenknochen und an der Rückseite des Bauchraumes und des Beckens muß man denken (Mastdarm- und Gebärmutterkrebse, Nierentumoren usw.). Echte Entzündungen des Ischiasnerven – »Ischiasneuritis« – gibt es praktisch nicht (nur bei Eiterungen in der unmittelbaren Nachbarschaft und etwa bei der Lepra).
Bei intermittierend auftretenden Beinschmerzen – belastungsunabhängig – muß man arterielle Durchblutungsstörungen erwägen (s. S. 163). Die ganz überwiegende Mehrzahl aller akuten Beinschmerzen beruht auf Kompressionen lumbaler oder sakraler Spinalnervenwurzeln durch Bandscheibenvorfälle. Da mindestens 90% aller akuten Bandscheibenvorfälle von den Bandscheiben zwischen dem 4. und 5. oder dem 5. lumbalen und ersten sakralen Wirbel ausgehen, sind die in diesem Bereich liegenden Wurzeln bei weitem am häufigsten betroffen: L 5 und S 1. Viel seltener sind die Wurzeln L 4 oder L 3 betroffen.
Die Lokalisation der Schmerzeinstrahlung und der Empfindungsstörungen ist wiederum aus dem Dermatomschema Abb. 11 zu ersehen.
L 4-Kompressionen führen darüber hinaus zu Störungen des Patellarsehnenreflexes und zu einer Schwäche des M. quadriceps femoris und des M. tibialis anterior.
L 5-Schäden sind charakterisiert durch Lähmungen der Zehenstrecker, vor allem des Extensor hallucis longus, und durch Ausfall des nicht ganz leicht auszulösenden Tibialis posterior-Reflexes.
S 1-Läsionen zeigen Ausfall des Achillessehnenreflexes und Lähmungen der Mm. peronaei, manchmal auch des M. triceps surae.
Sehr häufig werden solche bandscheibenbedingten Ischialgien eingeleitet durch einige reine Hexenschüsse (Lumbalgien) ohne Wurzelsyndrome (s. S. 116 »Lumbago«, Befund, Behandlung).
Bei leichteren bandscheibenbedingten lumbosakralen Wurzelsyndromen kommt man im allgemeinen mit konservativer Therapie aus. Neben Analgetika, Entlastung, Novocainüberflutungen, Wärmepackungen, Bädern usw. ist die Bindegewebsmassage sehr nützlich.

*Befund:*

Die äußeren sichtbaren Spannungsveränderungen sind vielfältig und sehr verschiedener Natur, je nach Lage und Dauer der Erkrankung. Befallen sind die Segmente Th 10–12, alle lumbalen und sakralen Segmente, denn meist ist das ganze Bein schmerzempfindlich.
Einen Maximalpunkt ertasten wir auf der gesunden Seite neben der Wirbelsäule in Th 10–11, verbunden mit erhöhtem Spannungszustand. Der zweite Maximalpunkt auf der kranken Seite liegt in Th 12, L 1, der Austrittsstelle des N. ischiadicus, und ein besonderer Schmerzpunkt in L 3, 4 über dem Trochanter major. Diese Stelle ist sehr charakteristisch, das Gewebe ist nicht verschieblich, mit der Gewebsunterlage verwachsen.
Der Maximalpunkt auf der gesunden Seite kann statischer Ursache sein,

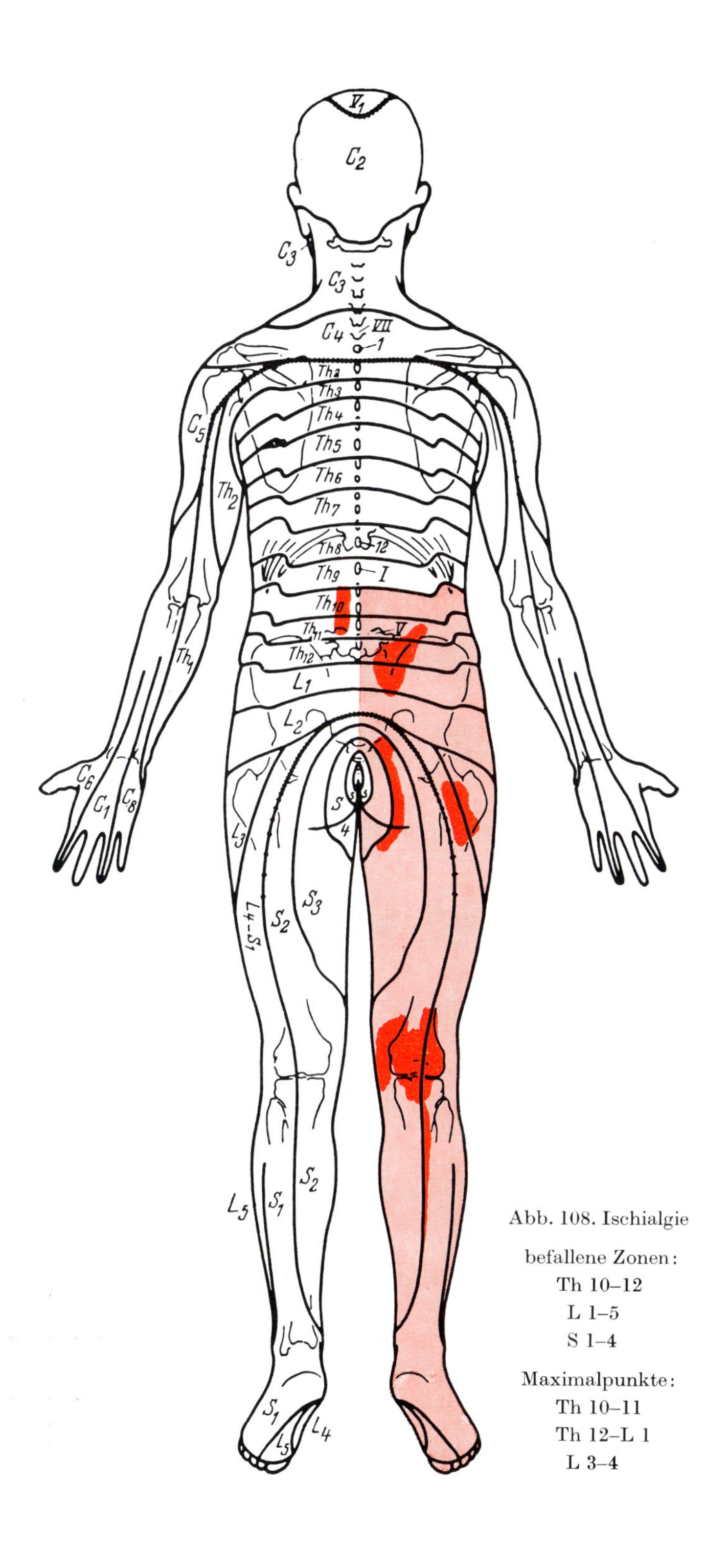


Abb. 108. Ischialgie

befallene Zonen:
Th 10–12
L 1–5
S 1–4

Maximalpunkte:
Th 10–11
Th 12–L 1
L 3–4

durch Schon- bzw. Fehlhaltung. In der Mitte der Glutäen befindet sich ein sog. Prüfpunkt. Durch langsamen Druck in die Tiefe können wir den Grad der Spannungen, später deren Lösung genau kontrollieren; Vergleich mit der gesunden Seite.
An den Nn. tibialis und peronaeus entlang befinden sich je nach Erkrankung Schmerzpunkte sowie erhöhte Spannungszustände.

*Behandlung:*

Wesentlich für die Behandlung ist die Auslassung des Nervenverlaufes. Wir beginnen in Seitenlage, der Patient liegt auf der gesunden Seite mit leicht angebeugten Knien, durch Kissen unterstützt. Bearbeitet wird zuerst der Winkel von Beckenkamm und Wirbelsäule auf der gesunden Seite, wo wir den Maximalpunkt in Th 10–11 gefunden haben. Der Zug wird nach abwärts ausgeführt, im Winkel zwischen Beckenkamm und Wirbelsäule, an den Rändern des Kreuzbeines, an der Analfalte entlang. Wir erfassen durch letztere Strichführung die Sakralsegmente.
Auf der kranken Seite beginnen wir mit derselben Strichführung. Auf dem Maximalpunkt in Th 12, L 1 befinden sich häufig Schwellungen, so daß wir dort vorbereitend die Partie mit Vibrationen auflockern müssen. Sind keine Schwellungen vorhanden, was bei der chronischen Ischias sehr häufig der Fall ist, so ziehen wir am Kreuzbein entlang abwärts sowie an der Analfalte entlang. Bei Schwellungen auf Th 12, L 1 schalten wir den großen Beckenstrich mehrmals ein, ehe wir den Schmerzpunkt Th 12, L 1 behandeln. Wir ziehen mit anliegender Hand den großen Beckenstrich, beginnend am Beckenkamm, dorsal bis zum vorderen Rand des Trochanters und dem Maximalpunkt in L 3–4 – vermeiden die Austrittsstelle des Nervus ischiadicus –, und führen denselben Strich mit der anderen Hand in umgekehrter Richtung bis zum 5. Lendenwirbel aus. Finden wir Infiltrate auf dem Bekkenkamm und ist das Gewebe am Maximalpunkt über dem Trochanter nicht verschieblich, so löst man mit kleinen Anhakstrichen Haut- und Unterhautgewebe und führt dann wieder den großen Beckenstrich in beiden Richtungen aus. Es tritt sehr bald eine deutliche Entspannung der Glutäen ein, der Nervus ischiadicus wird entlastet.
Von dem Maximalpunkt in Th 10–11 auf der gesunden Seite gehen gelegentlich Sensationen in das erkrankte Bein, am Nervus ischiadicus entlang bis zur Fußsohle, als Kribbeln, Stechen, Brennen von den Patienten bezeichnet. Wir schalten dann einen Ausgleichstrich ein, der oberhalb vom Trochanter major einsetzt und in Richtung zum Tuber ischiadicum zieht. Wir fühlen unter den tastenden Fingern deutlich einen Strang, der vermutlich reflektorisch entstanden ist. Auf diese Weise wird das Kribbeln und Stechen rasch behoben.
Die Behandlung des Wurzelgebietes ist ausschlaggebend, sie wird etwa 3–4mal wöchentlich durchgeführt. In leichteren Fällen erholt sich das kranke Bein von der Behandlung des Wurzelgebietes aus. Meist, besonders

in chronischen Fällen, schließen wir die Bearbeitung des Tractus iliotibialis an. Diese Strichführung wird in Rückenlage ausgeführt. Wir beginnen in der Mitte des Oberschenkels und ziehen nach proximal unter Einbeziehung der Trochanterpartie in Form halbkreisförmiger Bewegungen der Hand, die bis zur Spina iliaca ant. sup. ausgedehnt werden. Wir erzielen dadurch eine große Entspannung des Oberschenkels und damit eine Entlastung des ganzen Beines. Von Übungsbehandlungen sehen wir vorläufig ab, die Schmerzhaftigkeit ist noch zu groß. Doch prüfen wir vorsichtig, wie weit eine größere Bewegungsfreiheit eingetreten ist (LASÈGUEsches Zeichen). Gleichzeitig stellen wir dadurch genau die noch vorhandenen Hauptschmerzpunkte fest.
Besteht der Schmerz am Nervus peronaeus, so ziehen wir flächig an der Innenseite des Unterschenkels entlang verlaufend zum inneren Knöchel, am Malleolus medialis.
Gelegentlich findet sich ein restlicher Schmerz des Nervus tibialis in der Mitte der Wade, zwischen den Gastrocnemiusbäuchen. Wir dehnen mit beiden Händen von der Wadenmitte aus mit weichen, flächigen Griffen. Zum Schluß erfolgt ein flächiger Strich an der Achillessehne entlang zur Ferse.
Patienten, die lange bettlägerig sind, wir bekommen sie manchmal erst nach langem Liegen im Krankenhaus, leiden an einer Beugekontraktur des Knies. Die Innenstriche am Oberschenkel werden mit einer Hand ausgeführt. Wir beginnen an der medialen Beugeseite des Oberschenkels im distalen Drittel und enden in den Septen der Mm. gracilis und sartorius. Sobald die Schmerzhaftigkeit nachgelassen hat, beginnt die entsprechende Übungsbehandlung.
Nach chronischen Fällen sehen wir häufig Skoliosen der Lendenwirbelsäule, durch Dauerspannung und Schonhaltung entstanden. Sie können durch Übung und Gehschulung behoben werden.
Finden wir bei chronischen Ischialgien schwere Veränderungen des Gewebes, seien es große Myogelosen oder Neurinome, haben wir keinen Erfolg. Sie werden gelegentlich operativ entfernt.

*Zusammenfassung:*

in Seitenlage, Patient liegt auf der nicht befallenen Seite:
Grundaufbau (s. S. 56, Abb. 37)
bei Schwellungen auf der befallenen Seite in Th 12, L 1 zunächst Vibrationen, anstelle der Rhombus-Strichführung
den großen Beckenstrich nur bis vor den Trochanter und zurück
im Verlauf dieser Strichführung lösende Anhakstriche (s. S. 58 unter »zusätzliche Strichführungen«)
den großen Beckenstrich in beiden Richtungen
falls bei Wiederholung der »Fächer«-Strichführung zwischen Beckenkamm und Wirbelsäule der nicht befallenen Seite im Bereich des Maximalpunktes in Th 10–11 das erkrankte Bein im Verlauf des Nervus ischiadicus irritiert wird, den Ausgleichstrich, oberhalb vom Trochanter major einsetzend, in Richtung zum Tuber ischiadicum einige Male ausführen (s. S. 58).

die Behandlung dann fortsetzen mit Rhombus-Strichführung und Analfaltenstrich auf der nicht befallenen, dann auf der befallenen Seite
abschließend den großen Beckenstrich einige Male nach distal
nach etwa 10 Behandlungen, wenn es erforderlich ist, anschließend den Oberschenkel behandeln
in Rückenlage:
die Strichführung am Tractus iliotibialis in der Mitte des Oberschenkels beginnen, nach proximal arbeiten
anschließend die Strichführungen vom Trochanter bis zur Spina iliaca ant. sup.

*bei Beschwerden des Nervus peronaeus:*

eine Innenstrichführung am Unterschenkel, unterhalb der Kniekehle beginnend, den medialen Malleolus umziehend (s. S. 82, Abb. 92)

*bei Beschwerden des Nervus tibialis:*

bimanuelle Dehnungen abwärts im Gebiet des M. gastrocnemius (s. S. 82, Abb. 91, Text unter »zusätzliche Strichführungen«)
bimanuelles flächiges Ausziehen der Achillessehne (s. S. 82, Abb. 91)

*bei Beugekontraktur:*

Innenstrichführung, im unteren Drittel des Oberschenkels beginnend, in den Septen der Mm. gracilis und sartorius endend (s. S. 80, Abb. 85)

3–4mal wöchentlich behandeln, eine Serie von etwa 18–20 Behandlungen

*Behandlung bei schwerer gelagerten Fällen:*

in Seitenlage, Patient zunächst auf der weniger empfindlichen Seite liegend:
Grundaufbau (s. S. 56, Abb. 37, 38)
unter Auslassung der »Fächer«-Strichführung zwischen Beckenkamm und Wirbelsäule
mit der Rhombus-Strichführung abwärts beginnen
Strichführung an der Analfalte anschließen
den großen Beckenstrich
vom Trochanter zurückziehend nur bis zur Höhe des Beckenkammes
im Verlauf des großen Beckenstriches die lösenden Anhakstriche
großen Beckenstrich wiederholen
die Anhakstriche zur Lendenwirbelsäule entfallen
dafür ausgiebige Vibrationen im Gebiet zwischen Beckenkamm und der Lendenwirbelsäule
Ausziehen des unteren Brustkorbrandes
Patient auf die andere Seite wenden lassen
den Behandlungsgang wie oben angegeben wiederholen
anschließend in Rückenlage:
die Ausgleichstriche auf den Mm. pectorales

die Beckenstriche nach ventral zur Symphyse
die flächigen Querstriche über der Haargrenze beginnend bis zu den vorderen oberen Darmbeinstacheln
nach Besserung der Beschwerden werden auch die Anhakstriche zur Lendenwirbelsäule und die »Fächer«-Strichführung zwischen Beckenkamm und Wirbelsäule statt der Vibrationen ausgeführt sowie auch Übungsbehandlung der Bindegewebsmassage angeschlossen
wenn es erforderlich ist, wird auch die Behandlung auf Oberschenkel und Bein mit den gleichen oben angegebenen Strichführungen ausgedehnt
in selteneren Fällen ist die Bauchlage für den Patienten die angenehmere, es wird dann in dieser behandelt (s. S. 58, Abb. 40).

*Nach Operationen* wird ebenfalls in der oben angegebenen Weise behandelt zunächst unter Auslassung der Narbe und des Gebietes zwischen Beckenkamm und Wirbelsäule, dort werden Vibrationen ausgeführt
im Vordergrund steht die Lockerung der Beckenpartie durch den großen Beckenstrich in beiden Richtungen und den lösenden Anhakstrichen
nach erreichter Lockerung dieser Partie wird die Narbenbehandlung (s. S. 128) in den weiteren Behandlungsgang anstelle der Vibrationen eingefügt
die Behandlung wird wie oben beschrieben beendet
anschließend Lockerungsübungen.

## Behandlungsrichtlinien bei peripheren Nervenläsionen

Bei den mannigfachen peripheren Nerven- und Plexusläsionen (also z. B. bei Lähmungen des Nervus radialis, Nervus medianus oder des Plexus lumbosacralis), die im einzelnen nicht alle gesondert erwähnt werden können, gelten folgende Behandlungsrichtlinien: Der Neurologe hat die Ursache zu klären, er muß entscheiden, ob eine operative Indikation zu einer Nervennaht oder einer sog. Neurolyse, einer Befreiung des Nerven von einem endogenen mechanischen Druck, zu stellen ist. Ist eine solche operative Indikation nicht gegeben oder wurde die mechanische Läsion operativ bereits korrigiert, so setzt nun die physikalische Behandlung ein.

1. Bei motorischen Ausfällen Übungsbehandlung aller überhaupt aktiv beweglichen Gliedabschnitte, und zwar so früh wie irgend möglich.
2. Wirksame Reizstrombehandlung der total unbeweglichen Muskeln, d. h. elektrische Reizung jedes einzelnen betroffenen Muskels bis zu eindeutiger sichtbarer und tastbarer Kontraktion.
3. Passive Bewegungen der unbeweglichen Gelenke.
4. Vermeidung von Überdehnungen gelähmter Muskeln durch geeignete

Schienungen (z. B. »Radialis-Schiene« oder »Peronäus-Schuh«). Monatelange Überdehnung kann die gelähmten Muskeln so schwerwiegend schädigen, daß sie auch nach Erholung des Nervs nicht mehr funktionstüchtig werden.
5. Prophylaxe gegenüber trophischen Störungen durch Lagerung und z. B. auch durch die Bindegewebsmassage.

Die Bindegewebsmassage muß von den Dermatomen aus ansetzen, die segmental den für das gelähmte Glied zugehörigen vegetativen Bezügen entsprechen (s. S. 30). Erst über diese entscheidenden Segmente arbeitet sich die Behandlung unmittelbar an die betroffenen Extremitäten heran. Die physikalische Therapie muß u. U. unterbrochen werden, wenn Zeichen einer akuten SUDECKschen Dystrophie erkennbar werden.

# Die generalisierten Lähmungsbilder

## Die polyneuritischen Lähmungen

Unter polyneuritischen (auch polyradikulitischen) Erkrankungen verstehen wir generalisierte, meist symmetrische, akut oder subakut auftretende Lähmungsbilder unterschiedlicher Ursache (Entzündungen, Stoffwechselstörungen, wie Diabetes, Vergiftungen durch Alkohol, Arsen, Thallium oder Blei oder – heute keineswegs selten – durch unerwünschte Arzneimittelnebenwirkungen). Alle Gliedmaßen können total gelähmt oder auch nur mäßig geschwächt sein. Empfindungsstörungen, d. h. das Gefühl des Eingeschlafenseins, oder auch Schmerzen, meistens an Füßen und Händen betont, sind je nach Ursache verschieden ausgeprägt oder fehlen ganz.

Die medikamentöse Behandlung derartiger Krankheitsbilder ist bei vielen Formen sehr unsicher. Entscheidend ist natürlich die Ausschaltung der auslösenden Schädigung. Um so wichtiger sind pflegerische und physikalische Behandlungen: Sorge für ausreichende Beatmung bei schwersten Lähmungen. Sorgfältige Lagerung zur Vermeidung von Dekubitus, Gelenkversteifung und sekundären Nervendruckschäden. Passive Bewegungsübungen aller vollständig gelähmten Gliedabschnitte und bald einsetzende Reizstrombehandlung der total gelähmten Muskeln (s. oben). Aktive Übung aller noch so geringfügig verbliebenen aktiven Bewegungsmöglichkeiten.

Die Bindegewebsmassage ist gelegentlich bei den extrem schmerzhaften Formen der Polyneuritiden (durch Thallium oder Arsen) in den ersten Wochen nicht möglich. Später ist sie zur Aktivierung der Trophik von Haut, Unterhaut und Muskulatur in den meisten Fällen sehr wertvoll.

*Behandlung:*

in Seitenlage:
Grundaufbau (s. S. 56, Abb. 37, 38)
leicht dosieren
gegebenenfalls auch die flächigen bindegewebigen Überziehungen im Quadratus lumborum- und Glutäalgebiet vornehmen
in Rückenlage:
Grundaufbau beenden
allmählich auch die Beine anschließend behandeln (s. S. 79, Abb. 84–99)
passive, aktive Übungen
Nachruhe

wenn auch die Arme betroffen sind:
Grundaufbau
nach Möglichkeit dann sitzend weiterbehandeln
die I. Aufbaufolge
die II. Aufbaufolge
und allmählich die Armbehandlung ausführen (s. S. 75, Abb. 72–83)
Übungen, Atempflege
Nachruhe

wenn die untere und obere Extremität befallen sind:
im Wechsel Grundaufbau und die Beine
Grundaufbau, die Aufbaufolgen und die Arme behandeln
längere Behandlungsserien, Behandlungspausen, Wiederholungsserien
3mal wöchentlich, dann 2mal wöchentlich behandeln.

## Die Poliomyelitis

Die spinale Kinderlähmung (Poliomyelitis) ist eine spezifische Viruserkrankung, sie besitzt eine recht hohe Ansteckungsfähigkeit. Bis vor etwa 15 Jahren gab es für diese bösartige Infektionskrankheit praktisch keinen Schutz. Erst neuerdings sind wirksame Impfungen möglich, dadurch ist die Erkrankung in den letzten Jahren seltener geworden. Von den infizierten Menschen erkranken nur relativ wenige mit mehr oder weniger schweren Lähmungen. Bei vielen verläuft die Krankheit wie eine banale »Grippe«. In den schweren Fällen kommt es nach zwei bis drei Tagen zu einer hoch fieberhaften Allgemeinerkrankung, manchmal mit Erbrechen und Durchfall, innerhalb von Stunden zu Lähmungen einzelner Gliedmaßen oder auch des ganzen Körpers. Atemlähmungen können akut lebensbedrohend werden.

In den akuten Krankheitsstadien stehen pflegerische Maßnahmen obenan, bei sehr ausgedehnten Lähmungen muß man ähnlich wie bei Querschnittslähmungen auf eine optimale Lagerung des Kranken größte Sorgfalt verwenden. Die Gefahr des Durchliegens ist in den ersten Tagen außerordentlich groß. Bald, d. h. spätestens nach einer Woche, beginnt man mit passiven Bewegungsübungen der gelähmten und mit aktivem Training aller aktiv beweglich gebliebenen Gliedmaßen. Das Pflegepersonal hat in diesem Stadium auf Infektionsgefahr zu achten. Konsequente Reizstrombehandlung aller gelähmten Muskeln kann die zwangsläufig eintretende Muskelatrophie verzögern. Nach etwa vier Wochen kann die Bindegewebsmassage einsetzen, die die Hauttrophik stabilisiert und reflektorisch die Muskeldurchblutung fördert und damit trophischen Störungen der gelähmten Extremitäten entgegenwirkt.

Bei vernachlässigten Fällen mit Kontrakturen, etwa zwei bis drei Jahre nach der akuten Erkrankung, kann man im allgemeinen zwar keine Verbesserung der Funktionen gelähmter Muskeln erreichen, dennoch läßt sich auch in diesem Stadium mit der Bindegewebsmassage oft eine überraschende Förderung der Rehabilitation erzielen. Die an sich vermeidbaren Sekundärschäden im Bereich des Bindegewebes der fibrös veränderten Muskeln und der Gelenkapparate können mit Hilfe einer konsequenten Bindegewebsmassage noch nach Jahren wesentlich gemildert werden, und dadurch wird die effektive Beweglichkeit der Betroffenen gebessert.

*Behandlung:*

In Bauch- oder Seitenlage wird der »Kleine Aufbau« weich und behutsam ausgeführt. In schweren Fällen wird auf Gurten unter Wasser behandelt. Bei atrophierten Geweben werden auch flächige bindegewebige Überziehungen im Glutäalgebiet ausgeführt.

Probeweise werden passive Übungen eingeschaltet, um den Zustand der Extremitäten laufend zu überprüfen. Die Patienten dürfen keineswegs angestrengt werden.

Tritt Besserung ein, gehen wir auf die Behandlung der Gliedmaßen über, für die Beine den Tractus iliotibialis, die Kniekehle, später das Knie selbst und die Achillessehne; für die Arme die Achselhöhle, Ober- und Unterarm, je nach Befund.

Bei generalisierten Lähmungen werden im Wechsel die untere und obere Extremität behandelt, da eine Ganzbehandlung mit Bindegewebsmassage nicht vertragen wird.

Muskuläre Arbeit wird wenig angewandt. Bindegewebsmassage und dann sich steigernde Übungsbehandlungen stehen im Vordergrund. Später bekommen die Patienten ihre Übungen, die sie zu Hause ausführen sollen. Klinikpatienten können täglich behandelt werden. Liegen die Patienten zu

Hause, so wird 3–4mal wöchentlich behandelt, zeitlich langsam ansteigend. Am nächsten Tag schalten wir Übungsbehandlungen ein, evtl. leichte Atemübungen.
Kinder werden anfangs 10 Minuten, später steigernd behandelt (s. S. 242, Lit. Verz. Nr. 36).

*Zusammenfassung:*
in Bauch- oder Seitenlage:
Grundaufbau, leicht dosiert (s. S. 56, Abb. 37, 38, 40)
nach einigen Behandlungen gegebenenfalls bindegewebige Überziehungen im Glutäalgebiet
in Rückenlage:
Grundaufbau beenden
Nachruhe

wenn die untere Extremität befallen ist:
nach einigen Behandlungen an den Grundaufbau auch die Oberschenkelbehandlung anschließen, allmählich auch die Bein- und Fußbehandlung
Bewegungsübungen
Nachruhe

wenn die obere Extremität befallen ist:
an den Grundaufbau nach einigen Behandlungen
auch die I. Aufbaufolge anschließen (s. S. 61, Abb. 43, 44, 49, 50)
nach weiteren Behandlungen auch die II. Aufbaufolge hinzunehmen (s. S. 66, Abb. 52–59) und auch die flächigen fächerförmigen Strichführungen quer über das Schulterblatt (s. S. 68, Abb. 59) sowie die Arm- und wenn erforderlich auch die Handbehandlung (s. S. 75, Abb. 72–83)
Bewegungsübungen, evtl. auch Atemübungen.
Nachruhe

wenn die untere und obere Extremität befallen sind:
im Wechsel behandeln
einmal Grundaufbau und die Beine
einmal Grundaufbau und über die I. und II. Aufbaufolge zu der oberen Extremität, dann diese auch in die Behandlung einschließen
längere Behandlungsserien ausführen, Behandlungspausen einschalten, Wiederholungsserien vornehmen.

## Muskelerkrankungen

Unter dieser Überschrift fassen wir eine Reihe unterschiedlicher Erkrankungen zusammen. Es sind grundsätzlich »funktionelle« von »strukturellen« Muskelerkrankungen zu unterscheiden. Bei den zuerst genannten werden die Muskeln nicht zerstört, sondern durch Erschwerungen der Impulsübertragungen vom Nerven auf den Muskel funktionell mattgesetzt: Myasthenie und paroxysmale Lähmungen. Zu der anderen Gruppe gehören die anlagebedingten degenerativen Muskelerkrankungen, »Muskeldystrophien« und die Muskelentzündungen, »Polymyositiden«. Keine dieser Erkrankungen kann durch die Bindegewebsmassage entscheidend beeinflußt werden. Nur die durch Fehlhaltung bedingten Schmerzzustände bei den sehr langsam verlaufenden Muskeldystrophien kann man mit Hilfe der Bindegewebsmassage immer wieder einmal sehr gut beeinflussen. Diese sehr langsam fortschreitenden Lähmungen – die Krankheitsverläufe erstrecken sich oft über mehrere Jahrzehnte – führen sehr häufig zu Fehlhaltungen vor allem im Bereich des Schultergürtels und auch der Wirbelsäule, und diese Fehlhaltungen sind nicht selten Ursache von hartnäckigen Schmerzzuständen, die durch Muskelverkrampfungen oder Fehlbeanspruchungen von Gelenken verursacht werden, und hierbei kann man nun immer wieder erfolgreich die Bindegewebsmassage anwenden.

*Behandlung:*

Grundaufbau in Seitenlage (s. S. 56, Abb. 37, 38)
nach einigen Behandlungen auch die I. Aufbaufolge anschließen und allmählich auch die Beine behandeln
einige Bewegungsübungen
Nachruhe

Behandlungsdauer etwa 20 Minuten, im ganzen die halbe Stunde möglichst nicht überschreiten
wenn auch der Schultergürtel betroffen ist, wird im Wechsel behandelt:
einmal Grundaufbau und die Beine
einmal Grundaufbau, die I. Aufbaufolge und allmählich auch die II. Aufbaufolge
es wird in längeren Serien von etwa 15–20 Sitzungen behandelt, nach Behandlungspausen dann Wiederholungsserien angeschlossen.

## Die Querschnittslähmungen

Unter Querschnittslähmungen verstehen wir im allgemeinen totale oder subtotale Rückenmarksschädigungen, die je nach Ursache rückbildungsfähig sein können (z. B. bei gutartigen, außerhalb vom Rückenmark selbst liegenden Geschwülsten, wie Meningiomen und Neurinomen). Auch Bandscheibenmassenvorfälle und Rückgratverletzungen können zu rückbildungsfähigen Querschnittslähmungen führen. In anderen, leider sehr häufigen Fällen wird das Rückenmark so schwer geschädigt, daß es nicht erholungs-

fähig ist. Karzinomatöse Wirbelzerstörungen, eitrige Entzündungen des Rückenmarks selbst, Geschwulstbildungen im Rückenmark und schwere Rückenmarkverletzungen führen zu bleibenden Querschnittslähmungen.
Je nach der Höhe der Schädigung sind entweder alle vier Extremitäten betroffen (Halsmarkerkrankungen) oder nur beide Beine. Stets liegt gleichzeitig eine Blasen- und Mastdarmlähmung vor sowie eine Impotenz. Je schneller die Lähmung eintritt, desto dringender ist die Klärung der Ursache, weil nicht selten durch eine rechtzeitige Operation eine befriedigende, ja sogar defektfreie Heilung möglich ist. Versäumnisse im Anfangsstadium können später nicht wiedergutgemacht werden.
In der Therapie kommt es darauf an,

1. den Schaden (die Kompression des Rückenmarks, die Entzündung) zu beseitigen,
2. Sekundärschäden (aufsteigende Harnwegsinfektionen, Dekubitus, Gelenkversteifungen) zu verhüten und
3. durch wohldosierte Rehabilitation, Training und orthopädische Hilfsmittel die soziale Wiedereingliederung soweit wie möglich zu fördern.

Schon in sehr frühen Stadien kann die Bindegewebsmassage eingesetzt werden, um die Trophik der Haut zu stabilisieren.
In den späteren Defektstadien hat die Bindegewebsmassage einen festen Platz, abgesehen davon, daß auch hier die Trophik von Haut und Unterhaut immer wieder bedroht sein kann, kommt es nun auch darauf an, sekundäre Gelenkveränderungen zu verhüten oder hintanzuhalten und durch Fehlhaltungen bedingte Muskelverspannungen zu vermeiden. Je nach der Höhe der Läsion sind die Schwerpunkte der Behandlung natürlich unterschiedlich.

*Behandlung:*
in Seitenlage:
Grundaufbau (s. S. 56, Abb. 37, 38)
in Rückenlage:
Grundaufbau beenden
Nachruhe
nach einigen Behandlungen an den Grundaufbau die Behandlung der Beine anschließen, mit Betonung des Tractus iliotibialis und der Trochanterpartie
Bewegungsübungen
Nachruhe

ist auch die obere Extremität betroffen:
wird an den Grundaufbau die I. Aufbaufolge angeschlossen
nach einigen Behandlungen auch die II. Aufbaufolge
und allmählich werden die Arme behandelt
Bewegungsübungen
Nachruhe

in diesen Fällen wird wechselweise einmal vom Grundaufbau zu den Beinen, ein anderes Mal vom Grundaufbau zu den Armen behandelt

hinsichtlich der Blasenstörung wird gegebenenfalls die Behandlung in gleicher Weise wie bei Blasenerkrankungen angegeben durchgeführt (s. S. 221 unter »Behandlung« und »Zusammenfassung«)
Behandlungsdauer etwa 20–30 Minuten, zuerst evtl. täglich behandeln, dann 3- und nachher 2mal wöchentlich. Serien von etwa 15–20 Behandlungen – Behandlungspause – später Wiederholungsserien.

## Multiple Sklerose

Die Ursache der multiplen Sklerose ist bis heute ungeklärt. Es handelt sich um eine in ihrer Gesamtheit sehr charakteristische Erkrankung, die aber durch die Vielseitigkeit ihrer Einzelsymptome und ihres Verlaufes diagnostisch verwirrende Erscheinungsbilder zeigen kann: Doppelbilder, wochenlang anhaltende Erblindung eines Auges, Lähmungen einzelner Extremitäten oder Extremitätenkombinationen, wie Halbseitenlähmungen oder Paraparesen der Beine, Blasenfunktionsstörungen, Impotenz usw. Anfangs pflegen sich die Krankheitserscheinungen ohne jegliche Therapie fast gesetzmäßig zurückzubilden, wenn nur eine angemessene Zeit lang – einige Wochen – Ruhe eingehalten wird. Später, nach dem dritten oder dem sechsten Krankheitsschub, stellen sich mehr oder weniger ausgeprägte Defekte ein, die nicht mehr rückbildungsfähig sind und die sich nun bei jedem neuen Schub verschlimmern. Schwere Gangstörungen, Gleichgewichtsstörungen, Zielunsicherheit der Hände usw. bestimmen jetzt das Erscheinungsbild.
Die Bindegewebsmassage wird bei behutsamer Dosierung angenehm empfunden und ist geeignet, Funktionsstörungen zu mildern. In den ersten zwei bis drei Wochen eines neuen Krankheitsschubes sollte man noch nicht behandeln. Später, in den Rückbildungsstadien der einzelnen Krankheitsschübe und vor allem auch in den mit schmerzhaften Muskelverkrampfungen einhergehenden späteren Defektstadien, setzen wir die Bindegewebsmassage gern und mit Erfolg ein.

*Befund:*

Bindegewebe und auch Muskulatur im Rücken, im Lendengebiet sind erhöht gespannt. Am Oberschenkel ist das Gewebe am Tractus iliotibialis spannungserhöht, wie auch über den Adduktoren.

*Behandlung:*

Die Behandlung wird im Liegen ausgeführt, der »Kleine Aufbau« mit weicher Strichführung; besonderer Vorsicht bedarf die Bearbeitung der Wirbelsäule, es darf keine Schmerzen geben.
Allmähliches Übergehen auf die Gliedmaßen, doch bleibt die Rückenbehandlung im Vordergrund.

Auch wenn diese Patienten nach den ersten Sitzungen unsicherer gehen, sollte die Behandlung fortgesetzt werden.

*Zusammenfassung:*
in Seitenlage:
Grundaufbau (s. S. 56, Abb. 37, 38)
später die Oberschenkelbehandlung hinzunehmen
gegebenenfalls Vibrationen über den Adduktoren ausführen
Nachruhe.

## Die zerebralen Lähmungen

Unabhängig von ihrer Ursache zeigen die durch Gehirnerkrankungen bedingten Lähmungen ein relativ gleichförmiges Bild. Die Lähmungen sind »spastisch«, d. h. der Spannungszustand der gelähmten Gliedmaßen ist vermehrt, die Neigung zu Kontrakturen und Gelenkversteifungen ist groß. Die Muskeln atrophieren nicht, eine Reizstromtherapie ist nicht angezeigt. Meistens betreffen die Lähmungen mehr oder weniger ausgesprochen eine ganze Körperseite: Hemiplegien. Die Probleme der physikalischen Behandlung und damit auch der Bindegewebsmassage werden in erster Linie von dem Ausmaß und dem Schwerpunkt (mehr Arm oder mehr Bein) der Lähmungen bestimmt. Sie sind auch von dem Alter der Patienten wesentlich abhängig und vom Stadium, d. h. von dem zeitlichen Abstand der ursächlichen Krankheit. Die Art der auslösenden Krankheit – kindliche Hirnschäden (»zerebrale Kinderlähmung«), Hirnembolie, Hirnblutung, Folgen bestimmter, total entfernter gutartiger Hirntumoren oder Folgen von Hirnverletzungen – ist für den Einsatz der Bindegewebsmassage hingegen weniger entscheidend.
Bei den Halbseitenlähmungen, die durch Embolien verursacht werden – hier liegt meistens eine Herzkrankheit zugrunde, die für das Entstehen des Blutgerinnsels verantwortlich ist –, ist eben wegen dieser Herzerkrankung besondere Vorsicht am Platze. Auch die Folgezustände nach Hirnblutungen bei Bluthochdruck, die sich ja sehr häufig in Form von Halbseitenlähmungen zeigen, muß man mit Vorsicht behandeln. Die Bluthochdruckkrankheit und die damit verbundenen Gefahren für Herz und Nieren bedürfen besonderer Überwachung und Behandlung. Hier darf die Bindegewebsmassage nur mit ständiger Abstimmung mit dem behandelnden Internisten angewandt werden.
Ziel der Behandlung ist in allen Fällen von Halbseitenlähmung, durch frühzeitige passive Bewegungsübungen und sachgemäße Lagerung Gelenkversteifungen zu verhüten. Alle noch so geringen aktiven Bewegungsmöglichkeiten müssen so bald wie möglich behutsam, aber konsequent trainiert

werden. Die Bindegewebsmassage soll vermeidbare Gewebsschäden in den gelähmten Gliedmaßen verhüten, vielleicht kann sie darüber hinaus reflektorisch die Hirndurchblutung verbessern und dadurch die Rückbildungsmöglichkeiten der Lähmung selbst besser ausschöpfen.

**Behandlung bei Halbseitenlähmung nach Hirnembolie:**

Es kann in feindosierter Weise mit Bindegewebsmassage behandelt werden. Wir halten uns länger bei dem »Kleinen Aufbau« auf, *vermeiden absolut die kranialen Partien*, schalten gegebenenfalls die Behandlung der Arme und Beine ein. Anschließend Übungsbehandlungen.

*Behandlungsverlauf:*

Grundaufbau, in Seitenlage (s. S. 56, Abb. 37, 38):
die Winkel zwischen Beckenkamm und Wirbelsäule erst ab etwa 8./9. Behandlung einschalten
links nur infra- und supraclavicular ausgleichen
rechts alle Ausgleichstriche auf den Mm. pectorales
ab etwa 4. Behandlung auch die Strichführung oberhalb der Clavicula
später auch die Behandlung des betroffenen Beines und Fußes
wenn Arm und Hand der Behandlung bedürfen, werden diese später anschließend an den Grundaufbau behandelt, jedoch ohne Ausführung der I. und II. Aufbaufolge
ist Behandlung von Bein und Arm erforderlich, geschieht das wechselweise:
Grundaufbau und anschließend die Behandlung des Beines und Fußes,
in der folgenden Behandlung:
Grundaufbau mit anschließender Arm- und Handbehandlung
Nachruhe.

**Behandlung bei Halbseitenlähmung nach Hirnblutung durch Bluthochdruck:**

Grundaufbau, in Seitenlage:
die Brustkorbränder wiederholt ausziehen
ab etwa 4. Behandlung nach den Pektoralisstrichen auch
die Strichführung oberhalb der Claviculae anschließen
(diese sowie die Brustkorbrandstriche und die kleine und große, flächige Ableitung wirken erfahrungsgemäß Bluthochdruck senkend)
Nachruhe.

**Behandlung bei kindlichen Hirnschäden, »zerebraler Kinderlähmung«:**

*Befund:*

Das Bindegewebe ist besonders in den Winkeln zwischen Beckenkamm und Wirbelsäule, bei Betroffensein der Beine im Trochantergebiet und im Verlauf des Tractus iliotibialis stark spannungserhöht. Die Muskeln sind vermehrt gespannt, besonders im Bereich der Adduktoren. Die Achillessehne ist häufig verkürzt, Knie- und Fußgelenke spastisch kontrahiert, das Bindegewebe entsprechend unverschieblich. Bei Betroffensein der Arme und Hände ist das Bindegewebe besonders zwischen den Schulterblättern spannungserhöht, die Muskulatur im Schultergürtel und besonders in Gelenknähe ebenfalls. Bei spastisch kontrahierten Ellenbogen- und Handgelenken sind die Bizepssehnen zur Ellenbeuge verkürzt und das Gewebe über dem Handgelenk schlecht verschieblich.

*Behandlung:*

Grundaufbau, in Seitenlage:
weich arbeiten
bei beginnender Lockerung zusätzlich bindegewebige flächige Abziehungen im Gebiet der Quadratus lumborum- und Glutäalmuskulatur
Nachruhe

in schweren Fällen ist es günstig, im warmen Bad, die Patienten auf Gurten liegend, die Bindegewebsmassage »unter Wasser« auszuführen – den Grundaufbau in Bauchlage (s. S. 58, Abb. 40)
allmählich anschließend an den Grundaufbau auch die Oberschenkel behandeln (s. S. 80, Abb. 84/85)
in Rückenlage:
im Verlauf des Tractus iliotibialis zunächst proximal arbeiten
um den Trochanter lösend behandeln (s. S. 80, Abb. 84)
anschließend das Gebiet zwischen Trochanter und der Spina iliaca ant. sup.
bei beginnender Lockerung die gesamte Oberschenkelbehandlung durchführen, zusätzlich Vibrationen über den Adduktoren
allmählich auch die Kniebehandlung (s. S. 80, Abb. 84)
und Unterschenkel- und Fußbehandlung hinzunehmen (s. S. 82, Abb. 91, 93–99)
Lockerungsübungen
Nachruhe

bei Betroffensein der Arme:
längere Zeit Grundaufbau, in Seitenlage
allmählich alle Dehngriffe der Achselhöhle (s. S. 69, Abb. 60, 61)
Kapsel- und Oberarmbehandlung (s. S. 75, Abb. 72–75)
Unterarmbehandlung und Dehnung der Ellenbeuge (s. S. 77, Abb. 76–79)
Handbehandlung (s. S. 78, Abb. 80–83)
Übungsbehandlung
Nachruhe.

## Parkinsonismus

Auch die PARKINSONsche Erkrankung wird durch verschiedenartige Krankheitsprozesse verursacht. Neben einer erblichen Form kennen wir Krankheitsbilder, die durch Gehirnentzündungen (Enzephalitis) verursacht werden oder durch arteriosklerotische Durchblutungsstörungen. Auch Vergiftungen (Kohlen-Monoxyd, Mangan, auch Arzneimittel) können zu ähnlichen Störungen führen. Der Krankheitsherd liegt in bestimmten Kerngebieten des Hirnstammes.

Die klinischen Erscheinungen dieser Erkrankung sind sehr charakteristisch. Der Tonus, d. h. der Spannungszustand der Muskulatur, wird vermehrt, der Widerstand der Gliedmaßen gegenüber passiven Bewegungen wird erheblich gesteigert, die unwillkürliche Beweglichkeit, z. B. die Mimik des Gesichtes, die Mitbewegungen der Arme beim Gehen usw., gehen verloren, die Haltung des Körpers erstarrt mit leicht vorgebeugtem Rumpf, der Gang wird kleinschrittig und schlürfend. Meistens, aber nicht immer, besteht gleichzeitig ein gleichförmiges, rhythmisches, sehr typisches Zittern der Hände, Arme, Beine und gelegentlich auch des Kopfes: »Schüttellähmung«.

Die Bindegewebsmassage kann bei dieser Krankheit häufig die Symptome und die subjektiven Beschwerden recht gut lindern. Auf die Dauer kann sie freilich die meistens zur Verschlimmerung neigenden Krankheitsprozesse nicht aufhalten. Wir kennen andere, wirksame Behandlungsmethoden, die gleichzeitig eingesetzt oder doch diskutiert werden müssen: bestimmte Medikamente, die die Muskelspannung vermindern und die Neigung zum Zittern beruhigen, bestimmte operative Eingriffe am Gehirn: stereotaktische Operationen. Immer ist auf regelmäßige aktive und passive Bewegungen größter Wert zu legen. Den schlimmsten Schaden fügt man solchen Kranken zu, wenn man sie sich selbst überlassen den ganzen Tag im Sessel sitzen läßt.

*Befund:*

Haut- und Unterhautgewebe des Rückens sind schlecht gegeneinander verschieblich, das Bindegewebe in den Winkeln zwischen Beckenkamm und Wirbelsäule sowie in der Trochanterpartie und am Tractus iliotibialis ist erhöht gespannt, ebenso die Muskulatur.

*Behandlungsverlauf:*

»Kleiner Aufbau«, bald »Großer Aufbau« mit Einschaltung des vorderen Brustkorbes. Später Gliedmaßenbehandlung. Das maskenhafte Gesicht läßt sich durch Behandlung mit Bindegewebsmassage günstig beeinflussen. Von Beginn an werden Lockerungs- sowie schwunghafte Übungen angewandt, dann Atemgymnastik.

*Behandlung:*

Grundaufbau, in Seitenlage (s. S. 56, Abb. 37, 38):

dann auch die I. Aufbaufolge
nach den Interkostalstrichen zur Wirbelsäule auch die zusätzlichen (s. S. 64, Abb. 49) nach ventral verlaufenden Strichführungen
leicht dosiert arbeiten
dann auch die Ober- und Unterschenkelbehandlung anschließen
zunächst proximal die Strichführung am Tractus iliotibialis
um den Trochanter lösend behandeln
ebenso im Gebiet zwischen Trochanter und Spina iliaca ant. sup.
dann auch distal arbeiten und alle Strichführungen der Oberschenkel- und Unterschenkelbehandlung ausführen
lockernde Übungen, Atempflege
Nachruhe

dann im Wechsel eine Behandlung Grundaufbau und untere Extremität, die folgende Grundaufbau, I. Aufbaufolge ausführen
hier wird dann die Behandlung erweitert mit den Dehngriffen der Achselhöhle (s. S. 69, Abb. 60, 61)
denen die Ober- und Unterarmbehandlung (s. S. 75, Abb. 72–78)
und die Dehnung der Ellenbeuge folgt (s. S. 78, Abb. 79)
lockernde Übungen, Atemgymnastik
Nachruhe

in weiteren Behandlungen gegebenenfalls Gesichtsbehandlung (s. S. 85, Abb. 100)
die üblichen Ausgleichstriche auf den Mm. pectorales
und die Strichführung oberhalb der Claviculae sind einzuschalten
und jede Behandlung – besonders auch wenn die Gesichtsbehandlung ausgeführt wird – schließt mit der kleinen und großen flächigen Ableitung
längere Behandlungsserie – eine Behandlungspause – Wiederholungsserie.

*Nach Operation, Bindegewebsmassage zur Nachbehandlung:*

leicht dosieren
im Wechsel behandeln:
Grundaufbau, bald anschließend die untere Extremität
Grundaufbau, bald die I. Aufbaufolge hinzunehmen
3mal, dann 2mal wöchentlich behandeln.

## Kopfschmerzsyndrome

Kopfschmerzen gehören zu den häufigsten Krankheitssymptomen überhaupt. Auch hier müssen vielerlei Krankheitsursachen erwogen werden, deshalb muß jeder Behandlung stets eine sorgfältige neurologische Untersuchung vorausgehen. Diese neurologische Untersuchung muß oft durch Überprü-

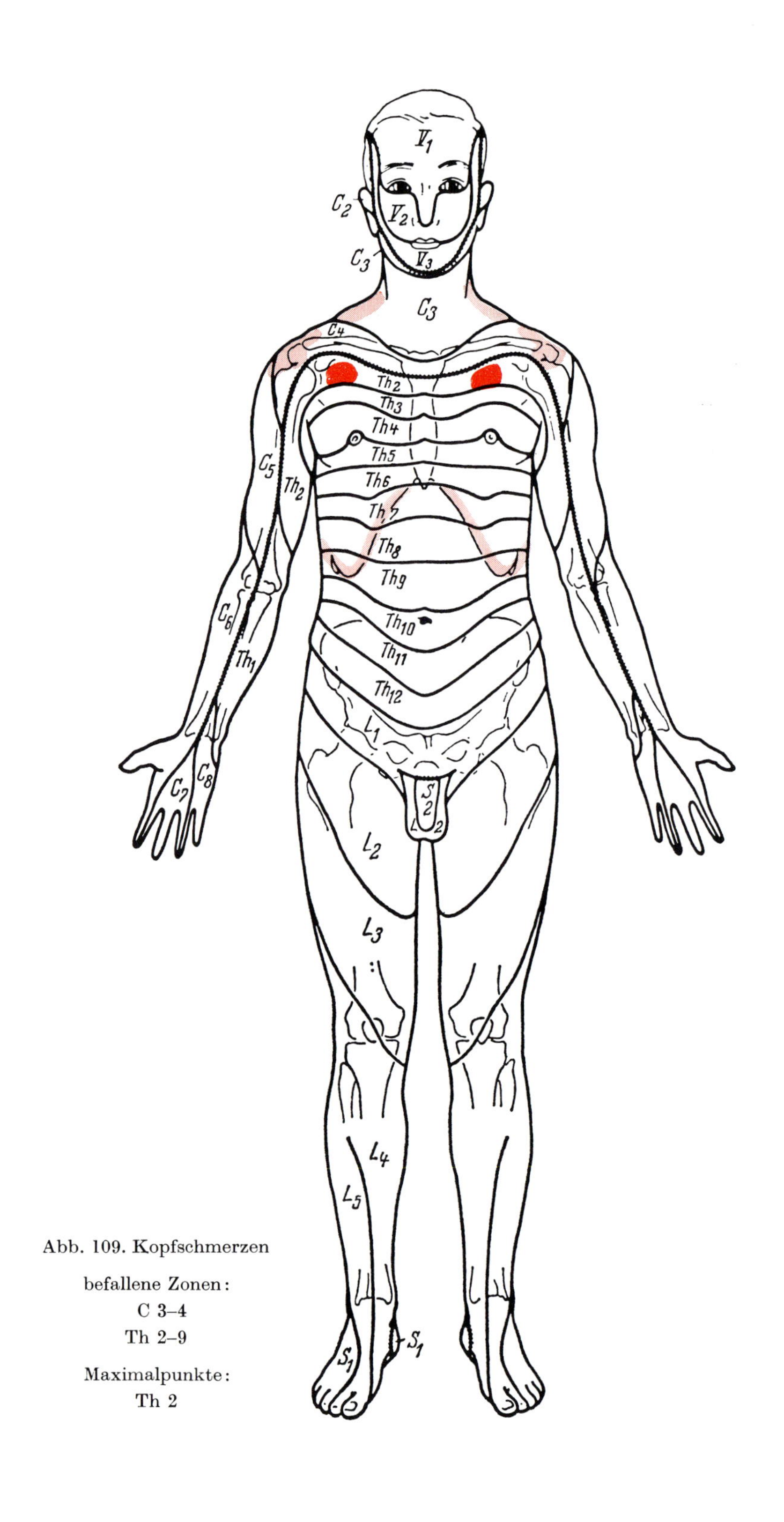


Abb. 109. Kopfschmerzen

befallene Zonen:
C 3–4
Th 2–9

Maximalpunkte:
Th 2

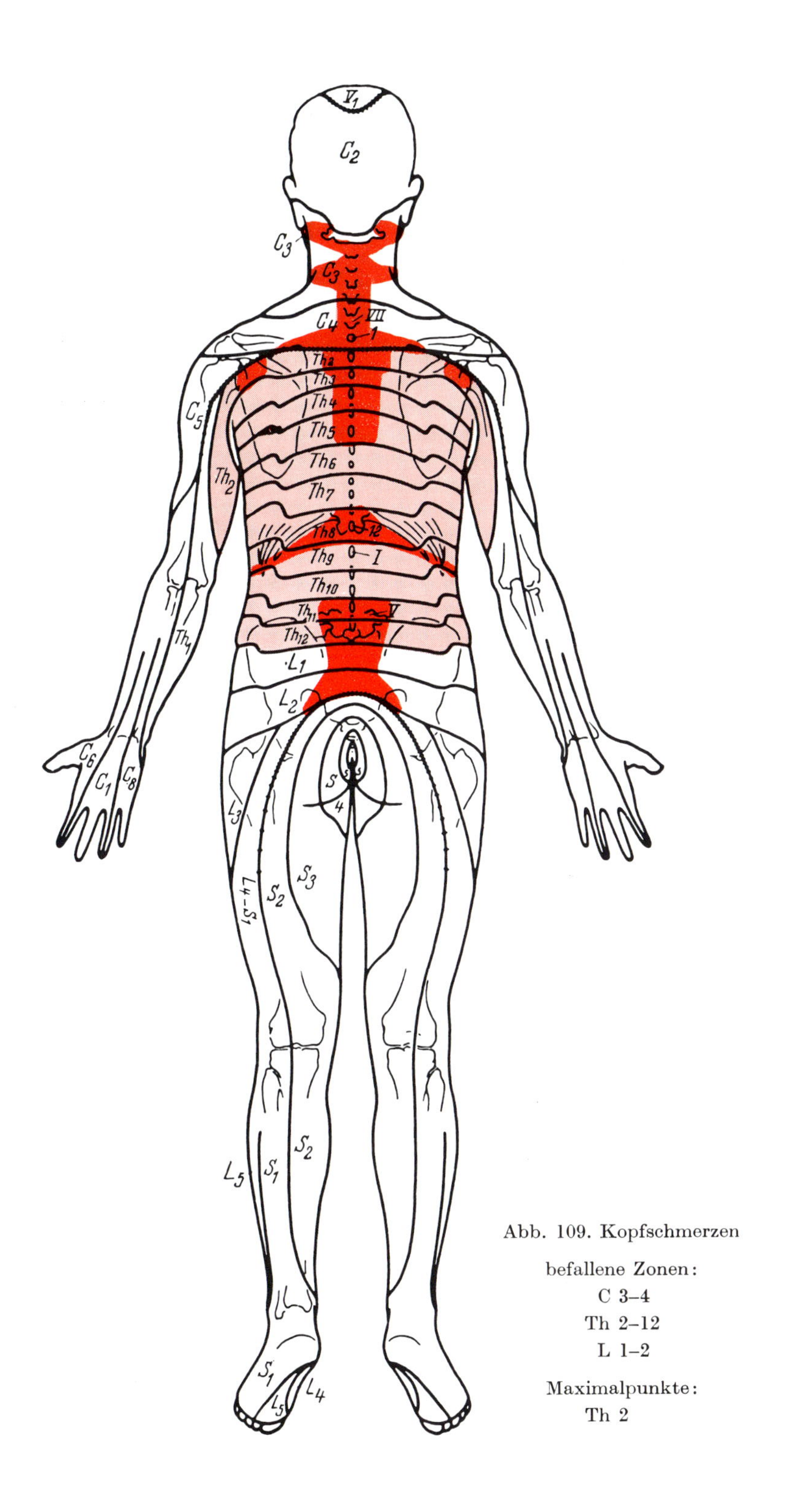


Abb. 109. Kopfschmerzen

befallene Zonen:
C 3–4
Th 2–12
L 1–2

Maximalpunkte:
Th 2

fung der inneren Organe, der Augen, der Nase und ihrer Nebenhöhlen und der Ohren ergänzt werden. Die Mehrzahl aller Kopfschmerzen werden sicher durch Störungen der Gefäßregulation im Bereich der außerhalb des Gehirnes liegenden Kopfgefäße verursacht. Wichtigste Regel für die Therapie ist die ängstliche Vermeidung einer Gewöhnung an die üblichen Kopfschmerzmittel. Diese nämlich steigern die Bereitschaft zu Kopfschmerzen und führen auf die Dauer außerdem zu schweren Schäden an inneren Organen.
Bei Klagen über Kopfschmerzen muß man selbstverständlich unter anderem Hirntumoren, Kieferhöhlenentzündungen, Augenerkrankungen, Bluthochdruck, Arterienentzündungen, chronische Vergiftungen und seelisch bedingte »nervöse« Beschwerden diskutieren. Auch die dann verbleibenden Kopfschmerzsyndrome sind nach Ursache und Erscheinungstyp vielfältig genug. Bei der Behandlung chronischer Kopfschmerzen ist es aber schließlich nicht so sehr wichtig, ob z. B. eine Gehirnerschütterung oder auch eine schwerere Hirnverletzung als Ursache angegeben wird, oder ob etwa Belastungen beruflicher oder familiärer Art angeschuldigt werden. Wir dürfen in solchen Fällen eine Labilität der Gefäßregulation unterstellen, und hier ist die Bindegewebsmassage zur Stabilisierung sicher oft von großem Wert. Die für die Vasomotorik der Kopfdurchblutung wichtigen Segmente (s. S. 30) erstrecken sich vom untersten Zervikalsegment (C 8) bis über das ganze obere Drittel der Thorakalsegmente (bis Th 4). An diese Schwerpunkte müssen wir uns mit der Bindegewebsmassage behutsam herantasten.

*Befund:*

Befallen sind die Zonen Th 2–9, mithin der ganze Brustkorb. Dieser ist wie gepanzert. Wir sehen Einziehungen sowie derbe Schwellungen. Haut und Unterhaut sind schwer verschieblich gegeneinander, der Rücken ungeformt; der Maximalpunkt des Kopfes in Th 2 ist zwischen den inneren oberen Schulterblattwinkeln auf Druck schmerzempfindlich. Als besonders charakteristisch sehen wir eine flächige, etwa handtellergroße Einziehung, wie nach innen gezogen, zwischen den Schulterblättern in Th 2–6. Derbe Stränge gehen vom 7. Halswirbel aus über den M. trapezius, eine Schwellung liegt auf dem Nackenband. Die Patienten klagen ausnahmslos über Kopfschmerzen, manchmal auch über Druck- und Schwindelgefühl. Die Maximalpunkte in Th 2 befinden sich auch ventral auf den Mm. pectorales; diese sind in Dauerspannung. Die Druckpunkte rechts und links des Kreuzbeines sind schmerzempfindlich; auf dem Kreuzbein finden wir erhöhte Spannungen.

*Behandlung:*

In den ersten 6 Sitzungen führen wir den »Kleinen Aufbau« aus, denn es zeigen sich Reflexzusammenhänge zwischen Kreuzbein und Kopf, die sich gut auswirken. Nach kurzer Zeit fühlt der Patient Nachlassen des Kopfdruckes, und zwar immer von der Bearbeitung des Kreuzbeines aus. Man kehrt deshalb mehrmals dorthin zurück. Nach 6–10 Sitzungen Übergehen

zum »Großen Aufbau«, falls er gut ausgehalten wird. Es geht hier um außerordentlich feines Dosieren und Einfühlen!
Wir schalten jetzt, nach Durchziehen der Interkostalräume, die Querstriche ein von Schulterblatt zu Schulterblatt, am unteren Winkel beginnend, bis unterhalb der Maximalpunkte in Th 2. Beide Hände ziehen abwechselnd, erst flächig, dann steiler werdend, unter dem medialen Rand des Schulterblattes über die Wirbelsäule hinweg. Der Kopf wird dadurch merklich entlastet und freier. Diese Strichführung ist öfter während der Behandlung einzuschalten. Die Einziehung zwischen den Schulterblättern beginnt, sich zu lösen. Nach Verschwinden der Schwellungen können die lateralen Ränder der Schulterblätter angegangen werden.
Wir schalten vorher, je nach Befund, eine Dehnung der Achselhöhle ein. Äußert der Patient als Empfindung bei der Schultergürtelbehandlung einen dumpfen Druck, müssen wir uns sofort nach kaudal zurückziehen, da sonst vermehrte Schmerzen, Schwindel und Brechreiz eintreten können.
Am vorderen Brustkorb ziehen wir die Mm. pectorales weich und flächig ausgleichend aus sowie die untere und obere Claviculapartie. Diese Strichführung wird äußerst wohltuend empfunden. Anschließend kehren wir zu den Brustkorbrändern und zum Kreuzbein zurück. Von den Maximalpunkten des Kreuzbeines aus ziehen wir mit beiden Händen zugleich mehrmals kaudal zur Analfalte hin. Der evtl. entstandene leichte Kopfdruck durch kraniale Behandlung wird dadurch vollständig behoben. Der Kopf selbst wird nie mitbehandelt. Nach jeder Behandlung ist der Rücken von kranial nach kaudal flächig auszustreichen als Ableitung. Anfangs sind aus Mangel an Erfahrung die kranialen Zonen zu früh angegangen worden, es gab jedesmal Rückfälle.
Behandlungsdauer 20 Minuten, später bis zu ½ Stunde.

*Zusammenfassung:*

im Sitzen
Grundaufbau, 6–10 Sitzungen
untere Kreuzbeinränder betont behandeln, nach dem Ausziehen der unteren Brustkorbränder wiederholen
nach den Ausgleichstrichen auf den Mm. pectorales, ab etwa 4. Sitzung, werden auch die Strichführungen oberhalb der Claviculae hinzugenommen, das Ausziehen der unteren Brustkorbränder wiederholen
kleine und große flächige Ableitung
Nachruhe

nach entsprechender Besserung:
die I. Aufbaufolge hinzunehmen
nach den Interkostalstrichen die kleine Ableitung
nach den Ausgleichstrichen auf den Mm. pectorales
und der Strichführung oberhalb der Claviculae
das Ausziehen der unteren Brustkorbränder wiederholen

kleine und große flächige Ableitung
bei weiterer Besserung aus der II. Aufbaufolge:
die Querstriche zwischen den Schulterblättern bis unter die Maximalpunkte in Th 2 (s. S. 68, Abb. 59) zunächst flächig, später steiler ausführen
kleine Ableitung
die Ausgleichstriche über den Mm. pectorales
die Strichführung oberhalb der Claviculae
die Querstriche zwischen den Schulterblättern wiederholen
Ausziehen der unteren Brustkorbränder wiederholen
kleine Ableitung und große flächige Ableitung
je nach Gewebsbefund
die Serratus-Strichführung, die sog. »Girlande« (s. S. 69 unter »Dehngriffe der Achselhöhle«) vom Behandler hinter dem Patienten stehend auszuführen
die äußeren Schulterblattstriche (s. S. 67, Abb. 57)
die Sitzung, wie oben angegeben, beenden
Nachruhe
Serie von etwa 12–15 Behandlungen.

Bei Menschen mit langandauernden Kopfschmerzen unterschiedlicher Ursache tastet man nicht selten Veränderungen der Gewebsspannung in der Kopfschwarte: diese erscheint verdickt, schlechter verschieblich, besonders auch vorn am Haaransatz, über den knöchernen Nähten und in der Nähe der Processus mastoidei hinter den Ohren. Sehr typisch sind dabei ganz umschriebene Knötchenbildungen, kleine noch festere, unverschiebliche, oft schmerzhafte Knoten.
Man spricht deshalb geradezu von einem »*Knötchenkopfschmerz*«, der auf die folgende Behandlung gut anspricht.
Man darf diese Veränderungen nicht verwechseln mit den derben Schlagaderveränderungen, die bei alten Menschen zuweilen zu sehr schweren Kopfschmerzen und oft zu Sehnervenschäden führen können. Diese sog. Arteriitis temporalis bedarf einer speziellen medikamentösen Behandlung.

**Vorgehen beim Knötchenkopfschmerz:**

*Befund:*

Die Befunde sind nicht so charakteristisch wie die oben geschilderten, doch zeigen sich durchweg Gewebsveränderungen auf dem Kreuzbein, zwischen den Schulterblättern und an den Schulterblatträndern, am Nackenband sowie auf den Mm. pectorales. Bei diesen Fällen können wir schneller von kaudal nach kranial arbeiten, ohne Schaden anzurichten, doch ist gut zu beobachten und zu dosieren.

*Behandlung:*

Dem »Kleinen Aufbau« folgt bald der »Große Aufbau«. Nach Lockerung der Partie zwischen den Schulterblättern und Nachlassen der Schmerzempfin-

dung in den Maximalpunkten können wir die Halspartie vornehmen. Kleine Anhakstriche werden um den 7. Halswirbel ausgeführt; rechts und links entlang der Halswirbelsäule Anhakstriche zum Nackenband. Wenn keine Schwellungen mehr vorhanden sind, wird das Nackenband mit Querstrichen rechts und links gelockert. Wir ziehen flächig am Trapeziusrand aufwärts zum Ursprung und am lateralen Rand des M. Sternocleidomastoideus hinter das Ohr.
Nach Auflockerung der Halspartie wird das Gewebe um den 7. Halswirbel gedehnt. Beide Hände stützen sich mit dem Kleinfingerballen am Rand des M. trapezius ab, dehnen mehrere Male leicht ansetzend mit der 3. und 4. Fingerkuppe zum Sehnenspiegel hin. Der Griff endet kräftig und zügig am 7. Halswirbel. Er entlastet den Kopf.
Die Behandlung schließt immer mit den unteren Brustkorbrändern und dem Kreuzbein ab sowie mit den großen flächigen bimanuellen Abstreichungen.
Wir behandeln nun die Kopfschwarte, falls sie unverschieblich fest mit der Unterlage verwachsen ist. Häufig weist sie Knötchenbildungen auf. Wir führen kurze Anhakstriche an der Haargrenze rund um den Kopf aus, besonders am Hinterkopf, gehen dann an die verhafteten Stellen, bis die Kopfschwarte verschieblich ist. Der Patient fühlt sich sehr befreit.

*Zusammenfassung:*

im Sitzen:
Grundaufbau, einige Sitzungen
wie oben beschrieben
bald die I. Aufbaufolge anschließen
wie oben geschildert ausführen
aus der II. Aufbaufolge dann die gleichen Strichführungen wie oben angegeben
nach genügender Lockerung und nachlassender Empfindlichkeit
auch die III. Aufbaufolge durchführen (s. S. 72, Abb. 68–71)
anschließend je nach Befund:
Anhakstriche an der Haargrenze, rings um den Kopf (s. S. 85, Abb. 100, 107)
lösende Anhakstriche auf die Kopfnähte zu
Ausziehen der unteren Brustkorbränder wiederholen
kleine Ableitung, große flächige Ableitung
Nachruhe
Serie von etwa 12–15 Behandlungen.

*Bei Dauerhaarausfall* nach einer Krankheit ist diese Behandlungsweise ebenfalls mit Erfolg anzuwenden, das Haar wächst nach kurzer Zeit wieder nach. Die Behandlung erfolgt aber nur im Zusammenhang mit oben angegebener Kopfbehandlung, einschließlich des vorhergehend geschilderten Behandlungsaufbaues.

# Migräne

Von den gleichmäßig chronisch verlaufenden Kopfschmerzen unterscheiden wir die intervallär anfallsweise auftretenden Schmerzzustände. Die bekanntesten dieser Art sind die Migräneanfälle: sechs bis vierundzwanzig Stunden lang anhaltende halbseitige oder doch halbseitig beginnende Kopfschmerzen von großer Intensität, die manchmal von Sehstörungen eingeleitet werden und mit Übelkeit, Erbrechen und anhaltendem terminalem Schlaf enden. Solche Attacken wiederholen sich in unregelmäßiger Folge etwa alle Monate (z. B. an die Periode angelehnt), manchmal viel seltener, gelegentlich häufiger.

Hiervon klar zu trennen ist das sog. BING-HORTONsche Kopfschmerzsyndrom (Serien von einseitigen Kopfschmerzen, die nur bei Männern etwa sechs Wochen lang Tag für Tag oder Nacht für Nacht etwa eine Stunde lang auftreten), das nur medikamentös beherrscht werden kann. Ebenfalls leicht unterscheidbar ist die echte Trigeminus-Neuralgie, auch hierbei handelt es sich um streng seitenkonstante Schmerzattacken von blitzartigem Charakter. Diese Schmerzanfälle werden ausgelöst durch Essen, Sprechen, Zähneputzen usw. Auch diese Schmerzen haben mit der Migräne nichts zu tun, sie sind für die Behandlung mit Bindegewebsmassage ungeeignet.

Nur die echte Migräne ist durch die Bindegewebsmassage in manchen Fällen recht günstig zu beeinflussen. Die Bindegewebsmassage setzt freilich nicht im akuten Schmerzanfall ein, sie ist vielmehr als eine langfristige Intervallbehandlung anzuwenden.

*Befund:*

Der Gewebsbefund entspricht dem S. 156 geschilderten. Zwischen den Schulterblättern sind tiefe Eindellungen wahrnehmbar. Die Maximalpunkte in Th 2 sind stark druckempfindlich, die Gesichtsmimik ist gestört, das Auge der befallenen Seite ist oft halb geschlossen und tränend.

*Behandlung:*

Die Behandlung entspricht der S. 156 angegebenen. Wir verweilen länger beim »Kleinen Aufbau«. Das Ausziehen der Mm. pectorales sowie der Claviculapartien ist jedesmal gut durchzuführen.

Nach etwa 8–10 erfolgreichen Sitzungen wird mit der erkrankten Gesichtshälfte begonnen. Die Stirn wird mit beiden Händen flächig ausgezogen, dann wird mit einer Hand nur auf der erkrankten Seite gearbeitet. Kleine Anhakstriche werden an der Haargrenze von der Mitte der Stirn bis zur Schläfe ausgeführt, die ganze Schläfenpartie vom äußeren Augenwinkel aus gut durchgezogen. Die Haut ist an diesen Stellen meist mit der Unterhaut verwachsen. Wir ziehen oberhalb der Augenbraue und unterhalb der Augenbraue und unten an der Augenhöhle entlang. Jeder der drei Striche geht

über die Schläfe zur Haargrenze am Ohransatz. Wir streichen die Nasenwurzel von Augenwinkel zu Augenwinkel über. Bei den Strichführungen im Gesicht muß die arbeitende Hand mit Daumen und Daumenballen gut abgestützt werden, damit sie nicht in das Auge geraten kann.
Zum Schluß streichen wir flächig durch beide Gesichtshälften bis unter das Kinn. Diese Gesichtsbehandlung darf nicht zu früh ausgeführt werden; sie kann einen Anfall auslösen. Die Rückenpartien müssen zuvor weitgehend gebessert sein sowie das subjektive Befinden des Patienten. Manche Patienten vertragen die Gesichtsbehandlung nicht, es ist dann davon abzusehen. Auch nach der Gesichtsbehandlung ist der ganze Rücken nach kaudal abzustreichen.
Es wird 3mal wöchentlich erst 20, dann 30 Minuten behandelt.
Bei den meisten Patienten genügen 12–15 Behandlungen.
Die bei Frauen häufig in Verbindung unregelmäßige Periode normalisiert sich meist durch die Behandlung.
Die Migräne läßt sich im Anfall kupieren durch kurze Strichführung am Kreuzbein, Ausziehen der unteren Brustkorbränder, Querstriche zwischen den Schulterblättern im Wechsel von etwa 5 Minuten. Die Beschwerden lassen spontan nach.

*Zusammenfassung:*

im Sitzen:
Grundaufbau
Kreuzbeinbehandlung betont
nach dem Ausziehen der unteren Brustkorbränder
die unteren Kreuzbeinränder wiederholen
die Ausgleichstriche auf den Mm. pectorales
ab etwa 4. Behandlung auch die Strichführung oberhalb der Claviculae
die Strichführungen an den Brustkorbrändern wiederholen
die kleine und die große flächige Ableitung
die I. Aufbaufolge nach etwa 4–6 Sitzungen anschließen
nach den Ausgleichsmaßnahmen ventral auch das Ausziehen der unteren Brustkorbränder wiederholen
die kleine und die große flächige Ableitung
in weiteren Sitzungen aus der II. Aufbaufolge:
flächige Querstriche zwischen den Schulterblättern bis unterhalb der Maximalpunkte in Th 2 (s. S. 68 unter »zusätzliche Strichführungen, dorsal« Abb. 59)
sie werden nach den Ausgleichstrichen auf den Mm. pectorales und der Strichführung oberhalb der Claviculae wiederholt
ebenfalls die Strichführungen an den unteren Brustkorbrändern
je nach Befund die Serratus-Striche, die sog. »Girlande«,
per Behandler führt sie hinter dem Patienten stehend aus
der äußere Schulterblattstrich

leichte Friktionen vom Kopf abwärts zur Schulterhöhe
die Sitzung weiter und zu Ende führen, wie vorher angegeben
nach etwa 8–10 gut bekommenen Behandlungen
die Gesichtsbehandlung hinzunehmen:
flächige Züge über die Stirn, bimanuell ausführen (s. S. 85, Abb. 100)
nur auf der befallenen Seite:
kleine Anhakstriche von der Stirnmitte beginnend an der Haargrenze bis zur Schläfe (s. S. 85, Abb. 101)
Ausziehen der Schläfenpartie (s. S. 85, Abb. 102)
die Strichführungen oberhalb und unterhalb der Augenbraue mit einer Fingerspitze ausführen, über der Schläfe mit den Fingerspitzen des 3. und 4. Fingers (s. S. 86, Abb. 103)
die Strichführung am unteren Augenhöhlenrand (s. S. 86, Abb. 104)
Strichführung über die Nasenwurzel mit der Fingerspitze des 3. Fingers (s. S. 86, Abb. 105)
es folgen bimanuelle Züge:
unterhalb der Jochbögen zum Ohransatz
über Ober- und Unterkiefer zum Ohr
unterhalb des Kinns am Unterkiefer entlang zu den Processus mastoidei
kleine und große flächige Ableitung
Nachruhe.

**Migräneanfall kupieren:**

(falls bereits einige Behandlungen durchgeführt waren)
die unteren Kreuzbeinränder bimanuell ausziehen
die Brustkorbränder ausziehen
die flächigen Querstriche zwischen den Schulterblättern,
bis unterhalb der Maximalpunkte in Th 2
Ausziehen der unteren Brustkorbränder wiederholen
Ausziehen der unteren Kreuzbeinränder bimanuell wiederholen
große flächige Ableitung zum Abschluß
Nachruhe
Dauer nur etwa 5 Minuten.

Einer besonderen Besprechung bedürfen das sog. obere Zervikalsyndrom und der »akute rheumatische Schiefhals« (s. S. 118). Diese Erkrankungen erinnern zuweilen an Migräneanfälle, man hat sogar von einer besonderen Form der Migräne, einer sog. Migraine cervicale, gesprochen. Wir glauben, für diese Krankheitszustände Gefügestörungen in der obersten Halswirbelsäule annehmen zu dürfen. Die Situation entspricht etwa der des akuten Hexenschusses (s. Lumbago, Seite 116). Hier wie dort ist eine behutsam aufgebaute, evtl. zunächst täglich durchgeführte Bindegewebsmassage im akuten Zustand oft von großem Nutzen. (Behandlungsverlauf s. S. 122 unter Zervikalsyndrom, »Zusammenfassung«.)

# Durchblutungsstörungen der Extremitäten

Grundsätzlich haben wir arterielle und venöse Durchblutungsstörungen voneinander zu unterscheiden. Zwar können einmal beide Stromgebiete betroffen sein, doch läßt sich der Schwerpunkt im Einzelfall meist mühelos erkennen.

## Die arteriellen Durchblutungsstörungen

Das Charakteristikum der arteriellen Durchblutungsstörung ist die Claudicatio intermittens, das intermittierende Hinken – gleichgültig ob durch Arteriosklerose oder durch die WINIWARTER-BÜRGERsche Erkrankung verursacht –, der belastungsabhängige Schmerz in der Unterschenkelmuskulatur, der den Betroffenen zwingt, jeweils nach einer kurzen Gehstrecke das Bein auszuruhen und zu lockern. Man findet blasse, pulslose kalte Füße. Die Symptome sind durch Hochlagerung provozierbar. In schwersten Fällen droht Absterben der ganzen Extremität.
Die Therapie versucht zunächst, entweder durch Übung oder Bindegewebsmassage die Kollateralenbildung zu verbessern. Stets muß die Möglichkeit oder Notwendigkeit geprüft werden, durch die modernen gefäß-chirurgischen Maßnahmen oder durch Sympathektomie die Gefäßunterbrechung zu beseitigen oder zu umgehen. Auch nach solchen Eingriffen hat die Bindegewebsmassage in bestimmten Stadien noch Berechtigung.
Muskuläre Massage ist in diesen Fällen zu unterlassen, die mangelhafte Tätigkeit der Kapillaren kann diesen Reiz nicht aufnehmen, es werden vorzugsweise hiermit die großen Gefäße erfaßt, es entstehen Rückstauungen und vermehrte Schmerzen.

## Arteriosklerotische Durchblutungsstörungen

Sie finden sich meist an der unteren Extremität, in Zehen, Füßen, Unterschenkeln. Anfangs besteht Kältegefühl, gesteigerte Kälteempfindlichkeit. Die Füße sind blaß, beim Gehen treten durch Mangeldurchblutung heftigste Muskelschmerzen in den Unter-, nicht selten auch in den Oberschenkeln auf, die die Patienten zwingen, immer wieder stehenzubleiben und ihre Beine zu lockern (Claudicatio intermittens, das intermittierende Hinken). Im Endstadium, beim völligen Verschluß eines Gefäßastes, sterben unzureichend mit Blut versorgte Gewebsteile ab (Gangrän).

## Diabetische Angiopathie – Gefäßleiden bei Zuckerkrankheit

Die Zuckerstoffwechselstörung führt schon frühzeitig zu Veränderung in der Gefäßwand und begünstigt das Auftreten arteriosklerotischer Veränderungen auch kleiner und kleinster Arterien. Beim Diabetiker sind schon Gefäßveränderungen an den kleinen Arteriolen festzustellen, Jahre bevor der Patient wegen Beschwerden einer Durchblutungsstörung zur Untersuchung und Behandlung zu uns kommt.

*Befund:*
Einziehungen und Schwellungen auf dem Kreuzbein, scharfe bandartige Einziehung auf der Beckenschaufel der befallenen Seite, die Haut am Fuß verfärbt, die Pulsation der Arteria dorsalis pedis ist nicht zu fühlen, besonders bei Gangrän. Ist die obere Extremität betroffen, ist bei gleichen Befunden auf dem Kreuzbein das Gewebe des ganzen Rückens spannungserhöht und schlecht verschieblich.

*Behandlung:*
Die erste Woche möglichst täglich mit dem »Kleinen Aufbau« behandeln, ab nächster Woche danach Hinzunahme des Tractus iliotibialis und der Trochanterpartie der befallenen Seite in proximaler Richtung. Auf die sehr störenden nächtlichen krampfartigen Muskelschmerzen wird aufmerksam gemacht, sie finden sich häufig bei diesen Erkrankungen und sind in 6–10 Behandlungen gut zu beeinflussen. Die vorbesprochene Behandlung wird auch bei Vorhandensein von Gangrän durchgeführt. Es ist in einer Reihe von Fällen gelungen, die gangränösen Stellen zum Abheilen zu bringen, die Patienten waren 72–75 Jahre alt.

*Zusammenfassung:*
im Sitzen:
Grundaufbau
In Rückenlage:
Tractus iliotibialis
Trochanterpartie nach proximal
an der befallenen Extremität.
Wenn die obere Extremität befallen ist:
im Sitzen:
Grundaufbau, längere Zeit.

Etwa 12–15 Behandlungen; die erste Woche täglich, dann 3mal, dann 2mal wöchentlich behandeln.

Es ist selbstverständlich, daß die Bindegewebsmassage bei den arteriosklerotischen Gefäßveränderungen und der diabetischen Angiopathie nur eine, allerdings wertvolle Ergänzung der sonstigen vielfältigen ärztlich verordneten medikamentösen, physikalischen und Stoffwechselbehandlung sein kann. Beseitigung der krampfartigen Schmerzen durch Mangeldurchblutung, Erweiterung von Kollateralen – »Umleitungen« des Blutstromes durch benachbarte Gefäße - sind zu erreichen und wichtig. Die Angriffspunkte liegen nicht in der Peripherie, sondern im Lumbodorsalgebiet und proximal am Oberschenkel.

## Winiwarter-Bürgersche Erkrankung

Durch chronisch produktive Entzündung wird die Gefäßinnenwand allmählich verdickt. Im Beginn führt die Durchblutungsnot zu unbestimmten Schmerzen, fortschreitender Gefäßverschluß aber zum Absterben des betreffenden Gefäßversorgungsgebietes, zur Gangrän. Infekte, Kälteeinwirkung, Nikotin sind auslösende und verschlimmernde Faktoren. Hauptsächlich werden Männer von der Störung befallen.
Die Bindegewebsmassage hat Einfluß auf die krampfartigen Schmerzen durch Mangeldurchblutung, sie ist in der Lage, Kollateralen zu erschließen, und ist im Frühstadium von Nutzen. Auf die manifesten organischen Veränderungen der Gefäßinnenwand bleibt ihr aber die Wirkung versagt. Operative Behandlung des Grenzstranges, der die Gefäßwand versorgt, Sympathektomie sowie alle Gefäßplastiken sollten frühzeitig erwogen werden, sie können das Fortschreiten des Leidens auf lange Zeit hintanhalten.

*Befund:*

Bei Untersuchung der Patienten ist der festgepanzerte Rücken auffällig. Haut- und Unterhautgewebe sind nicht gegeneinander verschieblich oder abhebbar. Der sog. diagnostische Strich an der Wirbelsäule entlang zeigt keine Rötung. Die Patienten äußern übereinstimmend, daß sie die Haut zu kurz und zu eng, wie eingeschnürt empfinden. Dieses Empfinden entspricht genau dem Gewebsbefund.
Ist ein Bein befallen, sehen wir auf der betreffenden Beckenschaufel eine deutlich markierte scharfe Einziehung. Der Tractus iliotibialis und die Trochanterpartie sind schmerzempfindlich durch die stark erhöhte Gewebsspannung. Das Bein ist grauweiß, oft bläulich verfärbt, der Puls der Arteria dorsalis pedis nicht zu fühlen. Wir sehen in fortgeschrittenen Fällen deutlich eine Demarkationslinie in Höhe des Gefäßverschlusses, die Zehen sind taub, die Sohle pelzig.

*Behandlung:*

Wir beginnen mit dem »Kleinen Aufbau«. Die Beckenstriche lassen sich schwer durchziehen. Wir bearbeiten deshalb mit kleinen Anhakstrichen den

Beckenkamm und die Spina und sind nach dieser Auflockerung erst in der Lage, eine reguläre Strichführung zum vorderen Darmbeinstachel vorzunehmen. Der Patient fühlt anfangs gar nichts von der Anstrengung, die wir aufbringen müssen, um durch das verhärtete Gewebe durchzukommen. Nach einigen Sitzungen fühlt er ein Ritz- oder Schneidegefühl, das sich allmählich verstärkt. Gleichzeitig erscheint der erste feine rote Strich, und unter der Fußsohle setzt ein Kribbeln ein. Nach etwa 6 Behandlungen erlebt der Patient die spontan in das Bein einschießenden Wärmewellen. In manchen Fällen wird das Einschießen der Durchblutung sichtbar. Nun gehen wir, der Patient nimmt Rückenlage ein, zur Strichführung am Tractus iliotibialis über, von der Kniekehle nach proximal ziehend. Bei Abwärtsstreichung in Richtung zur Kniekehle hin besteht Gefahr des Taubwerdens der Zehen. Diese Behandlungsweise wird beibehalten, wir lassen den Unterschenkel immer aus. Besonders schmerzhaft ist beim Betasten die Stelle der Tuberositas tibiae und die Partie auf der Tibia kurz vor dem Fußgelenk. Sie ist die schlechtest durchblutete Stelle des Organismus, daher finden wir dort die meisten Erfrierungen. Aus diesem Grunde darf hier bei Gefäßleiden nie behandelt werden, die Haut ist brüchig und trocken und könnte leicht verletzt werden, die Heilung würde erschwert.

Ist die Arteria femoralis befallen, so bearbeiten wir intensiv den Tractus iliotibialis und die Trochanterpartie. Die Durchblutung muß von der Bearbeitung der Beinsegmente aus einsetzen, sonst haben wir keinen Erfolg.

Es gibt Patienten mit besonders erhöhten Spannungszuständen, die Glutäen sind flächig nach innen verhaftet, so daß das Skelett sichtbar wird. Diese Fälle behandeln wir anfangs in Bauch- oder Seitenlage. Das harte Gewebe ist nicht mehr im Sitzen zu erfassen. Wir sahen diese Zustände auch gelegentlich nach Erfrierungen bei Soldaten. Die Behandlung geht wie oben angegeben vor sich.

*Zusammenfassung:*

im Sitzen:

Grundaufbau

auf der befallenen Seite die Anhakstriche im Verlauf des oberen Beckenstriches, bevor dieser partiell und dann vollständig gezogen wird (s. S. 55 unter »zusätzliche Strichführungen«)

etwa ab 2./3. Behandlung die unteren Rhombus-Striche abwärts und die Winkel zwischen Beckenkamm und Wirbelsäule mit steil aufgestellter Hand (s. S. 52, Abb. 26, und S. 54, Abb. 34)

bei besonders stark erhöhter Spannung der Glutäen anfangs in Bauch- oder Seitenlage behandeln (s. S. 56, 58, Abb. 37, 40)

auch die drei Beckenstriche wie bei der Behandlung am sitzenden Patienten ausführen

in Rückenlage:
erst nach entsprechender Reaktion (s. Schilderung der Behandlung S. 166)
nur auf der befallenen Seite:
Strichführung am Tractus iliotibialis und um den Trochanter proximal, anschließend die Strichführungen vom Trochanter bis zur Spina iliaca ant. sup. (s. S. 80, Abb. 84)
eine Behandlungsserie von etwa 18–25 Behandlungen.

*Aus der Praxis:*

Bei einem meiner Patienten mit WINIWARTER-BÜRGERscher Erkrankung trat unmittelbar nach starker Muskelmassage Verschluß der Arteria poplitea ein, so daß sofort die Sympathektomie gemacht werden mußte. Er kam zu mir zur Nachbehandlung der Restzustände.
Auch Wechselbäder sind zu unterlassen. Hingegen können ansteigende HAUFFsche Bäder Gutes wirken. Besonders zu empfehlen ist die Drosselung. Sie unterstützt unsere Methode ausgezeichnet und wird an den massagefreien Tagen angewandt. Außerdem bedeutet sie, einmal wöchentlich ausgeführt, eine gut sichtbare Kontrolle, wieweit die Durchblutung jeweils einsetzt.

## Raynaudsche Krankheit

Sie kommt bevorzugt bei Frauen und an den oberen Extremitäten vor. Sie ist charakterisiert durch anfallsweise äußerst schmerzhafte symmetrische Gefäßspasmen, vor allem an den Fingern, die blaß und blau werden und schließlich zum Absterben von Gewebspartien führen können. Auch hier wird die Behandlung nicht peripher, sondern kaudal mit dem Lumbodorsalgebiet begonnen.

*Befund:*

Sind die Arme befallen, finden wir am ganzen Rücken, besonders am Kreuzbein und an der Wirbelsäule, dieselben erhöhten Spannungszustände. Die Hände sind oft hart und hölzern, die Finger in Krallenstellung, die Kuppen zeigen Nekrosen, die Haut ist bläulich verfärbt.

*Behandlung:*

Für die Durchblutung der Arme ist die Behandlung des Rückens maßgebend, alle sakralen, lumbalen, dorsalen und zervikalen Segmente. Die Nekrosen an den Fingerkuppen heilen schon während der Behandlung der Armsegmente ab. Hand und Finger werden beweglicher.
Unser ganzes Augenmerk richten wir nun auf die Armsegmente Th 6–12, C 3–8, also auf die intensive Bearbeitung der Partie zwischen den Schulter-

blättern – wir wissen aus der Anatomie (s. S. 30 »Theoretische Grundlagen zum Wirkungsmechanismus der Bindegewebsmassage«), daß die Gefäßinnervation der Arme und Hände, ebenso wie die Schweißsekretion, von den thorakalen Segmenten aus gesteuert wird – und am Hals entlang bis zum Nackenband. Die Ausgleichstriche führen wir auf den Mm. pectorales und den Claviculae aus.
Hat sich die Durchblutung von Arm und Hand gebessert, gehen wir an die Ränder des M. latissimus dorsi und des M. pectoralis, dehnen die Achselhöhle flächig und achten darauf, daß die Mitte der Achselhöhle nicht angegangen wird. Wir würden sonst spontan ein Taub- und Pelzigwerden der Finger erleben – sie werden dann schneeweiß. Die Bearbeitung dieser tiefgelegenen Partie ist daher absolut zu vermeiden.
Wir ziehen dann an den Septen des Unterarmes entlang und bearbeiten Handgelenk, Hand und Finger nur volar, da dorsal noch leichte Schwellungen vorhanden sind und eine zu stark gespannte Haut und Unterhaut.
Übungsbehandlungen sowie muskuläre Massagen (s. S. 163 »Die arteriellen Durchblutungsstörungen«) sind absolut zu unterlassen.

*Zusammenfassung:*

Wenn die obere Extremität befallen ist:

Grundaufbau, etwa 4 Sitzungen
ab 2./3. Behandlung die Rhombus-Striche abwärts und die Winkel zwischen Beckenkamm und Wirbelsäule in der steilen Art der Strichführung (s. S. 52, Abb. 26, und S. 54, Abb. 34)

I. Aufbaufolge auf beiden Seiten

II. Aufbaufolge auf beiden Seiten
erst nach entsprechender Durchblutungsreaktion zu den Händen die Dehnungen der Achselhöhle, auch die Dehnung abwärts am Rande des M. latissimus dorsi zum Ursprung, bis ins Trigonum lumbale (s. S. 70 unter »zusätzliche Dehngriffe der Achselhöhle«)

III. Aufbaufolge, wenn möglich, da diese Patienten nicht selten an Kopfschmerzen leiden
die Schulterblätter überziehen (s. S. 68, Abb. 59)
bei weiterer Besserung:
die Konturen des M. deltoideus behandeln (s. S. 75, 76, Abb. 72, 73)
und den Ansatz
die Bizepssehne zur Ellenbeuge ausziehen (s. S. 78, Abb. 78)
die Volarsepten des Unterarmes (s. S. 77, Abb. 76)
die Dehnung der Ellenbeuge (s. S. 78, Abb. 79)
Strichführungen über dem Handgelenk, volar (s. S. 77, Abb. 76)
und über dem volaren Handwurzelband
die Interossealstriche, volar (s. S. 78, Abb. 80)
Ausziehen des Gewebes an der Volarseite der Finger (s. S. 79, Abb. 83)

Dehnung der Palmarfaszie.
Eine Serie von etwa 15 Behandlungen.

Wenn die untere Extremität befallen ist:

die gleiche Behandlung wie bei der WINIWARTER-BÜRGERschen Erkrankung bei gebesserter Durchblutung der Beine und Füße:
Ober- und Unterschenkel auch volar behandeln.

*Beispiele aus der Praxis:*

Patientin, 42 Jahre alt, litt seit 15 Jahren an der *RAYNAUDschen Krankheit.* Bevor die ihr anempfohlene Sympathektomie ausgeführt wurde, wollte sie einen letzten Versuch mit meiner Behandlung machen. Sie wurde seit einem halben Jahr von einer Kollegin nach meiner Methode behandelt, der Zustand hatte sich etwas gebessert, sie kam zu mir im Jahre 1949.

*Befund:*

Der Rücken war gepanzert, Haut- und Unterhaut schwer verschieblich. Einziehungen fanden sich an den Brustkorbrändern sowie flächig zwischen den Schulterblättern. Das Gesicht war maskenhaft. Das rechte Handgelenk war versteift, die Hand in Krallenstellung, fast unbeweglich; Nekrose an beiden Zeigefingern.

*Behandlung:*

Der »Kleine Aufbau« wurde in den ersten Tagen gut vertragen, es trat eine leichte Besserung ein. Nach der 5. Sitzung zeigten sich Darmbeschwerden mit heftigen Durchfällen, die sich nach weiteren 2 Behandlungen legten. Statt dessen traten Leber- und Gallenbeschwerden auf, mit nächtlichen Koliken. Wir setzten 2 Tage aus. Nach der 8. Behandlung Besserung, nach der 10. Behandlung setzte eine nächtliche ungeheure Harnflut ein. Die 13. Behandlung brachte anginöse Zustände des Herzens. Nach 3 weiteren Behandlungen wurde die Patientin beschwerdefrei, und nach der 17. Behandlung konnten wir einen guten Zustand feststellen.
Auch die leidigen Kopfschmerzen verschwanden. Inzwischen hatten sich die Hände wesentlich erholt, die Zeigefinger waren abgeheilt.
Nun bezog ich das Gesicht in meine Behandlung mit ein; ich erzielte ein vollständiges Verschwinden der »Maske«. Die Patientin war verjüngt, fühlte seit Jahren zum ersten Male wieder Kälte und Wärme sowie Wind. Das Auftreten der Organbeschwerden habe ich in dieser Form nur einmal erlebt – bei mir selbst. Es handelte sich um funktionelle Störungen, die durch die Behandlung akut ausgelöst wurden. Jedes Organ »meldete« sich und konnte durch weitere Behandlung reguliert werden.
Die Patientin wurde nach sechswöchiger Behandlung in gutem Zustand entlassen, doch muß sie ihrer Anlage wegen die Behandlung von Zeit zu Zeit wiederholen.

Nach 2 Jahren, Mai 1951, Wiederholung der Behandlung. Diagnose jetzt: Sklerodermie. Bauch und Oberarme sind braun verfärbt, die Oberarme bretthart. Die Haut über dem M. deltoideus war vor einigen Monaten geplatzt, dann narbig abgeheilt.

*Befund:*

Es fanden sich erhöhte Spannungen von Haut und Unterhaut, besonders am Kreuzbein und an den Armen. Zeigefinger und Kleinfinger rechts zeigten Nekrosen, Finger in Beugekontraktur.

*Behandlung:*

Nach vierwöchiger täglicher Behandlung in der oben angegebenen Weise trat weitgehende Besserung und gutes Befinden ein. Die Nekrosen sind schon nach 14 Tagen abgeheilt, alle Finger beweglich. Ohne Übungsbehandlungen, die stets zu vermeiden sind.
Dieses Mal ging die Behandlung ohne jede Störung vor sich.

Im März des Jahres 1952 wurde die 3. Behandlungsserie durchgeführt, die Patientin kam in weitaus gebessertem Zustand.

*Befund:*

Geringere Spasmen, gute Verschieblichkeit von Haut und Unterhaut. Das Gewebe über dem M. deltoideus ist frei verschieblich; Handgelenk und Finger sind gut beweglich. Selten nur treten geringe Nekrosen der Fingerkuppen auf.

*Behandlung:*

Diese wurde, wie oben angegeben, 4 Wochen mit bestem Erfolg durchgeführt.

Ein Schweizer Patient, 75 Jahre alt, kam 1950 in unsere Behandlung mit *Arteriosklerose*, er litt seit einem Jahr an Durchblutungsstörungen des linken Beines mit Gangrän an der Achillessehne.

*Befund:*

Einziehungen und Schwellungen zeigten sich auf dem Kreuzbein, auf der linken Beckenschaufel scharfe, bandartige Einziehung, rechts leichter Spasmus. Die Oberschenkelfaszie war bretthart, der Unterschenkel kalt, keine Pulsation der Arteria dorsalis pedis war zu fühlen. Der Fuß war blau verfärbt mit Gangrän an der Achillessehne.

*Behandlung:*

In der ersten Woche wurde täglich behandelt: »Kleiner Aufbau«, rasche Auflockerung.
Zweite Woche: Hinzunahme des Tractus iliotibialis und der sehr schmerzhaften Trochanterpartie mit der Strichführung in proximaler Richtung. Die Durchblutung setzte ein, die Verfärbung des Beines ließ nach. In der vierten

Woche konnte die Strichführung rechts und links der Achillessehne in gesundem Gewebe durchgeführt werden. Die Wunde schloß sich, die Behandlung wurde abgebrochen.
Ein Vierteljahr später trat erneute Nekrose auf, zwei tiefe Gewebsdefekte, diesmal am äußeren Knöchel, dazu eine Wunde auf dem Fußrücken, ein Streifen vor der 4. und 5. Zehe. Es wurde täglich behandelt, wie oben geschildert. Die Heilung setzte rascher ein, jedoch kam eine Komplikation durch ein Ekzem am Unterschenkel hinzu.
Nach Abklingen des Ekzems konnten die Restzustände beseitigt werden. Behandlung nun 3mal, dann 2mal wöchentlich, im ganzen ein Vierteljahr lang. Der Patient ist beschwerdefrei, auf dem Fußrücken der Puls wieder normal sowie das Fußgelenk frei beweglich. Es war monatelang durch das nekrotische Gewebe stark in der Bewegung eingeschränkt. Keine muskuläre Massage, keine Bewegungsübungen.
Kontrolluntersuchung Mitte Februar 1951. Der Zustand ist ausgezeichnet, doch muß der Patient wieder eine Serie von 12–15 Behandlungen zur Vorbeugung machen lassen.
Ende 1951 erlitt der Patient einen Unfall: Sturz auf der Treppe. Das bis dahin gesunde Bein erhielt durch das Aufschlagen eine Wunde, die nicht heilen wollte. Ein Dreivierteljahr lang lag der Patient im Krankenhaus. Nach 14 Tagen mit täglicher Behandlung schloß sich die Wunde spontan, der Patient begann wieder mit Gehen.

## Venöse Durchblutungsstörungen

Die venösen Durchblutungsstörungen der Beine sind noch häufiger als die arteriellen. Hier sind im Gegensatz zur arteriellen Störung viel häufiger Frauen betroffen. Sinnfälliger Ausdruck dieser Erkrankung sind die enormen Erweiterungen der oberflächlichen Beinvenen, Krampfadern oder Varizen, die Neigung zu trophischen Störungen der Haut, flächenhafte Geschwürsbildung und Thrombophlebitiden.

## Krampfadern

Bereits im Stadium der komplikationslosen Krampfaderbildung, besonders nach Schwangerschaften, sind intermittierende Behandlungen mit Bindegewebsmassage von großem prophylaktischem Wert.

*Befund:*

Krampfadern – erweiterte Venen – sind meist konstitutionell bedingt, erblich. Es handelt sich um sog. Bindegewebsschwächlinge. Beseitigen kann man die Krampfadern nicht, aber die Krampfaderbildung und die Beschwerden werden durch die Behandlung gebessert. Die Schwere des Beines läßt sehr bald nach, die Ödeme schwellen ab, die Färbung der Haut normalisiert sich. Das Gewebe dieser Patienten ist meist schlaff und teigig. Wir sehen auf dem Kreuzbein derbe Schwellungen, die Kreuzbeindruckpunkte sind überempfindlich, starke Einziehungen auf den Beckenschaufeln. Wenn ein Bein stärker erkrankt ist, erkennt man es sofort an der verstärkten Einziehung auf den Glutäen, vor allem nach Thrombosen oder Venenentzündungen; die Haut zeigt oft bläuliche Verfärbung.

*Behandlung:*

Der »Kleine Aufbau« wird weich und flächig durchgeführt. Er stellt das Wesentliche der Behandlung dar, wir bearbeiten damit die Beinsegmente Th 10–12, L 1–4.
Die Patienten sind gegen Gewebszug besonders empfindlich; man zieht mit anliegender Hand weich durch das Gewebe der Beckenschaufeln zum vorderen Darmbeinstachel hin. Die Kreuzbein-Beckenpartie ist immer wieder zu bearbeiten, allmählich tiefer eindringend. Sind die Schwellungen auf dem Kreuzbein behoben, so ziehen wir flächige, weiche Querstriche von kaudal nach kranial über das Kreuzbein hin. Vielleicht dient diese Behandlung zur Entstauung des kleinen Beckens.
Etwa 6–10 Behandlungen werden in diesen Segmenten durchgeführt, die Patienten spüren deutliche Erleichterung, die Schwere der Beine läßt nach. Meist verschwinden gleichzeitig die Schwellungen und Einziehungen, das Bild des Rückens normalisiert sich. Die Behandlungsdauer beträgt 20 Minuten und wird vorwiegend im Sitzen durchgeführt.
Nun wird zusätzlich in Rückenlage das Gewebe des Tractus iliotibialis mit der Trochanterpartie durchgezogen bis zum Beckenrand aufsteigend, also in proximaler Richtung. Selbstverständlich darf nie auf Krampfadern gearbeitet werden, daher ist in jedem Fall die Kniekehle auszulassen. Durch die Behandlung der Trochanterpartie tritt eine weitere Entstauung des Unterschenkels und Fußgelenkes ein, die Ödeme verschwinden.
Eine spezielle Strichführung, der sog. »Varizenstrich«, wird nun angewandt. Er beginnt, leicht ansetzend, im oberen Drittel des Oberschenkels, am lateralen Rand des M. sartorius und endet mit Zug am vorderen Darmbeinstachel. Die Krankengymnastin sitzt neben dem Patienten, damit dieser Strich mit anliegender Hand weich und flächig, dabei zügig ausgeführt werden kann. Er wirkt entstauend auf die Vena saphena. Besonders muß darauf geachtet werden, daß man niemals in den Kanal der Vena saphena hineingerät. Eine Kollegin mit starken Krampfadern ist durch diese Fehlbehandlung spontan an einer Venenentzündung erkrankt.

Zu den obigen Behandlungen werden krankengymnastische Übungen eingeschaltet. Ist der Patient nicht zu sehr mit Arbeit überhäuft, empfiehlt es sich, eine Woche lang täglich zu behandeln. Der Erfolg setzt dann schneller ein. Es ist strikt darauf zu achten, daß alle Patienten nach der Behandlung eine halbe Stunde ruhen.

*Zusammenfassung:*

vorwiegend im Sitzen:
Grundaufbau
später Querstriche über das Kreuzbein (s. S. 55 unter »zusätzliche Strichführungen«)
in Rückenlage:
nach 6–10 Sitzungen die Oberschenkelbehandlung anschließen:
die Strichführung am Tractus iliotibialis und um den Trochanter proximal (s. S. 80, Abb. 84, 87)
Strichführungen vom Trochanter bis zur Spina iliaca ant. sup. (Abb. 84)
Varizenstrich (s. S. 81, Abb. 90)
ab 8./9. Behandlung mit dem Leberstrich abschließen (s. S. 60, Abb. 42)
Nachruhe.
Serie von etwa 15–18 Behandlungen.

## Oberflächliche Thrombophlebitiden

Diese häufigen Komplikationen von Krampfadern äußern sich in Form umschriebener Schmerzen, knotenartige Verhärtungen eines einige Zentimeter langen Venengebietes, mit sichtbaren entzündlichen Umgebungsreaktionen durch Rötung und Schwellung.
Mit dem Grundaufbau kann man relativ bald beginnen, der Herd der Erkrankung selbst darf nicht berührt werden. Die Behandlung ist technisch die gleiche wie bei unkomplizierten Krampfadern. Die Behandlung kann durchaus auch bei angelegten FISCHERschen Zinkleimverbänden schon durchgeführt werden.

*Befund:*

Wie bei Krampfadern derbe Schwellungen auf dem Kreuzbein, die Kreuzbeindruckpunkte sind überempfindlich. Wenn ein Bein stärker erkrankt ist, erkennt man es sofort an der verstärkten Einziehung auf den Glutäen. Die Haut zeigt oft bläuliche Verfärbung.

*Behandlung:*

»Kleiner Aufbau«. Später wird der Tractus iliotibialis nach aufwärts um die Trochanterpartie angewandt, dann der sog. Varizenstrich. Nach Abnahme

des Zinkleimverbandes durch den Arzt ist schöne Heilung sowie Entstauung der Beine durchweg festzustellen.
Anschließend die entsprechenden krankengymnastischen Übungen.
Drei- bis viermal wöchentlich eine Sitzung, jeweils 20 Minuten, später eine halbe Stunde.

*Aus der Praxis:*

Patientin, 46 Jahre alt, hatte in 8 Jahren 8 Schwangerschaften, einschließlich Fehlgeburten, und 6mal Venenentzündung. Sie kam mit dem FISCHERschen Zinkleimverband zu mir.

*Befund:*

Das Gewebe war teigig, auf den Glutäen leicht bläulich verfärbt, beim Durchziehen sehr schmerzempfindlich. Es fanden sich Einziehungen an den Kreuzbeinrändern, derbe Schwellungen auf dem Kreuzbein, scharfe Einziehungen auf den Beckenschaufeln, betont auf der erkrankten Seite, links. Beide Punkte rechts und links des Kreuzbeines stark druckempfindlich. Ödeme an beiden Knöcheln, Varizen.

*Behandlung:*

»Kleiner Aufbau« im Sitzen. Vorsichtiges Durchstreichen des Gewebes mit Auslassen der Schwellung auf dem Kreuzbein. Nach 6 Behandlungen Nachlassen der Schwellung sowie des Schweregefühls im linken Bein. In Rückenlage wurde der Tractus iliotibialis zur Behandlung hinzugenommen, von der Kniekehle weg nach proximal. Die Trochanterpartie ist sehr schmerzhaft. Anschließend kam der Varizenstrich leicht und flächig zur Anwendung. Umlagerungsübungen des relativ gesunden Beines wurden ausgeführt sowie Spannungsübungen. Anschließend eine halbe Stunde Ruhe. Dauer der Behandlung 20–30 Minuten mit Übungen. Nach 10 Sitzungen beschwerdefrei! Patientin konnte gut gehen. Nach 15 Behandlungen Kontrolle durch den Arzt und Entfernung des Verbandes. Er stellte Ausheilung und völlige Entstauung des Beines fest.

## Ulcus cruris varicosum

Unter Ulcus cruris verstehen wir mehr oder weniger ausgedehnte, flächige, u. U. den ganzen Umfang des Unterschenkels umfassende Geschwürsbildung mit äußerst schlechter Heilungstendenz. Meist liegen diese Geschwüre im unteren Drittel des Unterschenkels. Die umgebende Haut ist derb geschwollen, meist bläulich verfärbt und erheblich in ihrer Ernährung geschädigt. Ohne anfängliche Bettruhe und FISCHERsche Verbände kommt man meistens nicht zurecht, aber auch hier ist sehr bald mit dem Grundaufbau zu beginnen.

*Befund:*

Der Gewebsbefund entspricht dem der Varizen.

*Behandlung:*

Die Behandlung ist dieselbe wie bei den Krampfadern. Wichtig ist die Lokkerung des Tractus iliotibialis und der Trochanterpartie zur Entstauung. Wenn die Heilung des Ulcus einsetzt, kann mit der Behandlung des Unterschenkels begonnen werden; das Gewebe ist hart und gespannt. Mit weichen flächigen Griffen wird das Gewebe über dem M. gastrocnemius, in der Furche zwischen den beiden Köpfen, nach lateral gedehnt (nicht wenn die Vena poplitea Krampfader ist). Man arbeitet sich verhältnismäßig weit vor, bis in die Nähe des Ulcus. Mit kleinen Anhakstrichen wird auf das Geschwür zugearbeitet, bis in die Nähe des Granulationsgewebes.
Mehr als 15 Behandlungen sind selten erforderlich. Die Behandlungsdauer beträgt 20–30 Minuten. Kleine Ulcera schließen sich oft schon nach einer Woche. Auch ganz veraltete Fälle lassen sich gut beeinflussen.

*Zusammenfassung:*

Grundaufbau, wie bei der Behandlung von Krampfadern beschrieben
später anschließend die Oberschenkelbehandlung, ebenso wie bei Krampfadern beschrieben
nach ausreichender Behandlungseinwirkung (siehe oben unter »Behandlung«)
anschließend, auch in Rückenlage:
weiche bimanuelle Dehnungen nach lateral im Gewebe zwischen den beiden Köpfen des M. gastrocnemius distalwärts auf das Ulcus zu (s. S. 82, Abb. 91 unter »zusätzliche Strichführungen«)
kleine Anhakstriche auf das Ulcus zu, wenn das Gewebe dort soweit intakt ist
die Behandlung mit dem Leberstrich abschließen (s. S. 60, Abb. 42)
Nachruhe
Serie von etwa 15 Behandlungen.

## Die tiefen Bein- und Beckenvenenthrombosen

Hierbei handelt es sich nicht um die bisher beschriebenen Komplikationen bei Krampfadern, sondern um eine eigenständige Erkrankung allerdings vielfältiger Ursachen. Meistens bilden sich solche Thrombosen bei bettlägerigen Kranken, besonders nach Operationen, gelegentlich auch spontan. Die große Gefahr dieser Erkrankung liegt in der Möglichkeit, daß Teile der

Gerinnsel abreißen und als Lungenembolien verschleppt werden. Diese Gefahr ist in den ersten Tagen am größten, deshalb ist in dieser Zeit – etwa 10 bis 14 Tage – jegliche unnötige Bewegung zu vermeiden. Hier ist sorgfältige Ruhigstellung und die moderne medikamentöse antithrombotische Therapie durchzuführen. Dann erst – also nach einigen Wochen – kann man die Bindegewebsmassage mit dem Grundaufbau beginnen, also zu einem Zeitpunkt, wo der Kranke bereits das Bett verlassen hat. Ziel unserer Behandlung kann nicht sein die Rückbildung der Thromben oder Verhütung embolischer Komplikationen, vielmehr ist die Bindegewebsmassage geeignet, die Rückbildung der schweren Gewebsstauungen zu begünstigen. Das postthrombotische Syndrom, im allgemeinen nur an den Beinen auftretend, beinhaltet die chronische Stauung und Schwellneigung im Bereich der Füße, Knöchelgelenke, Unterschenkel, Knie und evtl. auch Oberschenkel nach schwerer Thrombose der großen Beinvenen. Das Syndrom beschränkt sich nicht nur auf rein venöse Stauungen durch den Ausfall der thrombosierten Hauptvenen, sondern erfaßt auch das Lymphsystem.
Die Behandlung wird wie bei Krampfadern geschildert durchgeführt, nach tiefen Beinvenenthrombosen ist sie auf den Grundaufbau zu beschränken. Nach Beckenvenenthrombosen ist die Bindegewebsmassage nicht angezeigt, da bereits der Grundaufbau unmittelbar über dem Erkrankungsherd liegt.

## Behandlung bei Hämorrhoiden

Im Liegen, in Bauchlage:
Grundaufbau (s. S. 58, Abb. 40)
zusätzlich die Strichführung entlang der Analfalte mit kleinen Anhakstrichen bis zur Afterspalte (s. S. 59)
in Rückenlage:
ab etwa 8./9. Behandlung diese mit dem Leberstrich abschließen (s. S. 60, Abb. 42)
Nachruhe
Serie von etwa 12–15 Behandlungen.

## Frostschäden

Auch bei drohendem Gewebsuntergang an Händen und Füßen durch akute Erfrierung hat die Bindegewebsmassage einen wichtigen Platz. Man behandelt alsbald nach Bergung der Verletzten in der anschließend geschilderten Weise. In der gleichen Art behandelt man die bei vielen Menschen in der kälteren Jahreszeit auftretenden Frostbeulen, am besten schon vor Auftreten der Beschwerden.

*Behandlung:*

wenn die obere Extremität betroffen ist:

im Sitzen:
Grundaufbau
I. Aufbaufolge
II. Aufbaufolge
später die Konturen des M. deltoideus behandeln
die Bizepssehnen zur Ellenbeuge
die Volarsepten am Unterarm (s. S. 77, Abb. 76)
die Dehnung der Ellenbeuge (s. S. 78, Abb. 79)
die Hand wird nicht behandelt

wenn die untere Extremität betroffen ist:

im Sitzen:
Grundaufbau, etwa 6 Sitzungen
in Rückenlage:
Strichführung am Tractus iliotibialis und um den Trochanter zunächst nur proximal
später erst auch die bimanuelle Oberschenkeldehnung und die entsprechende Unterschenkeldehnung anschließen (s. S. 80, Abb. 85)
die Füße werden nicht behandelt
Nachruhe
die erste Woche täglich, dann 3- und 2mal wöchentlich behandeln
Serie von etwa 12–15 Behandlungen.

# Innere Krankheiten

## Herzkrankheiten

Die Regel, daß akute innere Krankheiten nicht in das Aufgabengebiet der Bindegewebsmassage gehören, gilt ganz besonders bei Herzkrankheiten. Das bedeutet nicht, daß Schmerzzustände in der Herzgegend, seien sie pektanginösen Charakters, seien sie Brustkorb- oder Brustkorbwandschmerzen, seien sie funktionelle Herzbeschwerden, ebenfalls von der Behandlung aus-

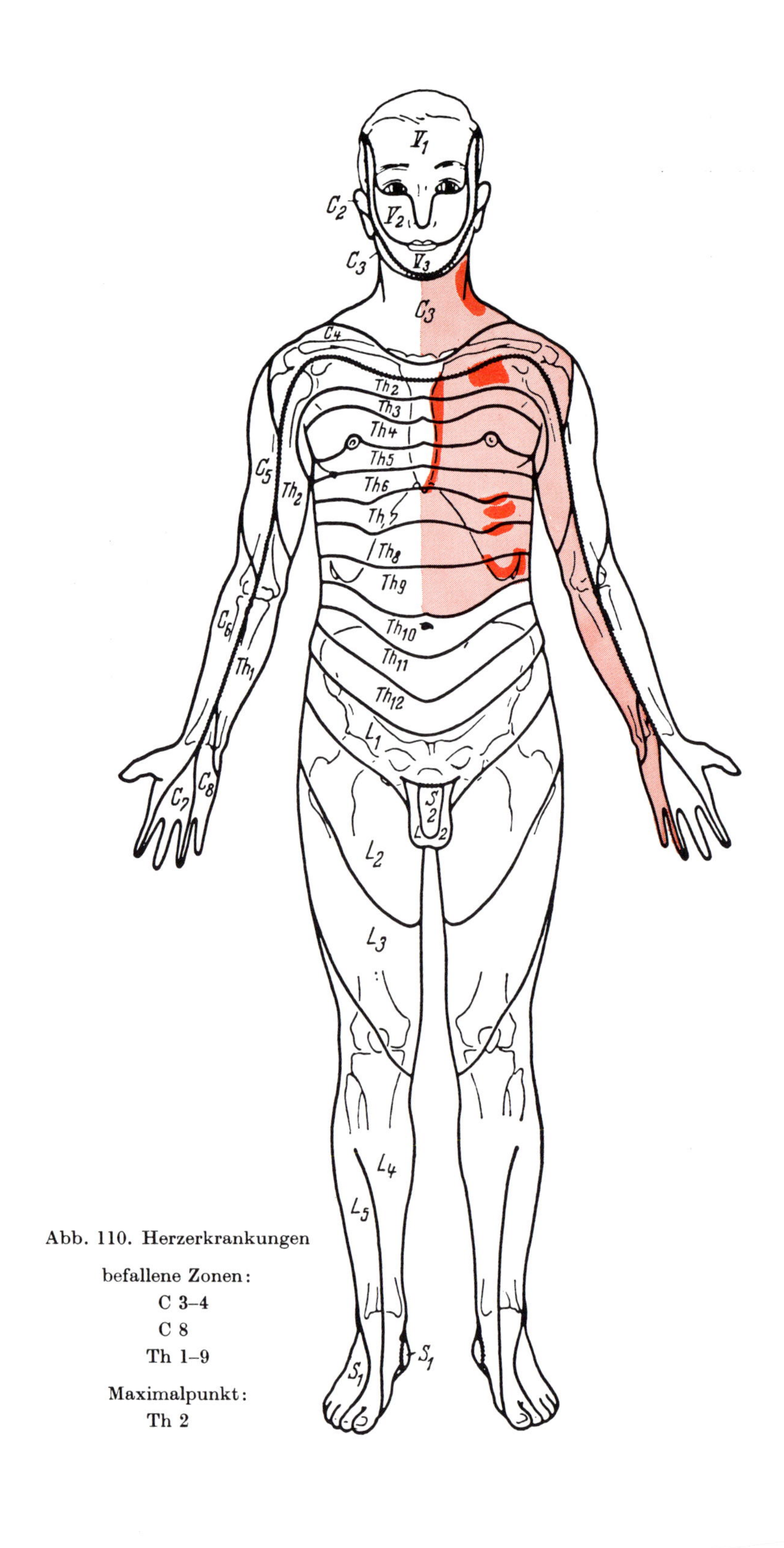


Abb. 110. Herzerkrankungen

befallene Zonen:
C 3–4
C 8
Th 1–9

Maximalpunkt:
Th 2

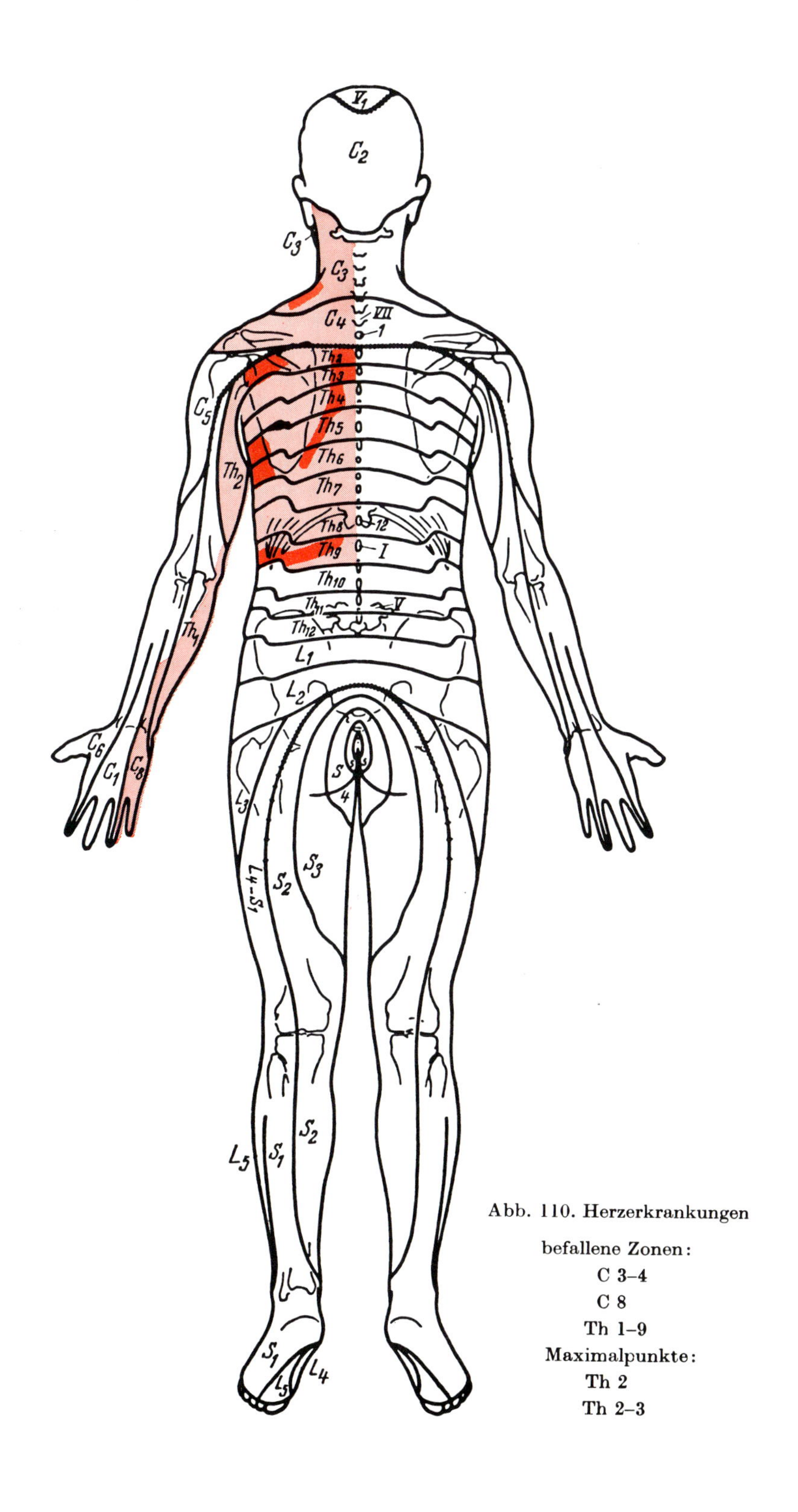


Abb. 110. Herzerkrankungen

befallene Zonen:
C 3–4
C 8
Th 1–9
Maximalpunkte:
Th 2
Th 2–3

zuschließen seien. Im Gegenteil: hier hat die Bindegewebsmassage ein erfolgversprechendes Betätigungsfeld.
Die Herzzonen in Th 1–9 und in C 3–4 und C 8 werden grundsätzlich zuerst ausgespart, das erste Behandlungsziel ist die Freiarbeitung des Iliosacralraumes, des Lenden-Kreuzbeingebietes, der kaudalen Zonen.

### Angina pectoris

Ob die Ursachen der krampfartigen Herzschmerzen, des Enge- und Druckgefühles in der Herzgegend auf bleibende – Koronarsklerose – oder vorübergehende – Koronarspasmen – Herzkranzverengung zurückgeht, die Behandlungsprinzipien bleiben die gleichen. Nachhaltige Erfolge verspricht die Behandlung allerdings nur bei der zuletzt genannten funktionellen, vasomotorischen Angina pectoris.

*Befund:*
Alle Herzzonen sind befallen: sichtbar und tastbar, dorsal Th 1–9, besonders Th 2–6. Wir finden oft zusätzlich einen Schmerzpunkt in Th 6 auf beiden Seiten dicht neben der Wirbelsäule. Das Gewebe der linken Thoraxhälfte ist in der Spannung erhöht, am linken Brustkorb eingezogen. Ventral ist das Gewebe über dem Pektoralisgebiet der linken Seite spannungserhöht, ein Maximal-Schmerzpunkt in Th 2. Entsprechend der Herzzone C 8 ausstrahlender Schmerz bis zum Kleinfinger.

*Behandlung:*
Der »Kleine Aufbau« wird länger durchgeführt, bis die Anfälle nachlassen, betont den unteren linken Brustkorbrand; dann ziehen wir flächig den großen Ausgleichstrich, gehen erst später – je nach Befund – zum »Großen Aufbau« über und allmählich in die Herzzonen selbst. Nur feinste Dosierung bringt Erfolg.

*Zusammenfassung:*
im Sitzen:
Grundaufbau
die Winkel zwischen Beckenkamm und Wirbelsäule erst ab etwa 9. Behandlung
den linken Brustkorbrand zuerst vorsichtig, später betont ausziehen
auch den rechten Brustkorbrand ausziehen
kleine Ableitung (siehe »Allgemeine Richtlinien der Technik« S. 55)
Ausgleichstriche über den Mm. pectorales:
links nur die Strichführung unterhalb der Clavicula (s. S. 52, Abb. 24)
und die Strichführung oberhalb der Clavicula (s. S. 62, Abb. 47)
rechts alle Ausgleichstriche über den Mm. pectorales (s. S. 52, Abb. 24)
ab etwa 4. Behandlung auch die Strichführung oberhalb der Clavicula rechts
Ausziehen des linken Brustkorbrandes wiederholen

kleine und große flächige Ableitung (s. S. 55 bei »Allgemeine Richtlinien der Technik«)
Nachruhe, mindestens eine halbe Stunde.

Gegebenenfalls wird eine Behandlungsserie nur im Grundaufbau durchgeführt.

Bei Besserung des Zustandes und der Gewebsbefunde und Empfindlichkeiten, die nicht nur vor dem Beginn der Behandlungsserie, sondern auch im Verlauf derselben beobachtet werden müssen, kann auch folgende Erweiterung der Behandlung angezeigt sein:

nach etwa 8–10 Behandlungen mit dem Grundaufbau, wie oben beschrieben, folgt dem Ausziehen der Brustkorbränder der große Ausgleichstrich links (s. S. 64, Abb. 51)
Brustkorbrandstrich links
kleine Ableitung
die Ausgleichstriche über den Mm. pectorales wie oben angegeben
die Strichführungen oberhalb der Claviculae
den großen Ausgleichstrich und Brustkorbrandstrich links wiederholen
kleine und große flächige Ableitung

später auch die I. Aufbaufolge hinzunehmen:
die Anhakstriche zur Wirbelsäule von beiden Seiten
die Interkostalstriche nur auf der linken Seite
zunächst nur 5 Strichführungen
erst nach Besserung der Gewebsbefunde um den unteren linken Schulterblattwinkel evtl. alle 7 Interkostal-Strichführungen
anschließend großer Ausgleichstrich
Brustkorbrandstrich links
kleine Ableitung
die Ausgleichstriche über den Mm. pectorales wie oben angegeben
die Strichführungen oberhalb der Claviculae
den großen Ausgleichstrich und den Brustkorbrandstrich links wiederholen
kleine und große flächige Ableitung
Nachruhe

Wenn die Schmerzpunkte in Th 6 beiderseits der Wirbelsäule tastbar sind, wird in folgender Art behandelt:
Grundaufbau, wie oben beschrieben

I. Aufbaufolge:
die Anhakstriche zur Wirbelsäule von beiden Seiten
die Interkostalstriche links, wie oben angegeben
anschließend eine flächige Querstrichführung, in Höhe des linken unteren Schulterblattwinkels beginnend, zum rechten unteren Schulterblattwinkel einmal ausführen und dann einmal, auf der gleichen Bahn, von rechts nach

links zurückziehen. Die Strichführung verläuft dicht unterhalb der Schmerzpunkte in Th 6
kleine Ableitung
die Ausgleichstriche auf den Mm. pectorales, wie oben angegeben
die Strichführungen oberhalb der Claviculae
die flächige Querstrichführung dicht unterhalb der Schmerzpunkte in Th 6 wiederholen, wie oben beschrieben
kleine und große flächige Ableitung
Nachruhe.
Die Behandlungen bei Angina pectoris können gegebenenfalls mit dem Leberstrich abgeschlossen werden (s. S. 60, Abb. 42)
Bettlägerige Patienten können täglich 15 Minuten behandelt werden, sonst 3mal, dann 2mal und dann 1mal nur zur Kontrolle.

**Infarkt**

Wir behandeln nach Infarkt zur Beseitigung evtl. verbliebener Herzzonen und entsprechenden Empfindlichkeiten.
Die Bindegewebsmassage darf nicht vor Ablauf von 6 Wochen nach dem Infarkt begonnen werden. Zudem müssen alle entzündlichen Zeichen, Blutsenkung usw. normalisiert sein. Es darf keine Herzinsuffizienz vorliegen. Eine eingeleitete antithrombotische Therapie ist hingegen keine Kontraindikation.

*Behandlung:*

Man behandelt längere Zeit im Grundaufbau (wie bei Angina pectoris beschrieben) unter Vermeidung der Herzzonen
später werden der große Ausgleichstrich und der Brustkorbrandstrich links (anschließend an das Ausziehen der Brustkorbränder, wie bei Angina pectoris beschrieben) von den Patienten sehr wohltuend empfunden,
nur wenn es nötig sein sollte – evtl. auch in einer späteren Wiederholungsserie –, kann die Behandlung erweitert werden, falls noch verbliebene Herzzonen es erfordern.
Gelegentlich sieht man nach Infarkten eigenartige Schulter-, Arm- und Handschmerzen, die sich bis zu einem regulären SUDECK-Syndrom entwikkeln können: zum sog. *Postinfarktsyndrom.*

*Behandlung:*

Wie bei Infarkt oben beschrieben; es ist kaum erforderlich, den linken Arm in die Behandlung einzuschließen, die Beschwerden bessern sich durch Beeinflussung auf die Herzzonen, besonders durch die schonende Ausführung der Dehngriffe der Achselhöhle (s. S. 186 unter »Zusammenfassung«).

Entzündung des Herzmuskels – *Myocarditis* – ist in akutem Stadium nicht geeignet für Bindegewebsmassage. Erst nach Abklingen der akuten Sym-

ptome, bei beginnender Besserung, Kompensation, in der Rekonvaleszenz kann mit Bindegewebsmassage behandelt werden.
Herzklappenfehler treten entweder als Folgen von Herzinnenhautentzündung – *Endocarditis* – auf oder sind angeborene Mißbildungen. Die floride Entzündung wird nicht von uns behandelt. Die späten Defektsyndrome, d. h. die Klappenfehler, bedürfen sorgfältiger ärztlicher Überwachung. Die zumutbare Belastung muß genau dosiert werden, gegebenenfalls müssen herzwirksame Medikamente verordnet werden. Nicht selten gelingen operative Korrekturen mit Hilfe der modernen Herzchirurgie. Die Bindegewebsmassage kann hier Hilfen geben, indem sie reflektorisch Fehlsteuerungen ausgleicht. Schwere Herzdekompensationen gehören nicht zu ihren Indikationen.

*Herzinsuffizienz* – Herzschwächezustände – werden ebenfalls nicht im akuten Stadium mit Bindegewebsmassage behandelt, sondern wenn die akuten Symptome abgeklungen, Kompensation und Besserung beginnt.

*Funktionelle Herzbeschwerden*, neurozirkulatorische Dysregulation sind ohne nachweisbaren organischen Herzbefund charakterisiert durch Angstzustände, Unruhe, Herzklopfen, Herzdruck. Ganz verschiedene Ursachen, angefangen von psychischen Faktoren bis zu chronischen Herdinfekten, Kalk- oder Eisenmangel, Funktionsstörungen der inneren Drüsen und ungeordnetem Zusammenspiel im vegetativen Nervensystem führen zu den verschiedenen Mißempfindungen im Herzbereich.
Solche Beschwerden können auch durch lokale Veränderungen, wie Schwielen und Muskelverspannungen, durch geringfügige Fehlhaltungen und Fehlbewegungen einzelner Rippen- und Brustwirbelgelenke im Bereich von Th 1–7, verursacht und fälschlich als Herzbeschwerden gedeutet werden. Die Ursache kann auch lediglich in der Brustwand ohne Mitbeteiligung der Bauchorgane liegen. Da aber die Beschwerden in der Herzgegend lokalisiert sind, ist die Ängstlichkeit der Kranken erklärlich. Rein psychogen-neurotische Beschwerden bedürfen psychotherapeutischer Beratung.

*Befund:*

Befallen sind die Zonen von Th 1–9, im besonderen von Th 2–6 und von C 3–4. In dem Gebiet der linken Brustkorbseite des Rückens sehen wir erhöhte Gewebsspannungen auf den Rippen, Einziehungen am unteren linken Brustkorbrand, oftmals auch rechts durch leichte Leberstauung. Die Partie zwischen Wirbelsäule und linkem Schulterblatt ist durch starke Einziehungen und Schwellungen verändert, die oft als Wülste imponieren, besonders bei Myokardschäden. Dies gilt für das Gebiet Th 2–6, im besonderen für die Maximalpunkte in Th 2–3 und auf dem Schulterblatt Th 2, unterhalb der Gräte. Das Gewebe der Achselhöhle ist stark wulstig überhängend, mit darunterliegenden Einziehungen.
Am vorderen Brustkorb sehen wir starke Spannungserhöhungen, besonders auf dem linken M. pectoralis. Der Maximalpunkt vorn in Th 2 ist auf Druck

sehr schmerzempfindlich; er wird vom Patienten als stechender Schmerz tief nach innen empfunden. Die Ansatzstellen der 2.–5. Rippe am Brustbein oder am Knochenknorpelübergang sind oft empfindlich, wir finden hier häufig Schwellungen. Ein Maximalpunkt im 5.–6. Interkostalraum, im Bereich der Herzspitze, ist sehr druckempfindlich.
Es besteht eine große sicht- und tastbare Spannungsdifferenz zwischen beiden Brustkorbhälften, der befallenen und der nicht befallenen Seite.
Gelegentlich strahlen ziehende Schmerzen in den linken Arm aus. Behandlung des Armes ist nicht erforderlich, die Schmerzen vergehen mit der Behandlung der mittleren Thorakalsegmente.

*Behandlung:*

Nach obigem Befund setzen wir mit dem »Kleinen Aufbau« etwa 4–6 Sitzungen, bei schweren Fällen 10 Behandlungen ein. Wir betonen den linken unteren Brustkorbrand und ziehen diesmal keine Ausgleichstriche auf dem linken M. pectoralis, da wir die Herzzonen und Maximalpunkte vollständig auslassen müssen; hingegen wird das weiche Ausziehen der Clavicula als wohltuend empfunden. Der rechte M. pectoralis wird flächig ausgeglichen; bald empfindet der Patient Erleichterung. Tiefe Atemzüge stellen sich ein, die durch das betonte Durchziehen des linken unteren Brustkorbrandes hervorgerufen werden. Nach jeder Sitzung von 20 Minuten Dauer muß der Patient eine halbe Stunde liegen, sonst ist der Erfolg der Behandlung in Frage gestellt.
Allmählich gehen wir zum »Großen Aufbau« über, nun bis zum unteren linken Schulterblattwinkel, und tasten vorsichtig das Gebiet der Achselhöhle ab. Das geschwollene Gewebe ist beim Durchstreichen sehr schmerzhaft, es muß unterhalb der Schwellungen bearbeitet werden. Man warte, bis durch die Brustkorbarbeit die Schmerzhaftigkeit herabgesetzt ist und die Schwellungen nachlassen. Dasselbe gilt für die Umrandung des Schulterblattes. Während *jeder Behandlung, die nur auf der linken Brustkorbhälfte ausgeführt wird,* schalte man mehrmals den großen »Ausgleichstrich« ein, der in der ventralen Axillarlinie im 6./7. Interkostalraum einsetzend, um den unteren Schulterblattwinkel herauf zum 7. Halswirbel zieht. Mehrfaches Durchziehen des linken unteren Brustkorbrandes ist gleichfalls erforderlich. Dadurch vermeiden wir jede auftretende Komplikation. Bei zu schneller Arbeit nach kranial, also in die Herzzonen, kann ein Pseudo-Angina-pectoris-Anfall ausgelöst werden, wie es bei mehreren Kolleginnen geschehen ist.
Nach etwa 10 bis 12 Sitzungen, bei gebessertem Befinden des Patienten, gehen wir zur Bearbeitung der Herzzonen über. Die etwa vorhandenen Schwellungen in Th 2–3 müssen allmählich normalisiert werden. Wir sehen sie besonders häufig bei Myokardschäden.
Querstriche werden von Schulterblatt zu Schulterblatt über die Wirbelsäule hinweg ausgeführt. Einige Patienten benötigen das flächige Durchziehen der Rippen auf dem vorderen Brustkorb zum Sternum hin, links. Doch

wird diese Strichführung nicht immer vertragen, es ist ein Versuch. Dies muß von Fall zu Fall ausprobiert werden.
Der große Ausgleichstrich, der linke untere Brustkorbrand, das Kreuzbein bilden immer wieder den Abschluß der Behandlung. Während einer Behandlung kehrt man mehrmals an diese Stellen zurück. Auf diese Notwendigkeit kann nicht oft genug hingewiesen werden. Nachdem wir bis jetzt dreimal wöchentlich Sitzungen hatten, genügen nun zwei in der Woche, und allmählich wird abschließend nur eine Behandlung als Kontrolle gegeben. Trotz besten Befindens muß der Patient jedesmal eine halbe Stunde liegen. Der Körper braucht diese Ruhe zum Ausgleich seiner gestörten Funktion. Ich habe noch nicht erlebt, daß diese Herzbehandlung, in vorsichtiger Weise dosiert, nicht vertragen wurde.
Die Herzbehandlung wird durchweg im Sitzen ausgeführt. Haben wir bettlägerige Patienten, wie meist in den Kliniken, so setzen wir sie kurz auf den Bettrand, gestützt von der Schwester, und machen uns ein Bild von dem Gewebsbefund und den Maximalpunkten. Im Liegen verwischt sich das ganze Bild durch den entspannten Rücken.

*Behandlung im Liegen:*

Der Patient liegt nun auf der rechten Seite; wir arbeiten den »Kleinen Aufbau«, so gut es geht auch rechts in derselben Lage, eine Viertelstunde lang, und zwar täglich eine Viertelstunde; der Patient hat ja absolute Ruhe. Nach 6–10 solchen Behandlungen gehen wir auf den »Großen Aufbau« über, Dauer 20 Minuten. Beim Nachlassen der Empfindlichkeit Behandlung der Achselhöhle. Der Arm wird leicht gestützt gehalten; es läßt sich sehr gut in dieser Lage arbeiten. Ausgleichstriche werden auf dem rechten M. pectoralis und links nur die infra- und supraklavikulare Strichführung in Rückenlage durchgeführt, ebenso der Strich am unteren Brustkorbrand. Großer Ausgleichstrich und Brustkorbrand sowie die ableitenden Strichführungen am Kreuzbein schließen jede Behandlung ab.
Sobald der Zustand des Patienten sich gebessert hat, wird die Behandlung im Sitzen weitergeführt.

*Zusammenfassung:*

im Sitzen oder in Seitenlage:
Grundaufbau, etwa 6–10 Behandlungen
zunächst ohne Bearbeitung der Winkel zwischen Beckenkamm und Wirbelsäule
den linken Brustkorbrand zuerst vorsichtig, dann betont ausziehen
den rechten Brustkorbrand ausziehen
kleine Ableitung
die Ausgleichstriche über dem M. pectoralis links nur unter der Clavicula (s. S. 52, Abb. 24)
und die Strichführung oberhalb der Clavicula (s. S. 62, Abb. 47)
rechts alle Ausgleichstriche über dem M. pectoralis

ab etwa 4. Behandlung auch die Strichführung oberhalb der Clavicula
Brustkorbrandstrich links wiederholen
kleine und große flächige Ableitung
Nachruhe, mindestens ½ Stunde

nach 6–10 Behandlungen, je nach Gewebsbefund, Reaktion und Befinden des Patienten, auch die I. Aufbaufolge hinzunehmen
die Anhakstriche zur Wirbelsäule von beiden Seiten
nur links die Interkostalstriche, zunächst nur 5
bei Besserung des Gewebsbefundes um den linken unteren Schulterblattwinkel gegebenenfalls die üblichen 7 Interkostal-Strichführungen
großer Ausgleichstrich (s. S. 64, Abb. 51)
Brustkorbrandstrich links – kleine Ableitung
die Ausgleichsmaßnahmen über den Mm. pectorales wie oben angegeben
die Strichführungen oberhalb der Claviculae
großen Ausgleichstrich und Brustkorbrandstrich links wiederholen
kleine und große flächige Ableitung
Nachruhe

nach einigen weiteren Behandlungen auch zur II. Aufbaufolge übergehen
es wird nur auf der linken Seite behandelt
der äußere Schulterblattstrich (s. S. 67, Abb. 57)
verlängerter Dehngriff aufwärts am Rande des M. latissimus dorsi (s. S. 70 unter »zusätzliche Dehngriffe der Achselhöhle«)
die »Girlande«, der Behandler führt sie hinter dem Patienten stehend aus (s. S. 69 unter »Dehngriffe der Achselhöhle«)
großer Ausgleichstrich und Brustkorbrandstrich links – kleine Ableitung
die Ausgleichstrichführungen über den Mm. pectorales und oberhalb der Claviculae wie oben beschrieben
großen Ausgleichstrich und Brustkorbrandstrich links wiederholen
kleine und große flächige Ableitung
Nachruhe

ab 9. Behandlung auch die Winkel zwischen Beckenkamm und Wirbelsäule behandeln
ab etwa 10./12. Sitzung weiter kranial arbeiten
flächige Querstriche zwischen den Schulterblättern (s. S. 68, Abb. 59)
zunächst bis unterhalb des Maximalpunktes in Th 2–3
evtl. dann auch den inneren Schulterblattrand links weich anhaken
dann die Schulterblattumrandung
und die Strichführung über der Schulterblattgräte (s. S. 67, Abb. 55, 56, 58)
die Ausgleichstriche über den Mm. pectorales und oberhalb der Claviculae, wie oben beschrieben
großen Ausgleichstrich und Brustkorbrandstrich links wiederholen
kleine und große Ableitung
Nachruhe

bei Quellbefunden an den Ansatzstellen der Rippen am Brustbein:
auch die Interkostalstriche ventral zum Sternum links (s. S. 64, Abb. 50) und die kleinen Anhakstriche zu den Ansatzstellen der Rippen auf den linken Brustbeinrand zu (s. S. 71, Abb. 65)
Ausgleichstrichführung über den Mm pectorales und oberhalb der Claviculae wie oben beschrieben
großen Ausgleichstrich und Brustkorbrandstrich links wiederholen
kleine und große flächige Ableitung
½ bis 1 Stunde Nachruhe
etwa 15 Behandlungen.

## Erkrankungen der Atmungsorgane

### Heiserkeit, Rachenkatarrh, Räusperzwang, trachealer Reizhusten

Husten durch Reizzustände in der Luftröhre können außer durch Staub- oder Rauchinhalation oder nach Erkrankungen der oberen Luftwege auch durch ein mittleres Zervikalsyndrom ausgelöst, wenigstens aber verstärkt und gefördert werden.
Praktisch steht fest, daß Bindegewebsmassage nützt, vorwiegend in den Zervikalsegmenten, dorsal und ventral zu tasten, außerdem ganz besonders die thorakalen »Atemzonen«, die mittleren Thorakalsegmente, die, wie ja mehrfach schon erwähnt, die wichtigsten vegetativen Zentren für die obere Körperhälfte enthalten.
Die Behandlung wird wie diejenige bei Asthma bronchiale durchgeführt (s. S. 188 unter »Behandlung« und unter »Zusammenfassung«).

### Heuschnupfen, chronischer Schnupfen

*Befund:*

Das Heufieber hat im Vorstadium kaum sicht- und tastbaren Befund im Rücken. Vor der Heuschnupfenzeit sind die Maximalpunkte des Kopfes Th 2–3 wenig sicht- und tastbar, sie treten erst während des Heufiebers als Schmerzpunkte auf.
Vorbereitend beginnen wir mit der Behandlung vor der Blütezeit der den Heuschnupfen auslösenden Pollenträger (z. B. Erlenkätzchen, Mimosen im Februar, Linden Ende Juni).

*Behandlung:*

Wir arbeiten den »Kleinen Aufbau« und den »Großen Aufbau« rasch durch, verweilen besonders zwischen den Schulterblättern. Wir beeinflussen die Nase am stärksten von der Partie zwischen den Schulterblättern aus, wiederum im Bereich der Thorakalsegmente Th 3–7. Von dort aus erzielen wir eine freie Nasenatmung.

Wir bearbeiten den ganzen Schultergürtel und gehen schon bei der ersten Sitzung zur Gesichtsbehandlung über. Einleitende bimanuelle Züge über die Stirn enden im Schläfengebiet. Es folgen kleine Anhakstriche zum Haaransatz und Strichführungen über die Schläfenpartien. Es werden kleine Striche von der Nasenwurzel strahlenförmig zur Stirn gezogen, dann über die Nasenwurzel von Augenwinkel zu Augenwinkel mit gut abgestützter Hand. Die Nase wird mit beiden Händen bis zur Spitze flächig gedehnt. (Vorsicht bei der flächigen Dehnung der Nase bei Patienten, die zu Nasenbluten neigen. In diesem Fall nicht bis zur Spitze durcharbeiten, da sich vorn im Septum eine an Kapillaren besonders reiche Stelle befindet.) Beide Gesichtshälften werden bis unter das Kinn ausgestrichen.
Es empfiehlt sich, die Behandlung einige Jahre zum gleichen Zeitpunkt zu wiederholen. Es genügen 12–15 Sitzungen.

*Zusammenfassung:*

*prophylaktische Behandlung:*
im Sitzen:
Grundaufbau, 2–3 Sitzungen
I. Aufbaufolge
II. Aufbaufolge (wie bei Kopfschmerzen behandeln, s. S. 158)
III. Aufbaufolge: nur die Längszüge an der Halswirbelsäule, die kleinen Anhakstriche zur Halswirbelsäule und die kleinen Querstriche über das Nackenband (s. S. 73, Abb. 68, 69)
anschließend die Gesichts- und Nasenbehandlung (s. S. 85, Abb. 100–106) kleine und große flächige Ableitung.

*Behandlung im akuten Stadium:*
im Sitzen:
Grundaufbau
schon ab erster Sitzung den sog. diagnostischen Strich (s. S. 50, Abb. 22), den Paravertebralstrich, behandelnd als Überleitung zur Gesichts-Nasenbehandlung ausführen. Nach ihrer Durchführung mit der kleinen und großen flächigen Ableitung abschließen.
Die gleiche Behandlung wird bei *chronischem Schnupfen* angewandt.
Ein beginnender Schnupfen kann durch die Nasenwurzelbehandlung kupiert werden.
Die Chinesen, besonders erfahren auf dem Gebiet der Reflextherapie, kupieren den Schnupfen durch Zupfen und Ziehen an der Nasenwurzel, bis eine starke Hyperämie eintritt.

## Asthma bronchiale

Das Asthma bronchiale ist ähnlich wie der Heuschnupfen eine allergisch bedingte Erkrankung. Auslösend wirken sog. Inhalationsallergene, d. h.

Stoffe, die wir einatmen: schimmelhaltiger Staub der Wohnung, Bettfedernstaub, Gräserpollen, auch Nahrungsallergene, wie Fisch, Erdbeeren usw., können Asthmaattacken bewirken. Dem akuten Asthmaanfall liegen Schleimhautanschwellungen und Spasmen der feinsten Bronchien zugrunde, die zu einer zunehmenden Erschwerung der Ausatmung führen, oft auch zu keuchenden Hustenattacken. Der Brustkorb wird überbläht. Durch Rückstauung des Blutes wird die rechte Herzkammer überdehnt. Immer wiederholte oder chronisch werdende Asthmaerkrankungen führen schließlich zu einer Überblähung und Funktionsstörung der Lunge und sekundärer Herzschwäche. Ist durch die Allergie der Circulus vitiosus – dieser Teufelskreis – einmal eingefahren, so kann er auch unabhängig vom Allergen durch alle möglichen Widrigkeiten, sogar auch rein psychischer Art, in Gang gesetzt werden.

Bei der Behandlung kommt es darauf an, den eigentlichen Anlasser auszuschalten, d. h. das Allergen – Bettfedern usw. – zu finden und aus der Umgebung des Kranken auszumerzen. Außerdem sind alle Maßnahmen anzuwenden, die geeignet sind, eine fehlerhafte und überschießende vegetative Reflextätigkeit zu beruhigen. An dieser Stelle hat nun die Bindegewebsmassage unbestritten einen ganz besonders wichtigen Platz.

*Befund:*

Die Patienten weisen sehr charakteristische Befunde auf. Wir sehen einen starren Brustkorb, starke Einziehungen an den unteren Brustkorbrändern, tief eingezogene Interkostalräume, oft den Zwerchfellring, erhöhte Spannungszustände in den Winkeln zwischen Wirbelsäule und unterster Rippe, an den Schulterblättern Schwellungen, besonders am lateralen Rand und auf dem 7. Halswirbel. Am Brustkorb vorn stehen die untersten Rippen, besonders bei Kindern, stark vorgewölbt, der Bauch ist bretthart, die Bauchatmung behindert. Die Partie hinter der Clavicula ist tief nach innen gezogen. Erhöhte Spannungen sind über den LUDWIGschen Winkeln und gelegentlich an der vorderen und hinteren Portion des M. deltoideus zu tasten. Die Patienten nehmen eine charakteristische Haltung ein: runder Rücken, hochgezogener Schultergürtel.

Befallen ist der ganze Brustkorb von Th 2–8, insbesondere von Th 2–6 und C 3–4. Maximalpunkte liegen zwischen den Schulterblättern, dicht unter dem oberen inneren Winkel des Schulterblattes in Th 3.

*Behandlung:*

Bei Erwachsenen können wir die Behandlung schneller nach kranial ausführen, da die kaudalen Partien meist keine starken Spannungszustände aufweisen. Bei Kindern liegt der Fall umgekehrt, sie müssen lange kaudal behandelt werden.

Wir beginnen im Sitzen mit dem »Kleinen Aufbau« unter Betonung der unteren Brustkorbränder. Nach dem Übergang zum »Großen Aufbau« fügen

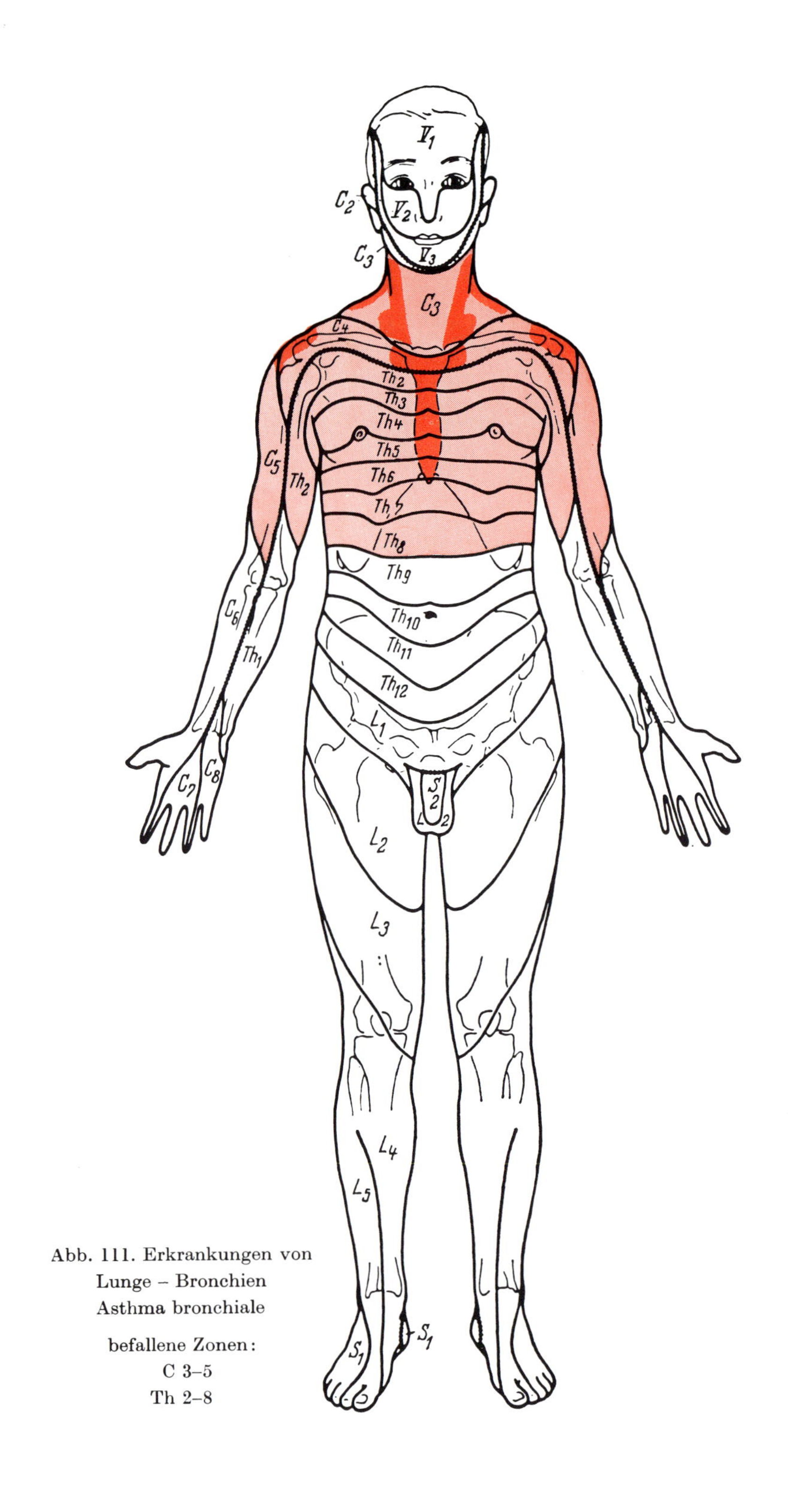


Abb. 111. Erkrankungen von
Lunge – Bronchien
Asthma bronchiale

befallene Zonen:
C 3–5
Th 2–8

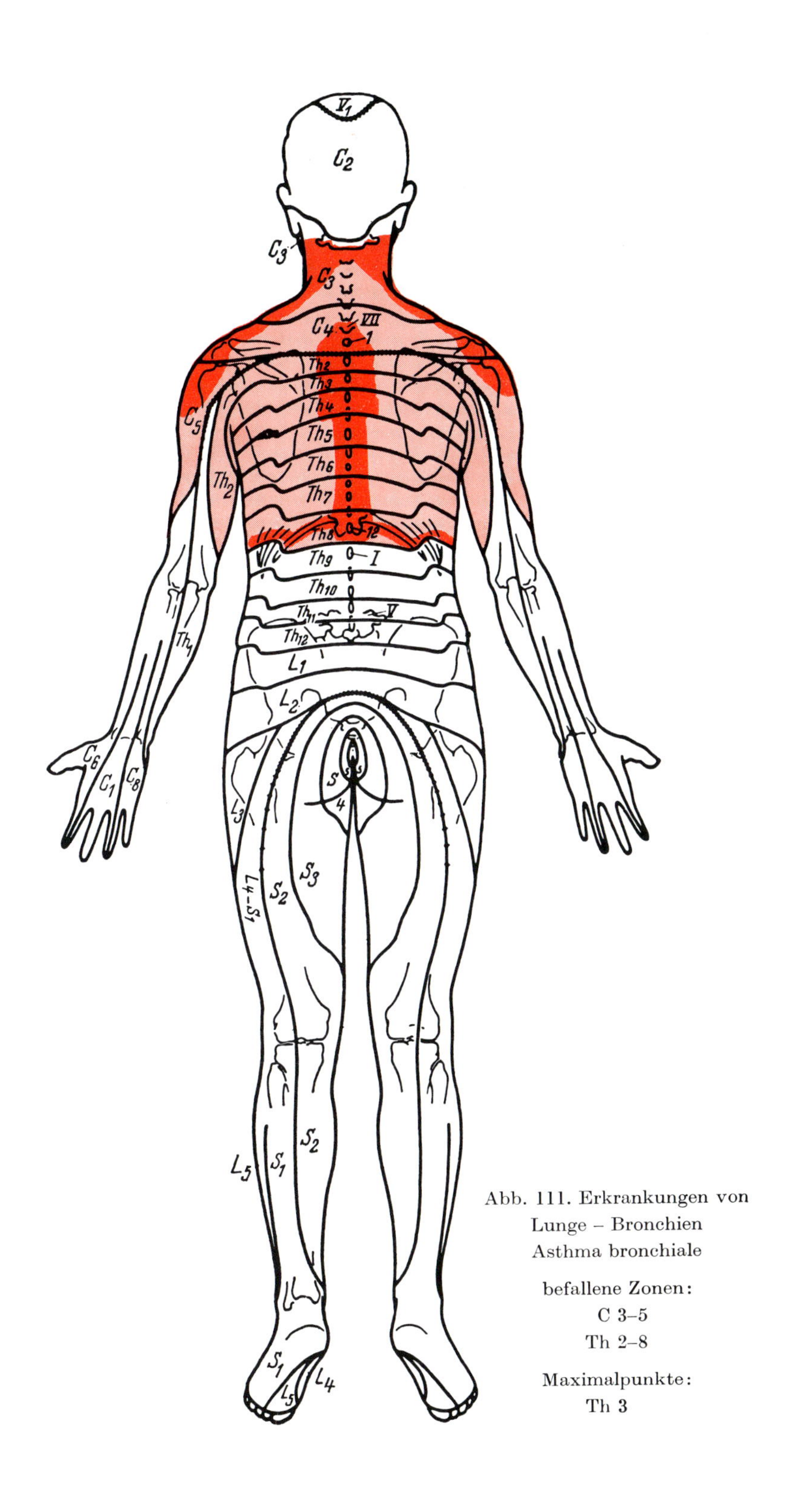


Abb. 111. Erkrankungen von
Lunge – Bronchien
Asthma bronchiale

befallene Zonen:
C 3–5
Th 2–8

Maximalpunkte:
Th 3

wir stets mehrere Male den großen beruhigenden »Ausgleichstrich« ein, der, in der ventralen Axillarlinie im 6./7. Interkostalraum einsetzend, flächig um den unteren Schulterblattwinkel herauf zum 7. Halswirbel zieht. Es wird dann der Winkel zwischen unterster Rippe und Wirbelsäule, der sog. Atemwinkel, fächerartig ausgearbeitet. Von dieser Stelle aus setzen die ersten freien Atemzüge ein. Die Mm. pectorales und die Claviculae werden bearbeitet.

Jetzt legen wir den Patienten hin, um den Bauch anzugehen. Ist keine oder schwache Bauchatmung vorhanden, beginnen wir schon nach der 2. Behandlung mit Vibrationen auf der Bauchdecke und ziehen vorsichtig die Striche an den Beckenrändern entlang zur Symphyse. Durch die Bauchbehandlung wird die Atmung erst eingeleitet. Besonders wirkungsvoll ist das langsame Aus- bzw. Langziehen beider Beine, 4–5mal jedes Bein einzeln; es regt spontan die Bauchatmung an. Sobald der spontane Atemzug beginnt, zieht man das Bein mit der Einatmung lang, macht eine kleine Pause und wartet, ob eine Nachatmung kommt, dann wird der 2. Zug getätigt. Doch muß man bei schweren Fällen geduldig warten. Die Bauchatmung kann erst einsetzen nach Lösung des Spasmus. Darum sind wir längst dazu übergegangen, im Anfang gänzlich von weiteren Atemübungen Abstand zu nehmen. Die Patienten haben soviel Mühe, gegen den noch vorhandenen Spasmus anzuatmen, daß wir sie damit nicht quälen. Der schönste Erfolg sind die spontan einsetzenden Atemzüge.

Sobald die Anfälle nachlassen, oft nach der 4.–6. Behandlung, gehen wir stärker auf die Partie zwischen den Schulterblättern ein. Wir ziehen flächig von Schulterblatt zu Schulterblatt über die Wirbelsäule fort bis dicht unterhalb der Maximalpunkte in Th 3. Sind die Schwellungen an den Schulterblatträndern und auf dem 7. Halswirbel verschwunden, erzielt durch die kaudale Durcharbeitung, lösen wir die lateralen Schulterblattränder, die oft fest verhaftet sind. Empfindet der Patient statt des Ritzens einen dumpfen Druck beim Durchziehen des Gewebes, so haben wir zu früh in den Partien eingesetzt und arbeiten wieder unterhalb dieser Zonen, da wir dem Patienten sonst Schaden zufügen. Ist die Deltapartie in Spannung, werden die Dehngriffe der Achselhöhle ausgeführt.

Haben die Anfälle nachgelassen, ziehen wir flächig am Brustkorb ventral durch die unteren Interkostalräume zum Sternum hin. (Vorsicht, den epigastrischen Winkel meiden!) Die Oberflächenspannungen müssen behoben sein, ehe wir in die tieferen Schichten eindringen. Wir schließen jede Behandlung mit dem großen Ausgleichstrich im Rücken und an den Brustkorbrändern ab.

Bei fortschreitender Besserung geht man nun auf die vorderen Partien des Brustkorbes intensiver ein, zieht direkt auf dem Sternum hoch zum Jugulum und setzt kleine Anhakstriche an die Ansatzstellen der Rippen, erst oberflächlich, dann in die Tiefe gehend. Diese Stellen sind schmerzhaft, von dort aus löst sich reflektorisch der Schleim. Wir dürfen diese intensive Be-

handlung nicht zu früh einschalten, der Reiz ist groß, es sind dadurch mehrfach Asthmaanfälle ausgelöst worden. Diese Fehlbehandlung beeinträchtigt stark das psychische Moment; der Patient verliert das Vertrauen.
Nun gehen wir intensiver an die Ausziehung der Claviculae, später wird der innere Winkel zur Drosselgrube sehr vorsichtig ausgearbeitet (mit dem Ligamentum interclaviculare). Dann ziehen wir Querstriche vom LUDWIG-schen Winkel, Höhe Ansatz 2. Rippe, aufwärts bis dicht an die Sternoklavikulargelenke erst flächig, dann verstärkt. Dieser Winkel ist besonders schmerzempfindlich, in dauernd erhöhtem Spannungszustand. Es entwickelt sich dort eine erstaunliche Hitze und flammende Rötung durch intensive Behandlung. Er darf erst wesentlich später durchgearbeitet werden. Gelegentlich sind Halspartien anzugehen.
Abschließend führen wir den angegebenen Ausgleichstrich flächig aus, im Wechsel mit der Ausziehung der unteren Brustkorbränder auf beiden Seiten. Bei vorsichtiger Dosierung sind die Asthmabehandlungen unsere dankbarsten Fälle.
Dauer der Behandlung erst 20 Minuten, dann 30 Minuten mit Einschaltung einiger Atemübungen, am besten Summen oder Töne.
Auf die Atemübungen gehen wir nicht näher ein, nur ein paar Worte zum Wesentlichsten: Alle Kenner wissen, daß die Einatmung unwillkürlich bleiben muß, hingegen kann die erschwerte Ausatmung durch Summen verlängert werden. Die Asthmatiker einzeln üben lassen und den eigenen Atemrhythmus nicht auf den Patienten übertragen!

*Es empfiehlt sich, die Asthmabehandlung etwa 2mal im Jahr zu wiederholen, um Rezidiven vorzubeugen.*

*Zusammenfassung:*

*Behandlung erwachsener Patienten*

im Sitzen:
Grundaufbau, etwa 2–3 Sitzungen
kleine und große flächige Ableitung
je nach Gewebsbefund:
in Rückenlage:
Vibrationen der Bauchdecke
die Beckenrandstriche zur Symphyse (s. S. 57, Abb. 38)
die flächigen Querstriche zu den Spinae iliacae ant. sup.
nach Lockerung der Gewebs- und Muskelspannungen Übung mit den Beinen zur Atemanregung (s. S. 192 unter »Behandlung«)
I. Aufbaufolge, alle Strichführungen auf beiden Seiten ausführen
nach den Interkostalstrichführungen zur Wirbelsäule
auch die Interkostalstriche von der Wirbelsäule zur vorderen Axillarlinie (s. S. 64, Abb. 49, s. unter »zusätzliche Strichführungen«)
großer Ausgleichstrich im Wechsel mit dem Ausziehen des Brustkorbrandes (s. S. 64, Abb. 51)

Behandlung der »Atemwinkel« zwischen unterster Rippe und Wirbelsäule (s. S. 56 unter »zusätzliche Strichführungen«)
kleine Ableitung
die Ausgleichstriche über den Mm. pectorales unter Berücksichtigung evtl. Herzempfindlichkeit des Patienten (s. S. 52, Abb. 24)
die Strichführung oberhalb der Claviculae
den großen Ausgleichstrich im Wechsel mit dem Brustkorbrandstrich wiederholen
kleine und große flächige Ableitung
II. Aufbaufolge, auf beiden Seiten durchführen
die Anhakstriche zur Wirbelsäule entfallen
flächige Querstriche zwischen den Schulterblättern bis unterhalb der Maximalpunkte in Th 3 (s. S. 68, Abb. 59)
wenn die Schwellungen an den Schulterblatträndern und auf dem 7. Halswirbel nachgelassen haben:
äußerer Schulterblattstrich (s. S. 192 unter »Behandlung«, s. S. 67, Abb. 57)
verlängerte Dehnung aufwärts am Rande des M. latissimus dorsi (s. S. 70 unter »zusätzliche Dehngriffe der Achselhöhle«)
die bimanuelle Achseldehnung (s. S. 69, Abb. 61)
Strichführung am ventralen Rand des M. trapezius (s. S. 71 unter »zusätzliche Strichführungen ventral« Abb. 65)
die Ausgleichstriche auf den Mm. pectorales
die Strichführung oberhalb der Claviculae
großer Ausgleichstrich im Wechsel mit dem Brustkorbrandstrich
kleine und große flächige Ableitung
Nachruhe
wenn die Anfälle nachlassen:
die Interkostalstriche ventral zum Sternum (s. S. 64, Abb. 50)
Längszüge über das Sternum und kleine Anhakstriche zu den Ansatzstellen der Rippen am Sternum (s. S. 71 unter »zusätzliche Strichführungen ventral«, Abb. 65, 66)
Ausgleichstriche auf den Mm. pectorales
Strichführung oberhalb der Claviculae
Behandlung der Sternocleido-Clavicularwinkel (s. S. 72, Abb. 67)
Ausziehen des Ligamentum interclaviculare (s. S. 71, Abb. 65)
Querzüge über dem Gebiet der LUDWIGschen Winkel (s. S. 71 unter »zusätzliche Strichführungen ventral«)
die Ausgleichstriche auf den Mm. pectorales
die Strichführung oberhalb der Claviculae
großer Ausgleichstrich im Wechsel mit dem Ausziehen der unteren Brustkorbränder
die Querstriche zwischen den Schulterblättern
kleine und große flächige Ableitung
Nachruhe

III. Aufbaufolge
gegebenenfalls auch die Gesichts- und Nasenbehandlung (s. S. 85, Abb. 100, 101, 102, 105, 106)
zum Abschluß wieder den großen Ausgleichstrich im Wechsel mit dem Ausziehen der unteren Brustkorbränder
und der kleinen und großen flächigen Ableitung
Nachruhe

Serien von 15 Behandlungen, auch mehr und entsprechende Wiederholungsserien

*Kupieren eines Asthmaanfalles:*

großer Ausgleichstrich im Wechsel mit dem Ausziehen der unteren Brustkorbränder
die flächigen Querstriche zwischen den Schulterblättern bis unterhalb der Maximalpunkte in Th 3
großen Ausgleichstrich im Wechsel mit dem Ausziehen der unteren Brustkorbränder wiederholen
mit der kleinen und großen flächigen Ableitung abschließen
insgesamt nicht länger als 5–7 Minuten

*Aus der Praxis:*

Patient, 52 Jahre, Asthma, Emphysem, Rippenbuckel. Kommt wegen Asthma zur Behandlung.

*Befund:*

Das Rippental muskulär völlig erschlafft. Patient trägt seit vielen Jahren Stützkorsett. Durch eine Skoliose sind die Gewebsspannungsveränderungen nicht zu werten, der rechte Brustkorbrand liegt am Becken an. Der Bauch ist bretthart, keine Bauchatmung. Seit 2 Jahren geht der Patient wegen schwerer Asthmaanfälle nicht mehr aus.

*Behandlung:*

»Kleiner Aufbau«, bald »Großer Aufbau«. Die Wirbelsäule mit ihren Gegenkrümmungen steht ganz im Vordergrund der Bearbeitung, tiefes Eindringen zwischen den einzelnen Wirbeln. Schon bei der ersten Sitzung werden Vibrationen auf dem Bauch durchgeführt. Ausziehen der Beckenränder. Atemanregung durch Beinübung zuerst ohne Erfolg.
Nach der 6. Sitzung flächiges Arbeiten am vorderen starren Brustkorb. Einsetzen der ersten Atemzüge.
Nach der 10. Sitzung Hinzunehmen einer NIEDERHÖFFER-Übung für das Rippental sowie Summen und Töne als Atemübung.
Allmähliches Freierwerden, keine Anfälle. Sechs Wochen täglich wurde diese Behandlungsfolge durchgeführt. Patient schlief nach jeder Sitzung eine volle Stunde und war am Ende der Kur in der Lage, 3 Stunden zu wandern.
Kurz vor der Abreise tritt nachts ein Stimmritzenkrampf auf. Patient kam

am nächsten Morgen verstört an. Durch die Striche am Hals und an der Clavicula läßt sich der restliche Krampf beseitigen. Patient reist beschwerdefrei ab.
Nach 2 Jahren kam der Patient in weitaus besserem Zustand erneut zur Behandlung. Asthmaanfälle waren nicht mehr aufgetreten. Nach dreiwöchiger täglicher Behandlung konnte er entlassen werden.

*Kinderbehandlung:*

*Befund:*

Bei Kindern mit Asthma bronchiale zeigen sich in den kaudalen Rückenpartien sowie auf dem Bauch erhöhte Spannungszustände. Gelegentlich fanden wir auf dem Bauch Wülste durch falsche Atmung.

*Behandlung:*

Kinder werden im Liegen behandelt mit weicher Strichführung, man darf ihnen nicht weh tun.
Der »Kleine Aufbau« wird entsprechend länger durchgeführt mit Betonung der Brustkorbränder. Der Atemwinkel zwischen Wirbelsäule und unterster Rippe wird hinzugenommen, allmählich die Interkostalräume mit dem großen beruhigenden Ausgleichstrich. Dann kehren wir wieder zu den kaudalen Partien zurück. Auf dem Bauch werden Vibrationen ausgeführt sowie flächige Striche mit beiden Händen am Brustkorbrand und Beckenkamm gezogen. Anschließend die Anregung der Bauchatmung durch Langziehen beider Beine. Ausstreichen der Mm. pectorales und der Claviculae. Später Querstriche von Schulterblatt zu Schulterblatt über die Wirbelsäule hin.
Bei erhöhtem Spasmus und Verhaftung des Gewebes wird der vordere Brustkorb durchgearbeitet, vorsichtig und flächig. Bei einigen Kindern ist es notwendig, die Nase mit einzubeziehen; man sieht sie in diesen Fällen weiß und isoliert stehen. Die Atmung wird wesentlich freier durch die angegebene Gesichts- und Nasenbehandlung.
Die von Asthma befallenen Kinder sind scheu, gedrückt und ängstlich. Um sie an mich zu gewöhnen, nahm ich sie an der Hand und ging durch den Turnraum, ließ sie auf den Zehen gehen und den Storchengang ausführen. Dabei stellte sich heraus, daß sie alle diese kleine Übung nicht frei beschwingt ausführen konnten. Nicht nur der innere – der Atemrhythmus – war gestört, sondern auch der äußere – der Bewegungsrhythmus. Ich bezog nun die Gehübungen mit ein; sowie sich das Asthma besserte, die Atmung frei wurde, regulierten sich die Gehstörungen, die Kinder konnten später beschwingt nach dem Tamburin laufen.

*Zusammenfassung:*

in Bauchlage:
Grundaufbau (s. S. 58, Abb. 40) längere Zeit durchführen
Vibrationen auf dem Bauch

Beckenstriche zur Symphyse
Querstriche zu den Spinae iliacae ant. sup.
bimanuelle Strichführung an den Brustkorb- und Beckenrändern (s. S. 60 unter »zusätzliche Strichführungen ventral«)
Übungen mit den Beinen zur Anregung der Bauchatmung (s. S. 192 unter »Behandlung«)
später auch die Atemwinkel behandeln
die I. Aufbaufolge hinzunehmen (s. S. 193 »Zusammenfassung: Behandlung erwachsener Patienten«)
großer Ausgleichstrich im Wechsel mit dem Ausziehen der unteren Brustkorbränder
die Ausgleichstriche über den Mm. pectorales
die Strichführung oberhalb der Claviculae
die kleine und große flächige Ableitung
später aus der II. Aufbaufolge:
die flächigen Querstriche zwischen den Schulterblättern bis unterhalb der Maximalpunkte in Th 3
großer Ausgleichstrich im Wechsel mit dem Ausziehen der unteren Brustkorbränder
die Ausgleichstriche auf den Mm. pectorales
die Strichführung oberhalb der Claviculae
kleine und große flächige Ableitung
die Behandlung der ventralen Brustkorbpartie ist selten nötig
III. Aufbaufolge (s. S. 72, Abb. 68–71)
und die Gesichts-Nasenbehandlung (s. S. 85, Abb. 100, 101, 102, 105, 106)
großen Ausgleichstrich im Wechsel mit dem Ausziehen der unteren Brustkorbränder wiederholen
kleine und große flächige Ableitung
Serie von etwa 15 Behandlungen, entsprechende Wiederholungsserien.

**Andere Lungenerkrankungen**

Hierher gehören chronische Bronchitiden, verzögerte Heilverläufe nach Lungenentzündungen, Emphysem und Bronchiektasien.
Die Behandlung entspricht der des Asthma bronchiale. Sie ist im Einzelfall natürlich der Intensität der Erkrankung anzupassen. Sie ist weniger riskant als bei den zu Anfällen neigenden Patienten mit Asthma bronchiale.
Auch bei diesen Erkrankungen finden wir typische Gewebsveränderungen in den für die Lunge typischen Zonen; sind solche erkennbar, so sollte man sie in jedem Fall auflockern, natürlich im Rahmen des üblichen Behandlungsaufbaues der Bindegewebsmassage.

# Erkrankungen des Magen-Darmkanales

## Magenerkrankungen

Akute Magenschleimhautentzündungen, frische Magen- und Zwölffingerdarmgeschwüre werden nicht mit Bindegewebsmassage behandelt. Ob im Einzelfall die im übrigen oft verwechselbar ähnlich aussehenden Beschwerden durch eine Magenschleimhautentzündung – Gastritis – oder ein Geschwür im Magen – Ulcus ventriculi – oder im Zwölffingerdarm – Ulcus duodeni – verursacht werden, muß vor Beginn der Behandlung eine subtile ärztliche Untersuchung prüfen. Erst im abklingenden Stadium ist hiervon Nutzen zu erwarten, vor allem, wenn die Bindegewebszonen in Th 5–9, C 3–4 stehenbleiben und zu Rezidiven Anlaß geben können. Rückfälle drohen besonders im Frühjahr und Herbst. In solchen Fällen lohnt sich eine Serie vorbeugender Behandlungen.
Kurz erwähnt sei, daß Brustwandschmerzen in Th 7 und Schmerzzustände am Schwertfortsatz (Xiphoidalgie) Magenerkrankungen vortäuschen können. Hier kann der Arzt mit Heilanästhesie u. U. rasche Besserung erzielen, aber auch die Bindegewebsmassage, aus den kaudalen Bezirken aufbauend, verspricht Erfolge.

## Gastritis

*Befund:*

Befallen sind die Zonen Th 5–9. Wir finden den Maximalpunkt in Th 7–8; er ist oft schon auf leichten Fingerdruck empfindlich. Wir sehen und tasten erhöhte Spannungszustände am Kreuzbein und Becken, den linken Brustkorbrand finden wir vielfach eingezogen, oft auch den sog. Zwerchfellring. In diesen Fällen ist der Oberbauch eingezogen, der Unterbauch vorgewölbt.
Akute Magenerkrankungen zeigen die typischen erhöhten Spannungen auf der linken Seite des Rückens; die Schwellungen sind weich und elastisch. Bei chronischen Fällen sehen wir derbe Schwellungen, die sich allmählich auch auf die rechte Seite verlagern.

*Behandlung:*

Der »Kleine Aufbau« wird systematisch durchgeführt bis zur Entspannung dieser Partien. Das Gewebe des Brustkorbrandes steht im Vordergrund der Behandlung, im besonderen der linke Rand. Es tritt bald Erleichterung des Zustandes ein, der Druck auf den Magen läßt nach, die Kost wird besser vertragen. Wir gehen dann zum »Großen Aufbau« über, schalten den großen Ausgleichstrich ein und kehren immer wieder an den linken Rippenrand zurück, wodurch die größte Entspannung herbeigeführt wird.
Nach 12–15 Behandlungen, Dauer je 20–30 Minuten, kann der Patient meist entlassen werden. Jede muskuläre Massage ist zu vermeiden.

*Zusammenfassung:*

im Sitzen:
Grundaufbau, etwa 4–6 Sitzungen
vollständig ausführen, auch die Winkel zwischen Beckenkamm und Wirbelsäule behandeln
den linken Brustkorbrand zunächst vorsichtig, dann betont behandeln
dann auch den rechten Brustkorbrand
kleine Ableitung
die Ausgleichstriche über den Mm. pectorales zuerst auf der linken befallenen Seite, dann auf der rechten Seite
ab etwa 4. Behandlung auch die Strichführung oberhalb der Claviculae
Strichführung am linken Brustkorbrand wiederholen
kleine und große flächige Ableitung
Nachruhe
bei Besserung des Zustandes die I. Aufbaufolge hinzunehmen
die Anhakstriche von beiden Seiten zur Wirbelsäule
die Interkostalstrichführungen nur auf der linken Seite
großer Ausgleichstrich (s. S. 64, Abb. 51)
Ausziehen des linken Brustkorbrandes

kleine Ableitung
die Pektoralisausgleichstriche wie oben beschrieben
die Strichführung oberhalb der Claviculae
den großen Ausgleichstrich und das Ausziehen des linken Brustkorbrandes wiederholen
kleine Ableitung, große flächige Ableitung
½ Stunde Nachruhe
sehr empfindliche Patienten evtl. nur im Grundaufbau behandeln.

**Ulcus ventriculi**

*Befund:*

Die bei Gastritis geschilderten Veränderungen des Gewebes bestehen in erhöhtem Maße. Als Maximalpunkt stellen wir den Schmerzpunkt in Th 7–8 links fest, außerdem einen Punkt am Winkel des unteren Schulterblattes links, in Th 6, und einen Schmerzpunkt auf dem linken Schulterblatt in Th 2, dicht unterhalb der Gräte. Bei Druck auf diesen Punkt äußert der Patient häufig Magenschmerzen und Übelkeit, er macht sich öfter beim Essen unangenehm bemerkbar, außerdem haben wir einen Schmerzpunkt in C 3–4.

*Behandlung:*

Beim Durcharbeiten des »Kleinen Aufbaues« erscheint der obere Rhombusstrich flammend rot. Eine starke Röte tritt am unteren linken Brustkorbrand auf, die sich in schweren Fällen bis zu braunrot steigert. Diagnostisch

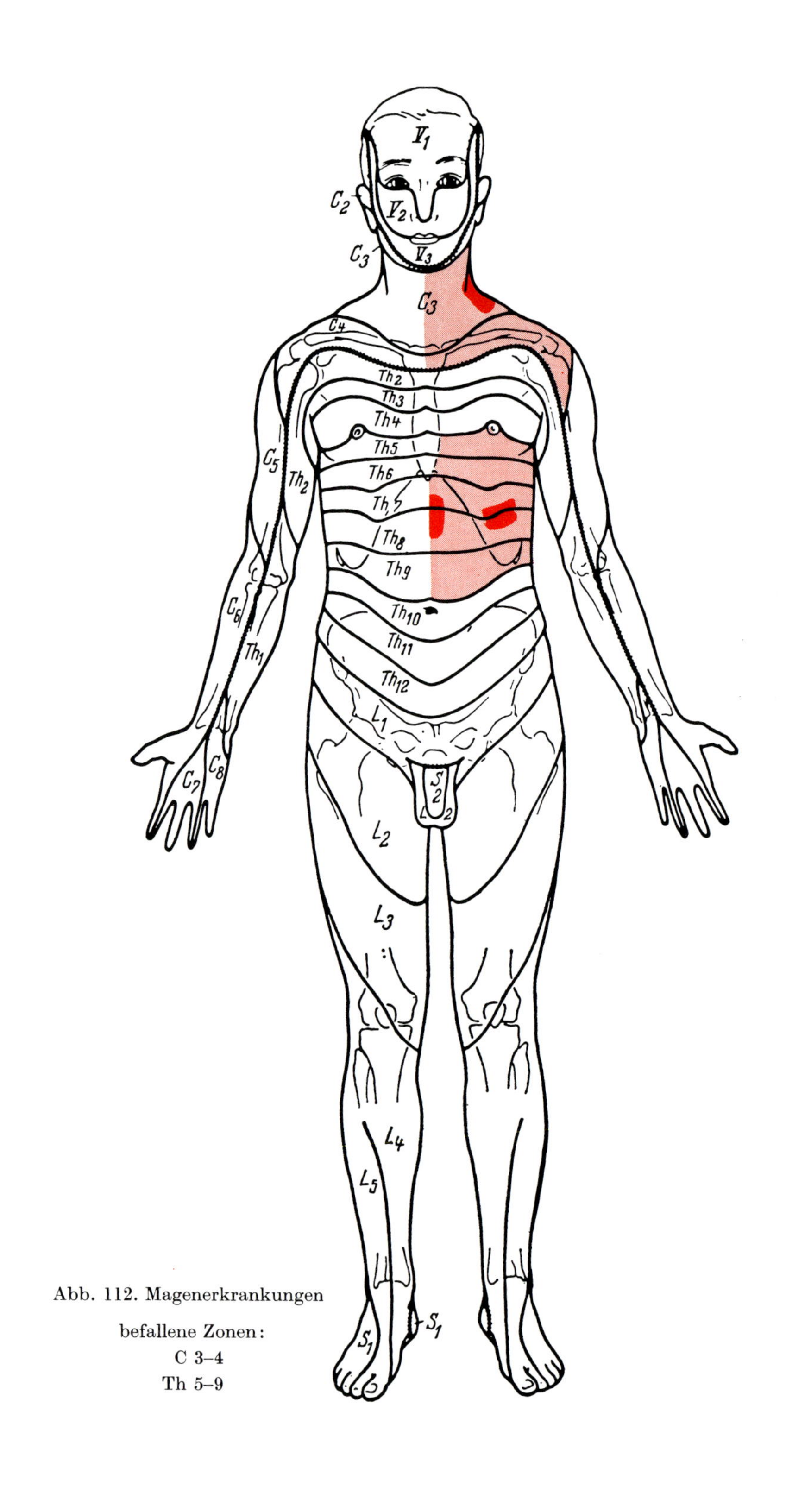


Abb. 112. Magenerkrankungen

befallene Zonen:
C 3–4
Th 5–9

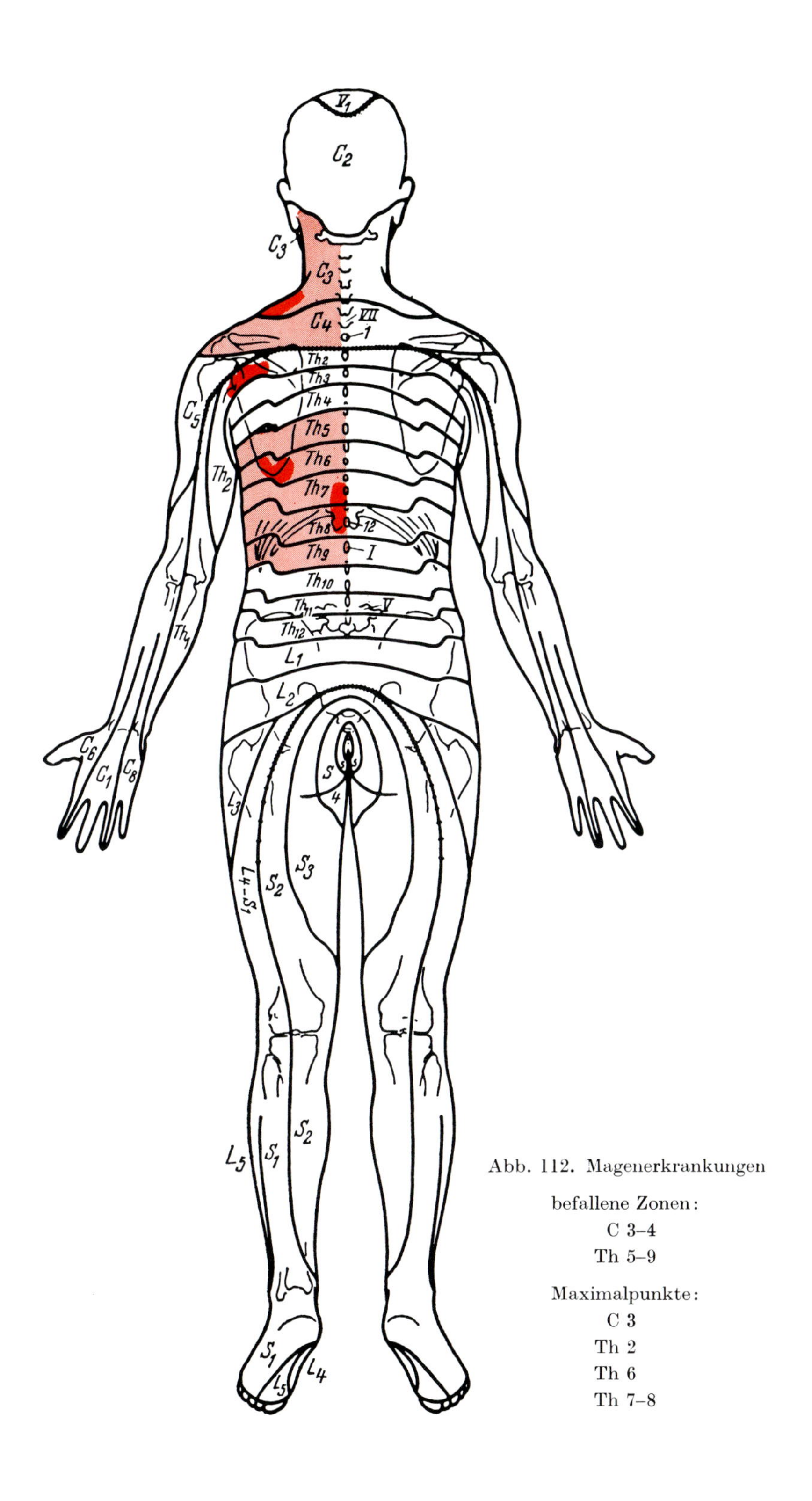


Abb. 112. Magenerkrankungen

befallene Zonen:
C 3–4
Th 5–9

Maximalpunkte:
C 3
Th 2
Th 6
Th 7–8

ist diese Reaktion wichtig. Bessert sich der Zustand des Patienten, so normalisiert sich die Färbung der Haut zu hellrot. Der rechte Brustkorbrand wird ebenfalls gründlich behandelt. Bei chronischen Fällen verlagern sich die Schwellungen auf die rechte Seite. Die Winkel zwischen Beckenkamm und Wirbelsäule zeichnen sich durch flammende Rötung aus, sie werden wegen stark erhöhter Spannung vorerst ausgelassen. Beschwerden lassen gewöhnlich nach 3–4 Behandlungen mit dem »Kleinen Aufbau« nach. Nun können die Interkostalräume nur auf der linken Brustkorbhälfte flächig durchgezogen werden. Die ausgleichenden Striche auf den Mm. pectorales verstehen sich nach jeder Behandlung von selbst. Der vordere Brustkorb wird nicht angegangen, da der Magen leicht revoltiert. Einige besonders sensible Patienten ertragen die Behandlung mit dem »Großen Aufbau« nicht, sie reagieren jedesmal mit Schmerzen und Übelkeit; es muß darauf verzichtet werden. Meist handelt es sich dabei um Patienten mit Rezidiven.
Anschließend arbeiten wir den Brustkorb durch, hauptsächlich die linke Seite, mit vorläufiger Auslassung des Schulterblattes. Die Achselhöhle wird mit dem »Girlandenstrich« und den Dehngriffen gelockert. Erst gegen Ende einer gut verlaufenen Behandlung bearbeiten wir das Schulterblatt flächig und fächerförmig. Nun wird auch die Strichführung über dem Maximalpunkt in Th 2 gut vertragen, es kommt zu keinen Sensationen des Magens mehr.
Sollte durch zu frühe Bearbeitung des Schulterblattes eine Störung eintreten, läßt sich diese gut ausgleichen durch 6–8 Strichführungen am linken unteren Brustkorbrand. Dieser steht in reflektorischem Zusammenhang mit dem Maximalpunkt in Th 2. Der entstandene Spasmus läßt sich dadurch leicht lösen. Nur durch feinste Dosierung sowie durch mehrfaches Zurückkehren an die kaudalen Partien lassen sich gute Resultate erzielen.
Die Durcharbeitung sämtlicher Magenzonen ist von besonderer Wichtigkeit. Die Erfahrung hat gezeigt, daß sich nach Normalisierung der HEADschen Zonen die Bereitschaft zu Rezidiven verringert. Es empfiehlt sich eine Wiederholung der Behandlung im Frühjahr und Herbst von etwa 10 Sitzungen.

*Zusammenfassung:*

im Sitzen:
Grundaufbau, etwa 4–6 Sitzungen
die Winkel zwischen Beckenkamm und Wirbelsäule erst ab 8./9. Sitzung behandeln
den linken Brustkorbrand zuerst vorsichtig, dann betont angehen
auch den rechten Brustkorbrand ausziehen
kleine Ableitung
die Ausgleichstriche auf den Mm. pectorales zuerst auf der linken, dann auf der rechten Seite ausführen
ab etwa 4. Sitzung auch die Strichführung oberhalb der Claviculae
Ausziehen des linken Brustkorbrandes wiederholen

kleine und große flächige Ableitung
Nachruhe

nach entsprechender Besserung die I. Aufbaufolge hinzunehmen
die Anhakstriche von beiden Seiten zur Wirbelsäule
die Interkostalstriche nur auf der linken Seite
in Hinsicht auf den Maximalpunkt in Th 6 zunächst ohne Wiederholung der letzten Strichführung (s. S. 61 unter »I. Aufbaufolge, Interkostalgebiet«)
kleine Ableitung
die Ausgleichstriche über den Mm. pectorales wie oben beschrieben
die Strichführung oberhalb der Claviculae
Ausziehen des linken Brustkorbrandes wiederholen
kleine und große flächige Ableitung
in weiteren Sitzungen aus der II. Aufbaufolge hinzunehmen:
auf der linken Seite die verlängerte Dehnung aufwärts am Rande des M. latissimus dorsi (s. S. 70 unter »zusätzliche Dehngriffe der Achselhöhle«)
die Serratusstriche, die sog. »Girlande«, vom Behandler hinter dem Patienten stehend auszuführen (s. S. 69 unter »Dehngriffe der Achselhöhle«)
ab etwa 8./9. Sitzung Behandlung des linken Schulterblattes:
den medialen Rand weich anhaken, umranden
den äußeren Schulterblattstrich
und die Strichführung oberhalb der Gräte des Schulterblattes ausführen
bei ungünstiger Reaktion – Übelkeit, Schmerzen – sofort den linken Brustkorbrand wieder einige Male ausziehen
kleine Ableitung
die Pektoralisausgleichstriche wie oben geschildert
die Strichführung oberhalb der Claviculae
Ausziehen des linken Brustkorbrandes wiederholen
kleine Ableitung, große flächige Ableitung
in den letzten Sitzungen anschließend an die Behandlung des Schulterblattes wie oben beschrieben auch die Strichführungen auf dem Schulterblatt ausführen (s. S. 68, Abb. 59)
die Sitzung wird mit den oben beschriebenen Maßnahmen beendet
ausreichende Nachruhe
Serie von etwa 12–15 Behandlungen
Frühjahr und Herbst Wiederholungsserien von etwa je 10 Behandlungen
bei sehr empfindlichen Patienten kann evtl. nur im Grundaufbau behandelt werden.

**Ulcus duodeni**

*Befund:*

Beim Ulcus duodeni finden wir die rechte Seite des Brustkorbes in erhöhtem Spannungszustand in Th 5–9 sowie den typischen Maximalpunkt in Th 8–9.

Die oberen Schmerzpunkte fehlen durchweg. Bei akuten Fällen findet sich häufig eine weiche, ovale Schwellung auf den Maximalpunkten in Th 8-9.

*Behandlung:*

Die Behandlung erfolgt wie bei Ulcus ventriculi, sie wird nun vorwiegend auf die rechte Brustkorbhälfte umgestellt. Die kranialen Partien werden nach Bedarf durchgearbeitet.

*Behandlungsverlauf:*

im Sitzen:
Grundaufbau
die Winkel zwischen Beckenkamm und Wirbelsäule werden erst ab 8./9. Sitzung behandelt
in Hinsicht auf den Maximalpunkt in Th 8–9 den rechten Brustkorbrand erst vorsichtig, später betont behandeln
die Ausgleichstriche auf den Mm. pectorales zuerst auf der rechten, dann auf der linken Seite ausführen
die Strichführung oberhalb der Claviculae ab etwa 4. Behandlung
anstelle des Brustkorbrandstriches auf der rechten Seite in den ersten Sitzungen den obersten Beckenrandstrich rechts wiederholen
kleine Ableitung, große flächige Ableitung
Nachruhe.

Die Behandlungsserie verläuft in der Mehrzahl der Fälle nur mit Behandlung im Grundaufbau. Es könnte wie bei Ulcus ventriculi weiter nach kranial behandelt werden, in diesen Fällen, entsprechend den befallenen Segmenten, auf der rechten Seite (Behandlung des Interkostalgebietes, des Schulterblattes).
Es wird in Serien von etwa 12–15 Sitzungen behandelt

*Aus der Praxis:*

Patient, 45 Jahre, Ulcus duodeni chronisch, kam in gekrümmter Haltung zu mir. Große Beschwerden, nächtliche Schmerzanfälle.

*Befund:*

Vorsichtiges Abtasten zeigt typische Befunde: Spasmen rechts, doch auch etwas nach links verlagert, der Maximalpunkt in Th 8–9 sehr schmerzhaft, mit einer derben Schwellung versehen.

*Behandlung:*

Die erste Woche wurde täglich 20 Minuten behandelt. Nach 4 Sitzungen war der Patient schmerzfrei.

**Kardiospasmus**

Unter Kardiospasmus verstehen wir einen schmerzhaften reflektorischen Krampf des Kardiamuskels am Übergang von der Speiseröhre zum Magen, der die ordnungsgemäße Passage der Speise in den Magen hinein verhindert. Heftige Schmerzen und Erbrechen sind die Folge. Wenige Fälle sind zur Behandlung gekommen.

*Befund:*

Erhöhte Spannungen des Rückens, Einziehungen an den unteren Rippenrändern, Einziehungen zwischen den Schulterblättern sowie am vorderen Brustkorb. Haut und Unterhaut auf dem Sternum und den Mm. pectorales gegeneinander unverschieblich, wie miteinander verwachsen. Maximalpunkt des Magens in Th 7–8 druckempfindlich sowie ventral in Th 4.

*Behandlung:*

»Kleiner« und »Großer Aufbau«, besondere Betonung der Rippenränder, Lockerung der Partie zwischen den Schulterblättern mit Anhak- und Querstrichen. Nach einigen Sitzungen Bearbeitung der Interkostalräume mit Anhakstrichen zum Sternum hin. Von dort aus kann man spontan einen Krampf lösen.
Mm. pectorales sowie Claviculae gut durcharbeiten.

*Zusammenfassung:*

im Sitzen:
Grundaufbau, Brustkorbränder betont ausziehen
I. Aufbaufolge
aus der II. Aufbaufolge:
die Anhakstriche von beiden Seiten zur Wirbelsäule
Querstriche zwischen den Schulterblättern (s. S. 68, Abb. 59)
Ausgleichstriche über den Mm. pectorales
Strichführung oberhalb der Claviculae
Ausziehen der Brustkorbränder wiederholen
kleine und große flächige Ableitung
nach einigen Sitzungen
auch die Interkostalstrichführungen ventral (s. S. 64, Abb. 50)
und kleine Anhakstriche zum Sternum ausführen (s. S. 71, Abb. 65, 66)
Ausgleichstriche über den Mm. pectorales
Strichführung oberhalb der Claviculae
Ausziehen der Brustkorbränder wiederholen
kleine und große flächige Ableitung
Nachruhe.

**Dünndarm**

Dünndarmerkrankungen äußern sich meistens mit schmerzhaften Darmspasmen und Durchfällen. Bei chronischen Enteritiden treten solche Erscheinungen oft 1–2mal morgens nach dem Frühstück auf. In der Behandlung von Restzuständen, die sich im allgemeinen durch Durchfälle manifestieren,

steht zwar die diätetisch-medikamentöse Behandlung im Vordergrund, die Bindegewebsmassage kann aber als unterstützende Maßnahme von Nutzen sein. Auch *bei chronischen Enteritiden* kann sie am Platze sein.
Die Behandlung besteht, entsprechend den zugehörigen Segmenten, in der Ausführung des Grundaufbaues.

**Dickdarm – Obstipation**

Fast ausschließlich handelt es sich um Kranke mit chronischer Obstipation. Für die Entstehung einer solchen kann eine ganze Kette von Ursachen verantwortlich sein: Psychische Faktoren, fehlerhafte Gewohnheiten, Unregelmäßigkeiten in der Defäkation, Störungen im Zusammenspiel der endokrinen Drüsen, z. B. Unterfunktion der Schilddrüse, fehlerhafte Regulation des vegetativen Nervensystems, ungenügende Sekretion von Magen- und Darmfermenten, Besiedlung des Dünndarmes mit abnormer Darmflora, Dünndarmkatarrhe, die zu einer Beschleunigung der Passage im Dünndarm und zu einer reaktiven Verlangsamung der Verdauungspassage im Dickdarm führen. In allen solchen Fällen ist ein dauerhafter Erfolg der Bindegewebsmassage nur dann zu erwarten, wenn wesentliche Ursachen des Krankheitsbildes gleichzeitig mitbehandelt und beseitigt werden.

*Befund:*

Bei der vorwiegend spastischen Form ist das Haut-Unterhautgewebe spannungserhöht, die Muskulatur vorwiegend in den schrägen äußeren Bauchmuskeln, den Außenrollern, den Adduktoren, der M. psoas und die perianale Muskulatur spannungserhöht zu tasten.
Bei der vorwiegend atonischen Obstipation sind die Gewebe und Muskeln schlaff.
Mischformen, bei welchen Spannungserhöhung und Erschlaffung der Gewebe und Muskeln häufig einhergehen oder auch abwechseln, derart, daß ein zunächst hypertonischer Bezirk später hypotonisch beobachtet werden kann, sind häufig.
Die vorherrschend spastische Obstipation zeigt erhöhte Spannungszustände im Bereich der zugehörigen Segmente in Th 9–12 dorsal, Th 9–12 ventral, in L 1–4 und in C 3–4. Es zeigen sich Einziehungen an den Kreuzbeinrändern und auf den Beckenschaufeln. Das Gewebe auf dem Kreuzbein ist häufig nach innen gezogen, wie mit der Unterlage verwachsen; vielfach liegen Schwellungen auf dem Kreuzbein. Der Winkel zwischen Beckenkamm und Wirbelsäule ist in dauernd erhöhter Spannung. Die Tractus iliotibiales der Oberschenkel sind durch erhöhte Spannung sehr empfindlich. Die Adduktoren sind, besonders am Ursprung, verkrampft, ebenso die kleinen Hüftmuskeln. Der Bauch ist stark vorgewölbt und unelastisch.

*Behandlung* bei vorwiegend *spastischer Obstipation:*

Wir beginnen mit dem »Kleinen Aufbau« im Sitzen, bearbeiten betont das

Kreuzbein und die Beckenschaufeln, intensiv die Spina iliaca anterior superior, wodurch der Bauch einen Teil seiner Spannung verliert. Befindet sich der Schultergürtel in Dauerspannung, empfiehlt es sich, ihn kurz muskulär durchzuarbeiten. In Rückenlage lockern wir sofort bei der ersten Behandlung den Tractus iliotibialis und die Trochanterpartie.
Die Adduktoren kneten wir weich muskulär mit lockeren Griffen durch; nicht im Bindegewebe arbeiten! Anschließend werden die Oberschenkel ganz muskulär durchgearbeitet. Diese Vorarbeit wirkt sich günstig auf den Verdauungsapparat aus; der harte Bauch wird durch Vibrationen und leichte Knetungen gelockert.
Nach etwa 3 Behandlungen können wir die Rippenbögen ventral sowie die Beckenränder zur Symphyse (vorsichtig) ausziehen. Jeder harte Griff löst neuen Darmspasmus aus. Nach der 4.–6. Sitzung sind Atemübungen einzuschalten. In erster Linie das Dehnen der Beine, um die Bauchatmung zu aktivieren; es können auch entsprechende Übungsbehandlungen angewandt werden, am besten abwechselnd, um die Behandlung kurz zu gestalten; sie soll zur Vermeidung einer Ermüdung eine halbe Stunde nicht überschreiten; 3–4mal wöchentlich wird der Patient behandelt.

*Zusammenfassung:*

im Sitzen:
Grundaufbau
Rhombus-Strichführung und Beckenstriche betont
anschließend an diese kleine Anhakstriche an den Spinae iliacae ant. sup.
nach einigen Sitzungen auch die Gewebsspannungen in C 3–4 lockern:
anschließend an das Ausziehen der unteren Brustkorbränder
den paravertebralen, sog. diagnostischen Strich behandelnd ausführen (falls nicht Organzonen vorliegen) (s. S. 50, Abb. 22)
Vibrationen oder kleine, zirkelnde Friktionen vom Kopf abwärts zur Schulterhöhe
die Ausgleichstriche auf den Mm. pectorales
kleine und große flächige Ableitung
in späteren Sitzungen werden, je nach Gewebsbefund, nach den Rhombus-Strichführungen auch flächige Querstriche über dem Kreuzbein ausgeführt (s. S. 233 unter »Amenorrhoe, Behandlung«)
anschließend die Beckenstriche
und die übrigen Strichführungen des Grundaufbaues in der üblichen Reihenfolge.
in Rückenlage:
gleich ab 1. Sitzung Behandlung der Oberschenkel
Strichführung am Tractus iliotibialis distal, dann proximal
muskuläre Lockerung der kleinen Hüftmuskeln
weiche Knetungen oder Vibration der Adduktoren
Knetungen des Quadrizeps

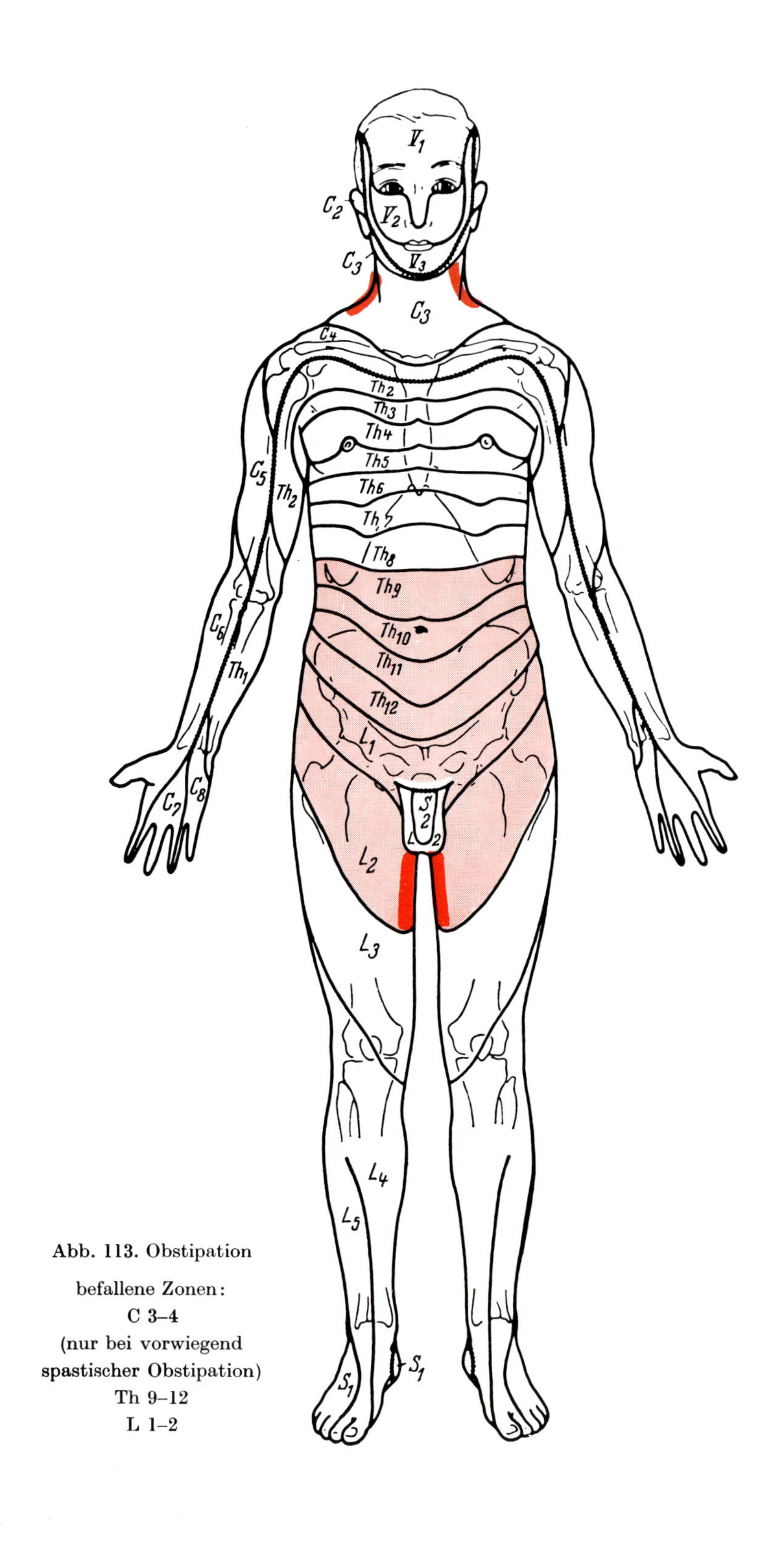


Abb. 113. Obstipation

befallene Zonen:
C 3–4
(nur bei vorwiegend
spastischer Obstipation)
Th 9–12
L 1–2

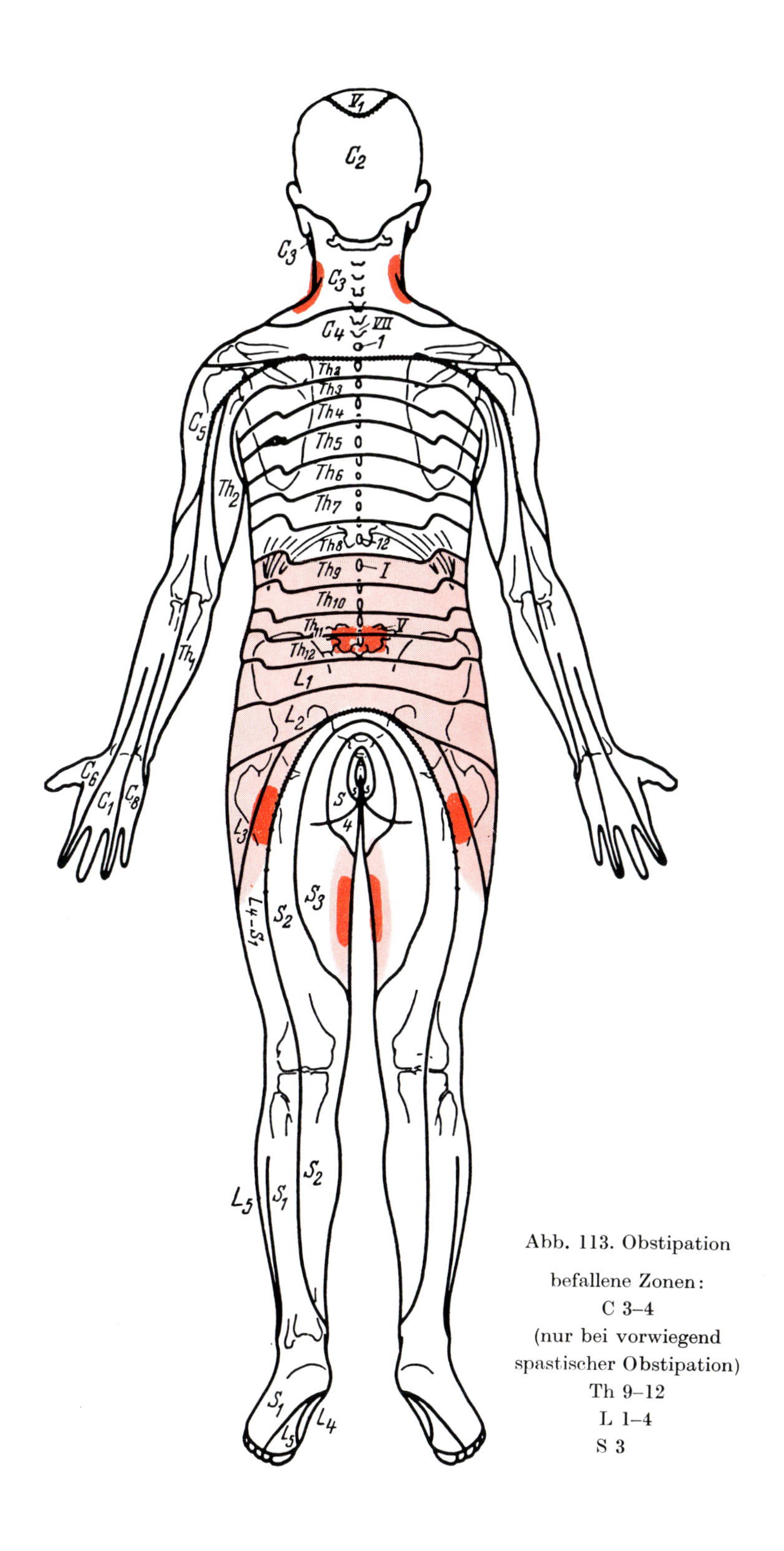


Abb. 113. Obstipation

befallene Zonen:
C 3–4
(nur bei vorwiegend spastischer Obstipation)
Th 9–12
L 1–4
S 3

Übungen: Beinrollungen, Schüttelungen
nach Lockerungen dieser Partien, nach der Behandlung der Oberschenkel auch den Bauch angehen
Ausziehen der Beckenränder zur Symphyse und die flächigen Querzüge zu den Spinae (s. S. 57 unter »Grundaufbau im Liegen«)
Vibration, Massage der Bauchdecken
bimanuelles Ausziehen des Rippenbogens und Beckenrandes der einen, dann der anderen Seite, der Atmung des Patienten angepaßt (s. S. 60, Abb. 41 unter »zusätzliche Strichführungen ventral«)
ab 4./6. Behandlung auch die Dehnübungen der Beine zur Atemanregung einschalten (s. S. 192 unter »Asthma bronchiale, Behandlung«)
ab etwa 7./8. Behandlung diese mit der Leberstrichführung abschließen (s. S. 60, Abb. 42)
Nachruhe
3–4mal wöchentlich behandeln
Serie von etwa 12–15 Sitzungen.

*Behandlung* bei vorwiegend *atonischer Obstipation:*

Die atonische Obstipation wird wie oben behandelt, der Bauch hingegen wird intensiver, mit Friktionen im Darmverlauf bearbeitet. Diese Form der Obstipation ist oft langwieriger zu behandeln.

*Behandlungsverlauf:*

im Sitzen:
Grundaufbau
nach einigen Sitzungen die unteren Rhombus-Strichführungen und die Behandlung der Winkel zwischen Beckenkamm und Wirbelsäule in der steilen Art der Strichführung vornehmen (s. S. 52, 54, Abb. 26, 34)
nur Bindegewebsbehandlung der Oberschenkel
tonisierende Übungen, entsprechend dem Zustand der Muskulatur
Massage der Bauchdecken in Form von Zirkelungen im Darmverlauf
Serie von 12–15, auch mehr Behandlungen.

## Erkrankungen der Leber, der Galle und der Gallenwege

Oft bleiben Funktionsstörungen der Leber, des Gallenflusses und auch der Verdauungsvorgänge in Magen und Dünndarm für längere Zeit nach einer Leberentzündung (Hepatitis) zurück. Sie haben wenig charakteristische Bauchbeschwerden zur Folge: Aufgetriebensein, Völlegefühl, Aufstoßen, Verstopfung, seltener Durchfälle, Blähungen, schlechter Geschmack im Munde, schlechter Mundgeruch. Aufnahme von Darmgasen in den Kreislauf und Ausatmung dieser Gase durch die Lunge ist häufig Ursache des üblen

Mundgeruches, Appetitstörungen. Die Bindegewebsmassage bewirkt Anregung der Durchblutung und der Sekretion der Leber.
Auch bei Erkrankungen der abführenden Gallenwege einschließlich der Gallenblase kann man mit Bindegewebsmassage Funktionsstörungen beruhigen. Man behandelt nicht akut entzündliche Erkrankungen, wie Gallenblasenentzündung (Cholezystitis) oder Entzündung der Gallenwege (Cholangitis). Auch mit Gelbsucht einhergehende Kolikanfälle bedürfen meist eingreifender Maßnahmen, weil in solchen Fällen die abführenden Gallenwege durch einen Stein oder ein Gewächs verlegt sind. Dagegen können die Neigung zu Koliken ohne Steinnachweis sowie die postoperativen Beschwerden nach Gallenblasenentfernung sehr gut durch Bindegewebsmassage beeinflußt werden, denn hier handelt es sich um Funktionsstörungen, Neigung zu Spasmen usw.

*Befund:*

Bei Erkrankungen des Leber-Galle-Systems sind die Zonen Th 6–10 befallen, außerhalb des Maximalpunktes in Th 2–3 rechts. Dieser Maximalpunkt ist diagnostisch maßgebend und richtungweisend für eine Leber-Galle-Funktionsstörung. Der rechte Brustkorbrand ist äußerst empfindlich beim Durchziehen. Der Hauptschmerzpunkt liegt an der rechten Seite in Th 10 am unteren Brustkorbrand. Wir sehen Spannungserhöhungen auf der rechten Brustkorbhälfte, Einziehungen am rechten Rippenrand, Schwellungen im Winkel von Wirbelsäule und unterster Rippe. Eine kleine Eindellung findet sich häufig am unteren Winkel des rechten Schulterblattes in Th 6.
Der Maximalpunkt in Th 2–3 rechts ist auf Druck schmerzhaft; dieser Schmerzpunkt bleibt am längsten bestehen. Schwellungen finden sich auf dem 7. Halswirbel, C 3–4 rechts ist in Dauerspannung. Der Maximalpunkt in Th 2–3 ist differentialdiagnostisch wertvoll, da er eindeutig, auch bei chronischen Fällen, den Hinweis auf Leber-Galle-Störungen gibt. Der Oberbauch zeigt erhöhte Spannungen und ist häufig vorgewölbt.

*Behandlung:*

Der »Kleine Aufbau« im Sitzen läßt sich in einer Reihe von Fällen nur unter Auslassung des rechten unteren Brustkorbrandes durchführen wegen des Hauptschmerzpunktes in Th 10 seitlich. Wir gehen nach der ersten kaudalen Arbeit den Winkel zwischen Wirbelsäule und unterster Rippe an und lösen dadurch allmählich die erhöhte Spannung am unteren rechten Rippenrand. Die Winkel zwischen Beckenkamm und Wirbelsäule werden noch ausgelassen, erst später eingeschaltet. Nun können wir vorsichtig, flächig den unteren Brustkorbrand selbst bearbeiten und weiter den »Großen Aufbau« einschalten mit Einbeziehung der Achselhöhle. Es folgt die Bearbeitung des unteren Schulterblattwinkels rechts mit kleinen Anhakstrichen. Tritt Besserung des Befindens ein, etwa nach 6–10 Behandlungen, so können wir jetzt den sog. Leberstrich ausführen.

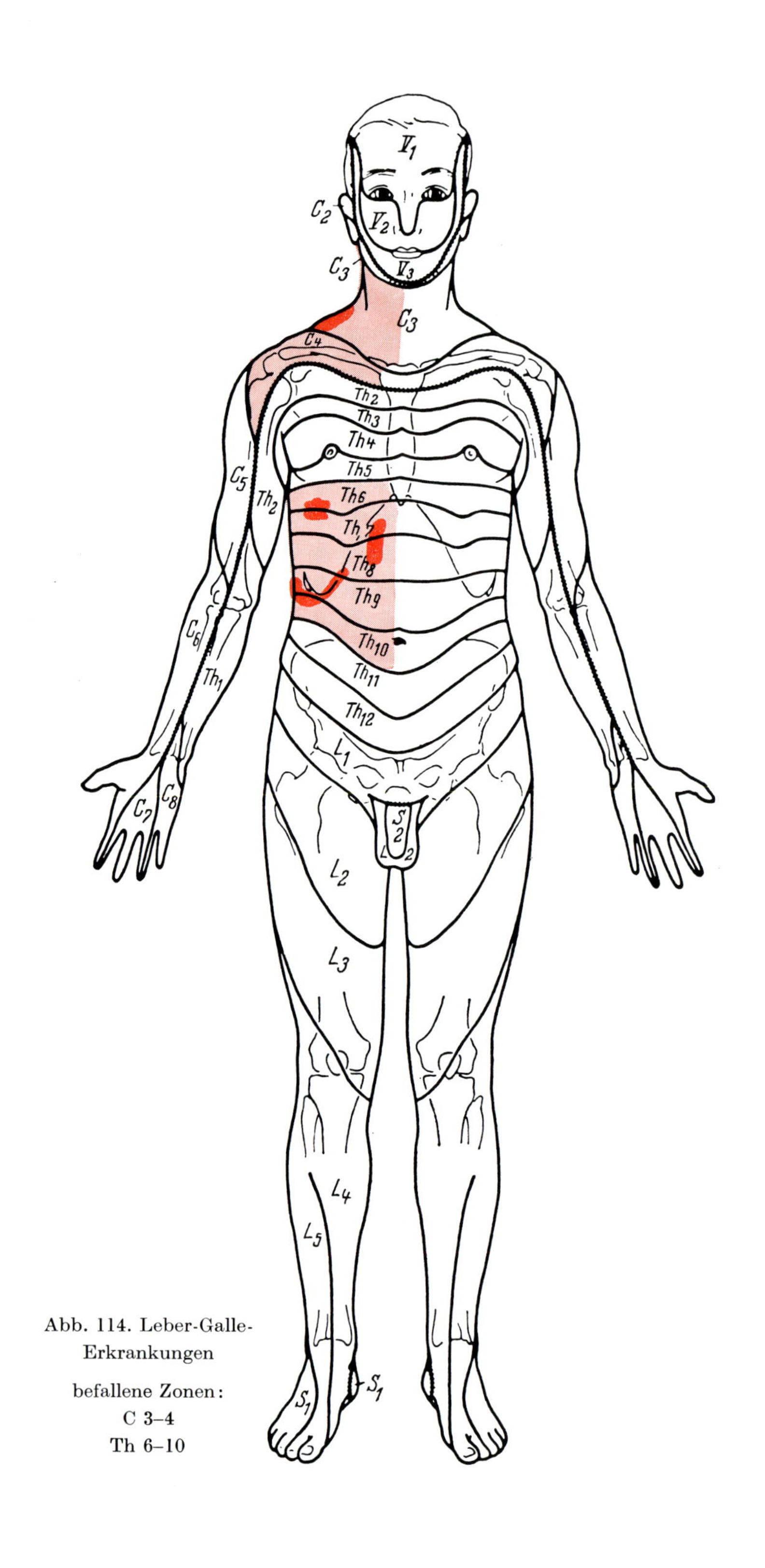


Abb. 114. Leber-Galle-Erkrankungen

befallene Zonen:
C 3–4
Th 6–10

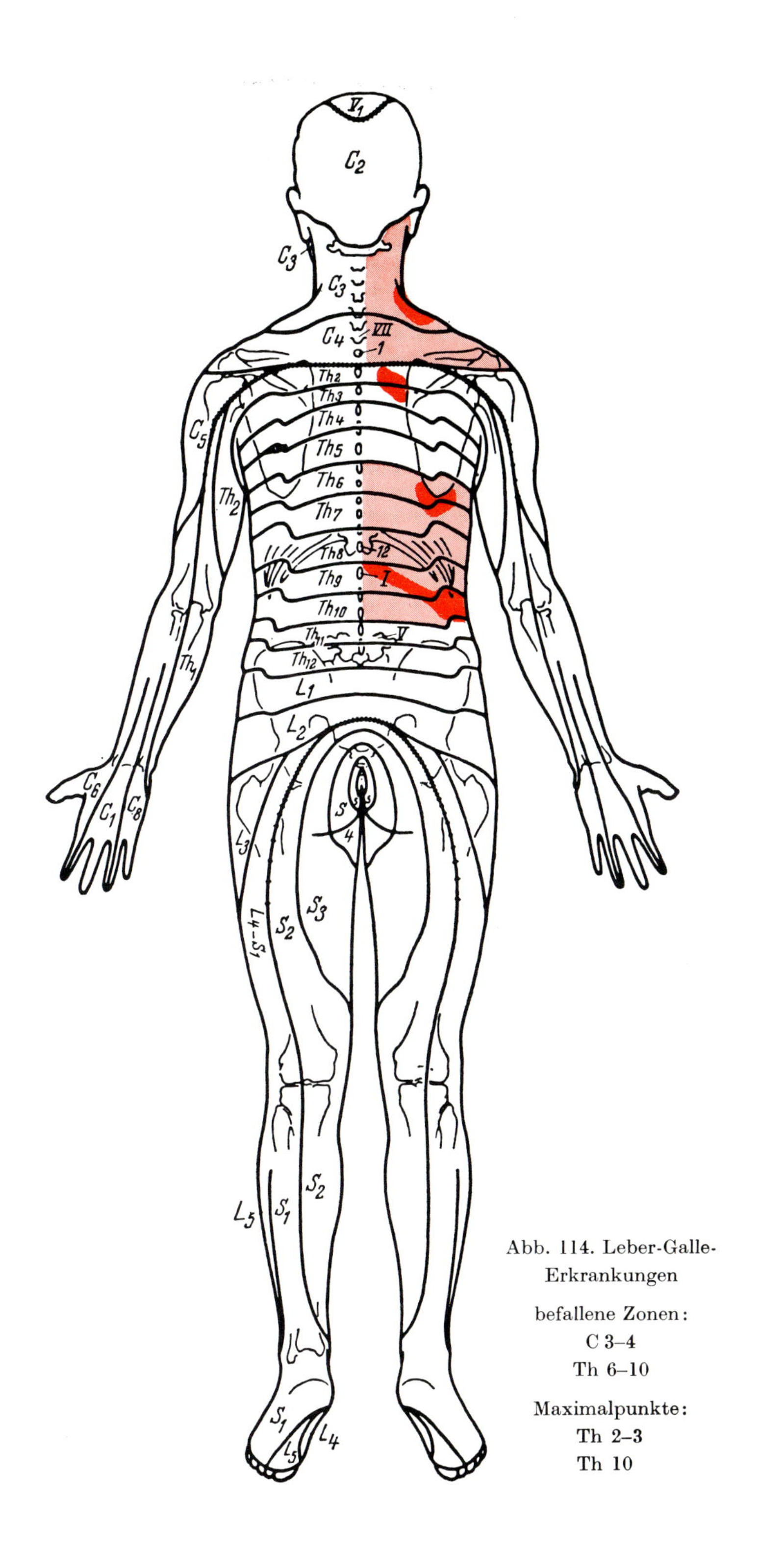


Abb. 114. Leber-Galle-Erkrankungen

befallene Zonen:
C 3–4
Th 6–10

Maximalpunkte:
Th 2–3
Th 10

Die Krankengymnastin sitzt neben dem Patienten und setzt die Kuppe des 3. und 4. Fingers mit flach anliegender Hand ganz leicht auf, zieht ohne Druck am Brustkorb entlang, dann mit verstärktem Zug und Druck bis zum Rücken und zur Wirbelsäule hin. Diese Strichführung wird 6–8mal wiederholt, erst leicht, dann stärker eindringend. Anfangs empfindet der Patient ein starkes Ritz- oder Schneidegefühl, was bei Nachlassen der erhöhten Spannung allmählich verschwindet. Der Patient fühlt sich von einem Druck befreit, tiefe Atemzüge setzen ein, die man jeweils abwartet.
Benutzt die Krankengymnastin die linke Hand, so sitzt sie zu Füßen des Patienten; arbeitet sie rechtshändig, so sitzt sie in Höhe des Schultergürtels des Patienten. Die Strichführung läßt sich sonst nicht ohne Drehung der Hand ausführen, und das stört den normalen Ablauf. Die Haltung der Hand bleibt also bis zum Schluß unverändert.
Sollte noch eine Leberschwellung bestehen, so kann der Leberstrich nicht ausgeführt werden; es muß abgewartet werden, bis die Normalisierung vom Rückensegment einsetzt.
Der Leberstrich wird nie isoliert ausgeführt, immer nach Vorbereitung durch den »Kleinen Aufbau«.
Ein Prüfpunkt befindet sich auf dem Bauch unterhalb der Leber, etwa in Nabelhöhe. Bei allen Leberstörungen liegt hier eine hochgradige schmerzhafte Abwehrspannung beim Tasten in die Tiefe vor. Setzen wir den Leberstrich ein, so löst sich nach einer Reihe von Strichen der Dauerspasmus. Der Patient empfindet eine stark befreiende Wirkung.
Nun können wir auch endlich den Maximalpunkt außerhalb der Leberzone in Th 2–3 rechts angehen; inzwischen hat sich die Schmerzhaftigkeit weitgehend gebessert. Wir bearbeiten die Schulterpartie zwischen Wirbelsäule und Schulterblatt und ziehen so flächig und später intensiver über den Schmerzpunkt hinweg. Die Schwellungen über dem 7. Halswirbel verschwinden mit dieser Strichführung.
Die Anzahl der Sitzungen kann wegen der wechselvollen Fälle nicht angegeben werden. Dauer der Einzelbehandlung 20–30 Minuten.
*Hepatitis epidemica* hat dieselbe Behandlungsweise. Setzen wir zu früh mit der Nachbehandlung ein, so reagiert der Patient mit Schmerzen und Übelkeit. Es bleibt abzuwarten, ob sich der Zustand von selbst normalisiert. Bei Patienten, die 1–2 Jahre zuvor erkrankten und immer noch von Zeit zu Zeit Unbehagen empfanden, werden noch Veränderungen und Schmerzhaftigkeit der Maximalpunkte auf Druck festgestellt. Diese alten Fälle lassen sich trotzdem sehr gut beeinflussen.

*Wirkung des Leberstriches:*

Bei einer Patientin wurde durch die Sonde die Untersuchung des Gallenblaseninhaltes vorgenommen. Zum Schluß sollte durch Magnesium sulfuricum der Rest der Kontrastmasse entnommen werden. Drei Stunden wurde der Versuch in allen Lagen gemacht, ohne Resultat.

Die Patientin, eine erfahrene Krankengymnastin, machte den Versuch an sich selbst mit dem Durchziehen des Leberstriches. Nach 8–10 Strichen füllte sich das Reagenzglas zum Überlaufen.
Ärzte haben verschiedentlich bei Gallenkoliken den Leberstrich mit sofortigem Erfolg angewandt, die Spritze konnte entbehrt werden.

*Zusammenfassung:*

im Sitzen oder im Liegen:
Grundaufbau
die Winkel zwischen Beckenkamm und Wirbelsäule werden erst ab 8./9. Sitzung behandelt
anstelle des Ausziehens des rechten Brustkorbrandes wird der oberste Beckenstrich rechts wiederholt
dann wird der linke Brustkorbrand ausgezogen
die Ausgleichstriche auf den Mm. pectorales werden zuerst auf der rechten Seite ausgeführt, dann auf der linken Seite
Wiederholung des obersten Beckenstriches rechts
kleine und große flächige Ableitung
Nachruhe
ab etwa 3. Sitzung, die in gleicher Art verläuft, wird nach den Anhakstrichen zur Lendenwirbelsäule rechts der Winkel zwischen unterster Rippe und Wirbelsäule behandelt (s. S. 56 unter »zusätzliche Strichführungen«), in der nächsten Behandlung den rechten Brustkorbrand weich ausziehen
die I. Aufbaufolge hinzunehmen:
die Anhakstriche zur Wirbelsäule von beiden Seiten
die Interkostalstriche nur auf der rechten Seite
ohne die Wiederholung der letzten Strichführung hinsichtlich der Gewebsbefunde um den unteren rechten Schulterblattwinkel
kleine Ableitung
die Ausgleichstriche über den Mm. pectorales zuerst rechts, dann links
nun auch die Strichführung oberhalb der Claviculae
je nach Gewebsbefund und Empfindlichkeit den rechten Brustkorbrandstrich oder den obersten Beckenstrich wiederholen
kleine und große flächige Ableitung
Nachruhe
in der folgenden Behandlung aus der II. Aufbaufolge anschließen:
den äußeren Schulterblattstrich (s. S. 67, Abb. 57)
kurze Dehnung abwärts am Rande des M. latissimus dorsi (s. S. 69 unter »Dehngriffe der Achselhöhle«)
die Serratusstriche, die sog. »Girlande«, vom Behandler hinter dem Patienten stehend auszuführen (s. S. 69 unter »Dehngriffe der Achselhöhle«)
die Ausgleichstriche über den Mm. pectorales, wie oben beschrieben
die Strichführung oberhalb der Clavicula
den Brustkorbrandstrich rechts wiederholen

die kleine und große flächige Ableitung
in der nächsten Behandlung nach den Dehnungen die untere rechte Schulterblattpartie mit weichen Anhakstrichen, von lateral beginnend und medial unterhalb des Maximalpunktes in Th 2–3 endend, umgeben und auch umranden bei entsprechendem Gewebsbefund
ab etwa 8./9. Behandlung mit dem Leberstrich abschließen (s. S. 60, Abb. 42)
in weiteren Behandlungen auch flächige Querstriche zwischen den Schulterblättern zunächst bis unterhalb der Maximalpunkte in Th 2–3, später bis zur Höhe der Schultergräten (s. S. 68, Abb. 59)
die Ausgleichstriche auf den Mm. pectorales
die Strichführung oberhalb der Claviculae
die kleine und große flächige Ableitung
abschließend in Rückenlage des Patienten die Leberstrichführung
Nachruhe

Behandlungsdauer 20–30 Minuten.

Bei empfindlichen, besonders den mit Übelkeit reagierenden Patienten hat sich zu Beginn der Behandlungsserie die Bindegewebsmassage in Form von Unterwasserbehandlung (mit Spezialdüsen) als besser verträglich gezeigt, nach einigen solchen Behandlungen wurde die übliche Bindegewebsmassage, manuell ausgeführt, vertragen.
Bei Gallensonden, besonders bei spastischen Patienten, hat sich die Leberstrichführung im Rahmen des Grundaufbaues in kurzer Unterwasserbehandlung (mit Spezialdüsen) als spasmenlösend und galleflußfördernd erwiesen (s. S. 87, unter »Bindegewebsmassage unter Wasser« und Lit. Verz. Nr. 24).

## Erkrankungen der Nieren und Nierenbecken

Selbstverständlich gilt gerade hier auch die Regel, daß die akuten Krankheitssymptome abgeklungen sein müssen. Man kann keine fieberhafte Nierenbeckenentzündung (Pyelitis) behandeln, und es hat auch keinen Zweck, bei eingeklemmten Uretersteinen und Nierenbeckenausguß-Steinen mit Bindegewebsmassage zu behandeln. Solche Krankheitsherde müssen erst beseitigt werden. Danach, gerade auch nach Operationen, kann die Bindegewebsmassage viel zur Normalisierung irritierter Funktionen beitragen. Indikation sind hier Restzustände nach Nieren- und Nierenbeckenentzündungen, vor allem, wenn Rückenschmerzen, Steifheit, auch Bauchschmerzen geklagt werden. Dann ist offenbar der Bewegungsapparat, besonders die Muskulatur, mit ins Spiel geraten, sei es durch längere Bettruhe, sei es durch Übergreifen von Reizzuständen von Nieren und Nierenbecken auf die umgebenden Myotome.

*Befund:*

Sehen wir uns diese Patienten an, so finden wir erhöhte Spannungszustände am Kreuzbein und Becken, am Tractus iliotibialis und am Bauch. Befallen sind die Zonen Th 8–12, L 1–3, der Maximalpunkt in Th 4 zwischen den Schulterblättern sowie C 3.

Nach einer abgeklungenen einseitigen Nierenentzündung sehen wir die angegebenen Spannungserhöhungen. Eine breite Einziehung am Brustkorbrand in Th 9; häufig, auf der Seite der befallenen Niere, eine derbe Schwellung. Der Maximalpunkt in Th 4 zeigt sich als harter Strang zwischen Schulterblatt und Wirbelsäule nur auf der erkrankten Seite. Der Bauch ist gespannt. An den Beckenrändern und im Verlauf des Ureters auf Druck Schmerzempfindlichkeit. Waren beide Nieren oder Nierenbecken erkrankt, finden wir die Veränderungen des Gewebes und die Maximalpunkte auf beiden Seiten.

Ich habe in der gynäkologischen Abteilung bei schwangeren Frauen mit akuten Nierenentzündungen Untersuchungen ausgeführt. Man sah sofort, welche Niere erkrankt war, eine weiche Schwellung lag auf der Nierenpartie. Der Maximalpunkt in Th 4 war auf leichten Druck so empfindlich, daß die Frauen aufschrien.

Man sieht auch öfter einen Schmerzpunkt in L 3 oberhalb des Knies leicht aufgetrieben, der später ohne besondere Behandlung verschwindet.

*Behandlung:*

Wir setzen den »Kleinen Aufbau« an mit Auslassung des unteren Brustkorbrandes der befallenen Seite. Bei Behandlung nach Nierenbeckenentzündung und Entzündung beider Nieren sind zunächst beide Brustkorbränder auszulassen. Sind keine starken Schwellungen vorhanden, ziehen wir flächig über die Interkostalräume zum unteren Schulterblattwinkel, dies etwa in 3 Sitzungen.

Und nun kommt eine Ausnahme von der Regel: Wir bearbeiten den Maximalpunkt in Th 4 flächig und zügig schon jetzt vom medialen Schulterblattrand schräg zur Wirbelsäule ziehend. Durch diese mehrmals wiederholte Strichführung löst sich reflektorisch die Spannung in den Nierenzonen und am eingezogenen Brustkorbrand, so daß wir jetzt dort mit der Behandlung einsetzen. Die Schmerzhaftigkeit läßt sehr bald nach, die etwa noch vorhandene leichte Schwellung auf der Nierenpartie verschwindet.

Inzwischen ist der gespannte Bauch eingefallen. In Rückenlage bearbeiten wir den Tractus iliotibialis und ziehen den Trochanterstrich zum Beckenkamm hin, außerdem in distaler Richtung zum Knie. Dann erst streichen wir flächig an den Beckenrändern entlang zur Symphyse. Diese Partien sind durch Mitbeteiligung der erkrankten Ureteren besonders empfindlich. Zum Schluß werden flächige Querstriche von der Haargrenze über die Symphyse bis zum vorderen oberen Darmbeinstachel gezogen. Diese Nachbehandlung zeitigt durchweg gute und schnelle Resultate.

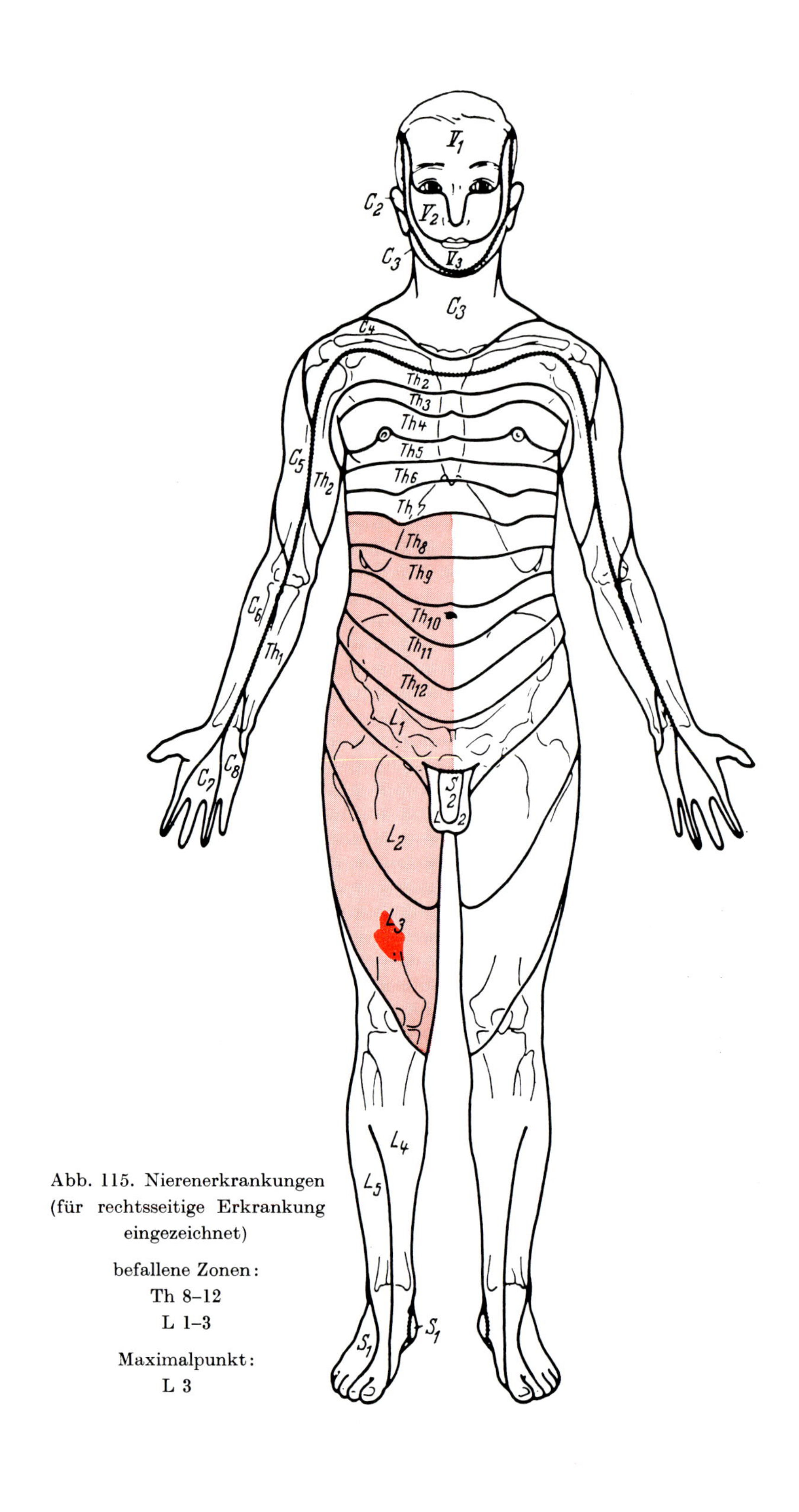


Abb. 115. Nierenerkrankungen (für rechtsseitige Erkrankung eingezeichnet)

befallene Zonen:
Th 8–12
L 1–3

Maximalpunkt:
L 3

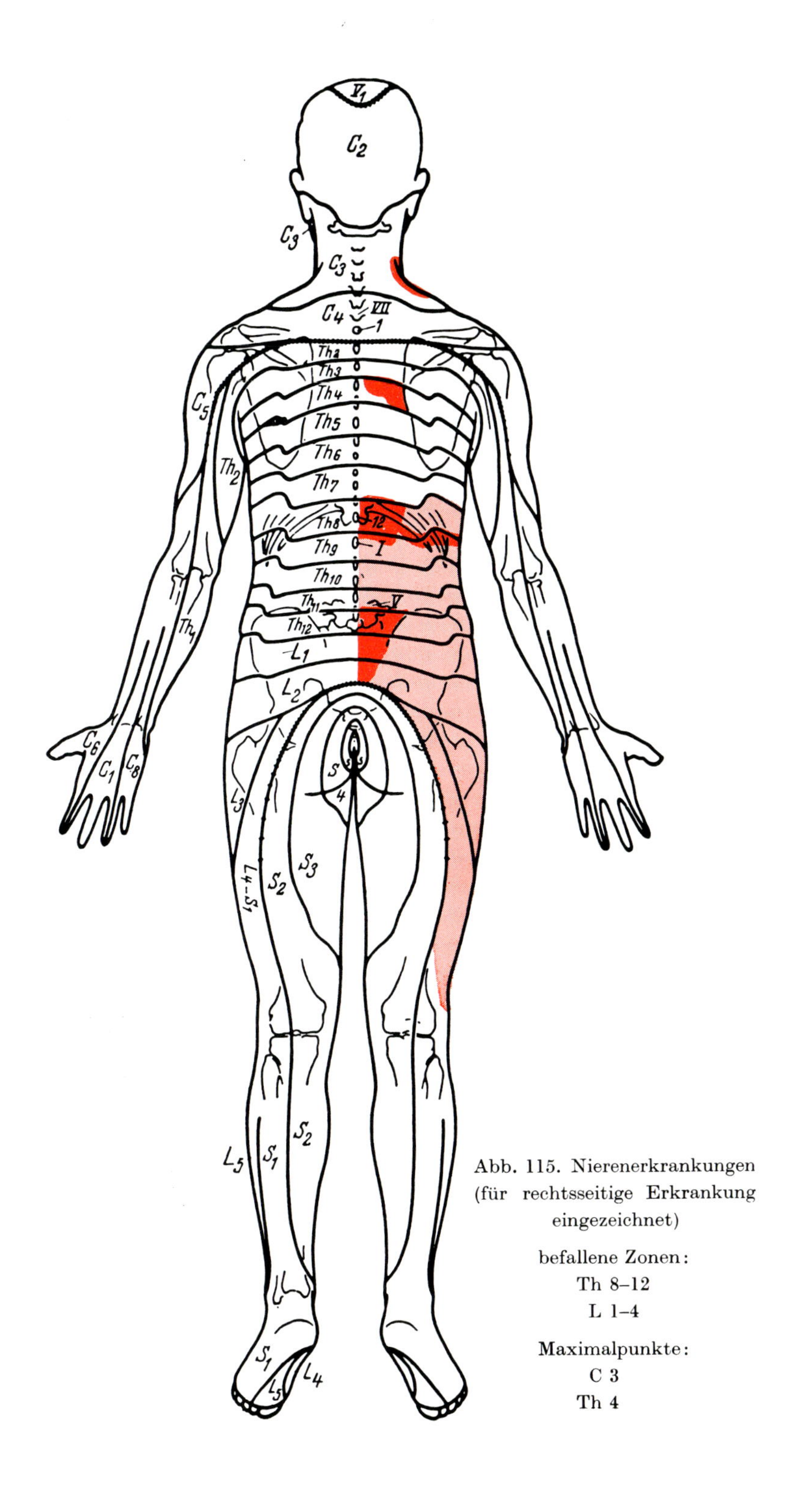


Abb. 115. Nierenerkrankungen (für rechtsseitige Erkrankung eingezeichnet)

befallene Zonen:
Th 8–12
L 1–4

Maximalpunkte:
C 3
Th 4

*Zusammenfassung:*

wenn möglich im Sitzen behandeln:
Grundaufbau, etwa 3 Sitzungen
unter Auslassung der Winkel zwischen Beckenkamm und Wirbelsäule, diese erst ab 8./9. Sitzung behandeln
auch den Brustkorbrand der befallenen Seite zunächst auslassen
an seiner Stelle die Beckenstriche auf dieser Seite wiederholen
den Brustkorbrand der nicht befallenen Seite ausziehen
die Ausgleichstriche auf den Mm. pectorales zuerst auf der befallenen, dann auf der nicht befallenen Seite ausführen
kleine und große flächige Ableitung
anschließend in Rückenlage
die Behandlung des Oberschenkels auf der erkrankten Seite:
die Strichführung am Tractus iliotibialis nach proximal (s. S. 80, Abb. 84)
Behandlung der Partie zwischen Trochanter und der Spina iliaca ant. sup.
die Strichführung am Tractus iliotibialis nach distal
Nachruhe

in der nächsten Sitzung wird die I. Aufbaufolge nach dem Grundaufbau angeschlossen
die Anhakstriche zur Wirbelsäule von beiden Seiten
die Interkostalstrichführungen nur auf der befallenen Seite (s. S. 61 unter »Interkostalgebiet«)
anschließend mehrmaliges Überziehen des Maximalpunktes in Th 4 (s. S. 65 unter »zusätzliche Strichführungen«)
die Ausgleichstriche über den Mm. pectorales wie oben beschrieben
die Strichführungen oberhalb der Claviculae
auf der befallenen Seite die Beckenstriche wiederholen
ab nächster Behandlung kann dann der Brustkorbrand der befallenen Seite behandelt werden
kleine und große flächige Ableitung
in Rückenlage:
die Oberschenkelbehandlung wie oben beschrieben
Nachruhe
je nach Gewebsbefund und Empfindlichkeit in weiteren Behandlungen nach der Oberschenkelbehandlung die Beckenränder zur Symphyse flächig ausziehen und die flächigen Querstriche zwischen den Darmbeinstacheln ausführen
Nachruhe.

Bei Erkrankung beider Nieren wird die gesamte Behandlung beidseitig durchgeführt, beide Winkel zwischen Beckenkamm und Wirbelsäule und beide Brustkorbränder sind zunächst auszulassen, beide Oberschenkel werden behandelt. Werden Patienten im Liegen behandelt, wird der große Beckenstrich vom Trochanter zum 5. Lendenwirbel zurückführend in diesem

Fall nur bis zur Höhe des Beckenkammes ausgeführt, bis später die Winkel zwischen Beckenkamm und Wirbelsäule behandelt werden können (s. S. 56, Abb. 37).
Behandlungsserien von 12–15 Sitzungen.

*Erfahrung bei Nierenkolik:*

Die Nierenkolik setzte bei mir selbst um 3 Uhr nachts ein; um 5 Uhr nachmittags wurde der Zustand unerträglich. Mein Arzt konnte erst abends kommen, daher bat ich eine Kollegin um Hilfe. Nach meinen Angaben arbeitete sie zwischen Wirbelsäule und Schulterblatt ganz isoliert auf der erkrankten Seite; wir fanden den Maximalpunkt der Niere in Th 4. Durch flächiges Durchziehen dieser Partien löste sich innerhalb von 5 Minuten der ganze Spasmus schlagartig. Es ging eine Unmenge Harngrieß ab und ein kleiner Stein.

## Blasenerkrankungen

Für Bindegewebsmassage eignen sich Restzustände nach Blasenentzündung, chronische Blasenkatarrhe, die sog. Reizblase, die schon auf sehr geringen Füllungsreiz empfindlich ist und dann mit Entleerungsdrang reagiert, irgendwelche entzündlichen Veränderungen lassen sich bei Urinuntersuchungen nicht nachweisen, und nach Prostata-Operationen zur rascheren Rückbildung der anfangs oft unangenehmen Sphinkterinsuffizienz.

*Befund:*

Befallen sind die Zonen Th 10–12 dorsal und alle lumbalen und sakralen Segmente, dorsal ist in Th 4 ein Maximalpunkt zu beobachten und ein weiterer in Th 12 ventral über der Symphyse. Das Gewebe zeigt meist oberflächliche Spannungserhöhungen, besonders auf den Glutäen, die Maximalpunkte am Kreuzbeinrand sind druckempfindlich.

*Behandlung:*

Blasenerkrankungen werden in Bauchlage behandelt. Die Striche werden nach kaudal gezogen, an der Analfalte über die Sakralsegmente. Der Bauch wird an den Beckenrändern entlang zur Symphyse durchgezogen. Querstriche folgen von der Haargrenze bis zu den Spinae iliacae ant. sup. Die Patienten reagieren sehr rasch.
Die Behandlung wird 3mal wöchentlich ausgeführt.

*Zusammenfassung:*

in Bauchlage:
Grundaufbau (s. S. 58, Abb. 40)
mit Behandlung der Winkel zwischen Beckenkamm und Wirbelsäule

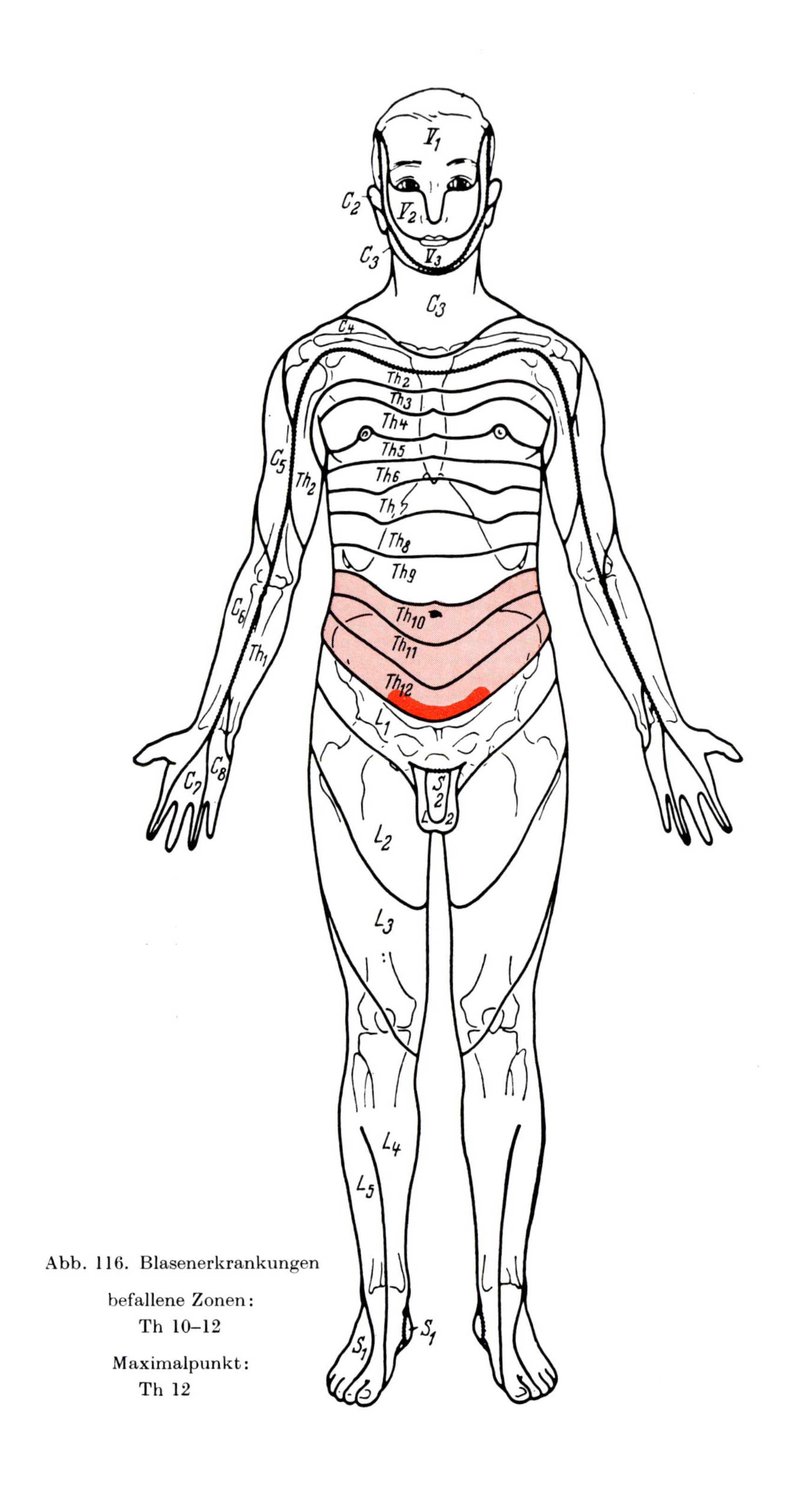


Abb. 116. Blasenerkrankungen

befallene Zonen:
Th 10–12

Maximalpunkt:
Th 12

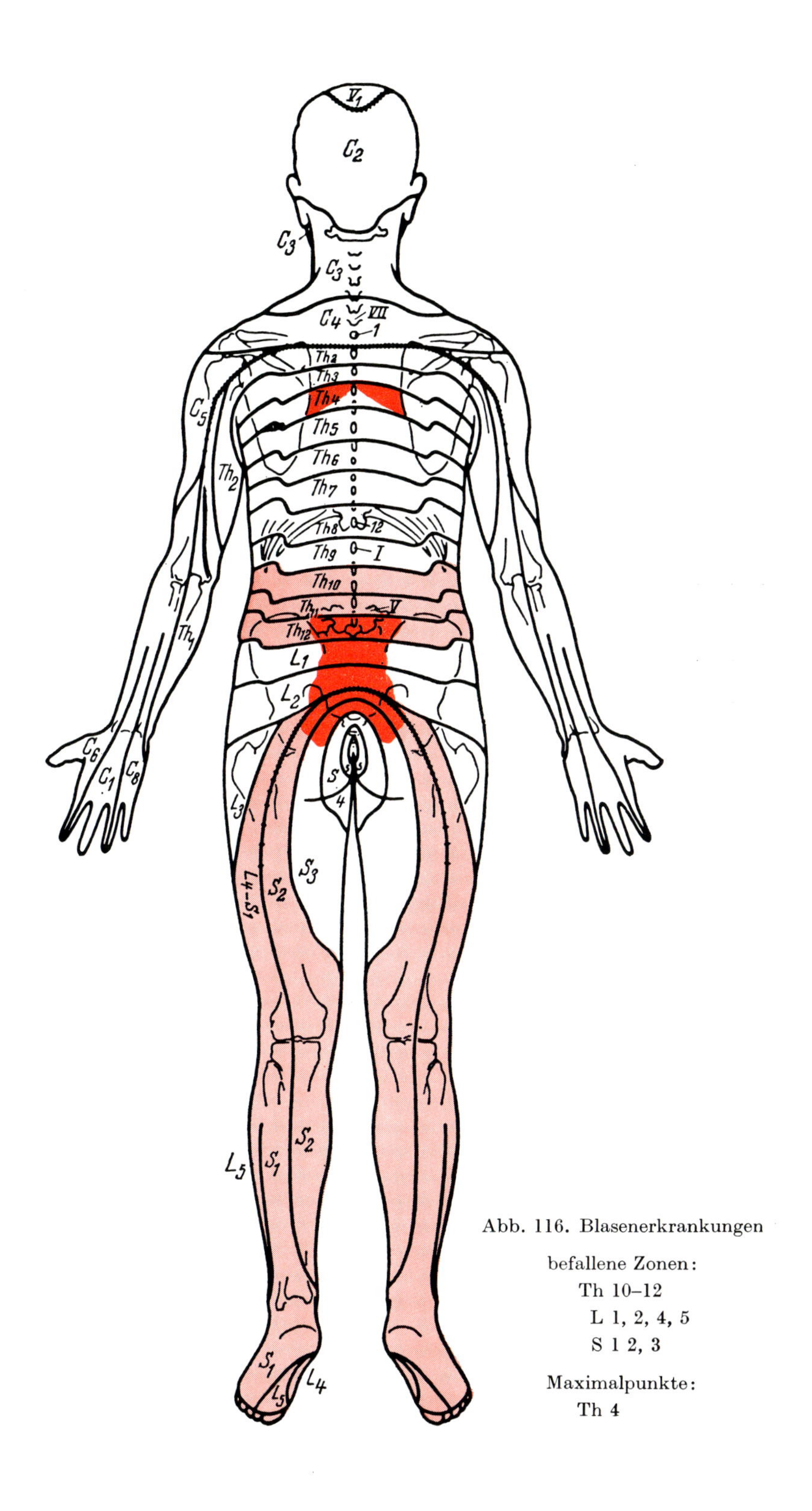


Abb. 116. Blasenerkrankungen

befallene Zonen:
Th 10–12
L 1, 2, 4, 5
S 1 2, 3

Maximalpunkte:
Th 4

mit Betonung der Strichführungen am Kreuzbein und längs der Analfalte
den großen Beckenstrich in beiden Richtungen
die Anhakstriche zur Lendenwirbelsäule
das Ausziehen der unteren Brustkorbränder
in Rückenlage:
die Ausgleichstriche auf den Mm. pectorales
Behandlung der Oberschenkel:
Strichführung am Tractus iliotibialis nach proximal
das Gebiet zwischen Trochanter und Spina iliaca ant. sup. behandeln
Strichführung am Tractus iliotibialis nach distal (s. S. 80, Abb. 84, 86)
etwa in der 4. Behandlung nach dem Grundaufbau, in Bauchlage,
die I. Aufbaufolge anschließen
die Anhakstriche zur Wirbelsäule von beiden Seiten
die Interkostalstriche, alle Strichführungen, auf beiden Seiten anschließend
den Maximalpunkt in Th 4 auf beiden Seiten überziehen (s. S. 65 unter »zusätzliche Strichführung«)
in Rückenlage:
die Ausgleichstriche auf den Mm. pectorales
die Strichführung oberhalb der Claviculae
die oben beschriebene Oberschenkelbehandlung wird etwa ab 6./7. Behandlung laufend nach distal gesteigert
außer den Strichführungen lateral die bimanuelle Oberschenkeldehnung
der bimanuelle Zug von der Furche des M. gastrocnemius zur Kniekehle (s. S. 80 unter »Bein«, Abb. 85)
die bimanuelle Dehnung der Kniekehle (s. S. 80, Abb. 88)
bimanuelles weiches Ausziehen entlang der Achillessehne (s. S. 82, Abb. 91)
kräftiges Ausziehen der Fußsohlen (s. S. 84, Abb. 98)
etwa ab 8./9. Behandlung, je nach Gewebsbefund, können die Beckenstriche zur Symphyse und die Querstriche zwischen den Spinae iliacae ventral ausgeführt werden
Nachruhe

Serie von etwa 12–15 Behandlungen, 3mal wöchentlich behandeln.

## Bettnässen

Diese Kinder sind oft vollständig verstockt und verschüchtert durch die Bestrafung seitens der Eltern.
Wenn keine organischen Veränderungen vorliegen, wie Spina bifida, überzähliger Wirbel oder schlechter Blasenverschluß, lassen sich diese Kinder mit meiner Methode meist mit gutem Erfolg behandeln.

*Befund:*

Im allgemeinen finden wir bei diesen Kindern spastisch verändertes Unterhautgewebe; sie sind besser und rascher zu beeinflussen als solche mit schlaffem Gewebe, letztere brauchen längere Zeit Behandlungen und werden öfter rückfällig. Die Maximalpunkte in Th 4 werden auf Druck schmerzhaft empfunden.
Die Kinder sind allgemein in Gewebe und Muskulatur sehr verkrampft. Die Mütter bestätigen, daß die Kinder vor Kitzelgefühl kaum zu waschen sind. Die Beine sind verkrampft, der Bauch bretthart, und über der Symphyse liegt öfter ein dicker Wulst, besonders bei Knaben.

*Behandlung:*

In Bauchlage beginnen wir mit dem flächigen Durchziehen der Winkel nach unten, am Beckenkamm und zur Wirbelsäule, streichen am Beckenkamm entlang über die Glutäen – beidseitig. Der Beckenstrich geht nur in distaler Richtung. Immer weich arbeiten, da der kleine Patient sich sonst vor Kitzelgefühl aufbäumt und dadurch von neuem verkrampft.
Die Lendenwirbelsäule wird angegangen mit Auslassung der Brustkorbränder wegen zu großer Spasmen.
In Rückenlage zieht man am Rand der Fascia lata einmal zur Trochanterpartie, dann in die Kniekehle. Es wird eine regelrechte Kniebehandlung durchgeführt, da die Beine in Dauerspasmus sind. Besonders häufig ist der große Dehngriff, flächig, am Oberschenkel zur Kniekehle hin anzuwenden. Beinrollungen sind zu empfehlen.
Die Kinder müssen durch Erzählungen im Anfang abgelenkt werden. So werden die ersten 4 Behandlungen ausgeführt; es entsteht dadurch schon eine leichte Entspannung.
Wir ziehen nun flächig und weich durch die Interkostalräume nach Auflockerung der Wirbelsäule und kommen zu dem bekannten Maximalpunkt in Th 4. Er wird auf beiden Seiten flächig mit einer Reihe von Strichführungen bearbeitet. In früheren Jahren haben wir Th 4 nicht berücksichtigt, ihn dann mit Erfolg einbezogen. Die Mütter sagen oft: »Als Sie am Rücken herauf arbeiteten, war die erste trockene Nacht.«
Sie tritt gewöhnlich nach der 4. Behandlung ein; es kommen dann noch einmal 2–3 nasse Nächte, so ist die Regel. Nach der 10. Behandlung sind die Kinder dauernd trocken. Den Bauch nehmen wir erst vor, wenn der Spasmus nachgelassen hat. Vibrationen werden zuerst ausgeführt, die Bekkenränder ausgezogen. Wenn keine Schwellungen mehr auf der Symphyse sind, werden die Querstriche in weichster Form angewandt.
So bauen wir die Behandlung systematisch auf. Wir behandeln 3–4mal wöchentlich, Dauer 20 Minuten. Zum Schluß nur 2mal wöchentlich eine halbe Stunde. Es genügen 12–15 Sitzungen. Auch wenn die Kinder bald trocken sind, führen wir die ganze Behandlung von 12–15 Sitzungen aus.

*Zusammenfassung:*

Behandlung bei spastischem Gewebs- und Muskelbefund

in Bauchlage:
Grundaufbau (s. S. 58, Abb. 40)
der große Beckenstrich wird nur nach distal ausgeführt
das Ausziehen der Brustkorbränder entfällt zunächst

in Rückenlage:
die Ausgleichstriche auf den Mm. pectorales
Behandlung der Oberschenkel:
Strichführung am Tractus iliotibialis nach proximal
das Gebiet zwischen Trochanter und Spina iliaca ant. sup. behandeln
Strichführung am Tractus iliotibialis nach distal (s. S. 80, Abb. 84, 86)
die bimanuelle Oberschenkeldehnung (s. S. 80, Abb. 85)
der bimanuelle Zug von der Furche des M. gastrocnemius zur Kniekehle (s. S. 80 unter »Bein«)
die Dehnung der Kniekehle (s. S. 80, Abb. 88)
Rollungen der Beine
in der nächsten Behandlung, die in gleicher Art verläuft, an die Dehnung der Kniekehle die Behandlung des Knies anschließen:
die Anhakstriche zur Patella (s. S. 80, Abb. 84, s. S. 81 unter »Kniescheibenbehandlung«)

Umrandung der Patella
in der folgenden Behandlung werden vor Beginn des Grundaufbaues flächige bindegewebige Abziehungen im Quadratus lumborum- und Glutäalgebiet zur weiteren Lockerung ausgeführt. Die übrige Behandlung wird wie oben beschrieben durchgeführt.
In der nächsten Behandlung wird die I. Aufbaufolge an den Grundaufbau angeschlossen
die Anhakstriche von beiden Seiten zur Wirbelsäule
auf beiden Seiten alle Interkostalstrichführungen
anschließend an diese wird der Maximalpunkt in Th 4 auf beiden Seiten mehrmals flächig überzogen (s. S. 65 unter »zusätzliche Strichführungen«)
in Rückenlage wird die Behandlung wie bisher durchgeführt und beendet
ab etwa 6. Behandlung wird nach der I. Aufbaufolge nun auch der Bauch behandelt:

Vibrationen
Ausziehen der Beckenränder zur Symphyse
je nach Gewebsbefund entfallen zunächst die Querstriche zu den Spinae iliacae ant. sup.
flächiges Ausziehen bimanuell an den Rippenrändern und Beckenkamm ventral (s. S. 60 unter »zusätzliche Strichführungen ventral«, Abb. 41)
je nach Gewebsbefund kleine Anhakstriche zum Außenrand des M. rectus abdominis von beiden Seiten bis Nabelhöhe (s. S. 60, Abb. 41)

kleine Strichführungen strahlenförmig um den Nabel
nach entsprechender Lockerung dann auch die flächigen Querstriche zu den Spinae iliacae ant. sup. nach dem Ausziehen der Beckenränder zur Symphyse
in diese Behandlungen auch das Ausziehen der unteren Brustkorbränder einschalten
Serie von 12–15 Behandlungen, 3–4mal wöchentlich, später 2mal wöchentlich behandeln.

*Bei Patienten mit atonischem Gewebs- und Muskelbefund* rein bindegewebig, ohne die Lockerungsmaßnahmen behandeln

*Aus der Praxis:*

Ich möchte den Behandlungsverlauf an einem 6jährigen Jungen schildern. Der Junge war außerordentlich schwierig, hatte ständig an der Mutter etwas zu bemängeln, kam sehr ungern zur Behandlung, und es war kein Kontakt zu bekommen, was mir noch nie passiert ist. Die Mutter, sehr verständig, hatte den Jungen nie bestraft, weil sie sagte, »daß es sich ja um ein Leiden handle«. Sie stellte dreimal nachts den Wecker, der Junge war beim Aufnehmen immer naß.
Der Spasmus ist bei diesen Kindern ungeheuer groß, der Rücken bretthart sowie der Bauch und die Oberschenkel in Dauerspannung. Dieser Spasmus läßt im Schlaf, der besonders tief ist, nach, so daß der Urin wegläuft. Die Kinder werden gar nicht wach, wenn man sie auf den Nachttopf setzt. So war es bei meinem kleinen Patienten. Er war so kitzlig, daß man ihn kaum berühren konnte. Die Mutter sagte mir, das Waschen sei jeden Tag eine »Katastrophe«. Nach 4 Behandlungen kam ich auf den sehr schmerzhaften Maximalpunkt in Th 4; tief gekränkt sagte der Junge: »Jetzt komme ich nicht mehr zu dir!« Er kam aber doch wieder, denn in der folgenden Nacht war er das erste Mal trocken und blieb es weitere 3 Nächte.
Bei der 6. Behandlung Einbeziehung des Bauches mit Vibrationen, Ausziehen der Beckenränder. Auf der Symphyse wurden keine Querstriche angewandt wegen des Wulstes. Dagegen flächiges Ausziehen mit beiden Händen an den Rippenrändern und am Beckenkamm ventral. Kleine Anhakstriche von der Symphyse beidseitig der Rektusscheide entlang und die kleine »Sonne« um den Nabel (kleine Strichführungen, strahlenförmig auf den Nabel zu) brachten den Wulst zum Verschwinden.
Ein kleiner Rückfall in 3 Nächten war wohl darauf zurückzuführen, daß die Behandlung des Kindes, das an meine Hand gewöhnt war, ein paarmal von einer Kollegin übernommen werden mußte.
Im ganzen sind 18 Behandlungen vorgenommen worden, ich habe die letzten wieder selbst übernommen. 15 Behandlungen sind meist nötig, um zu einem Dauererfolg zu kommen, jede Sitzung zuerst 20, dann 30 Minuten Dauer.

Beinrollungen wurden zur Entspannung angewandt, sonst keinerlei Übungen. Nie muskulär arbeiten!
Der Junge verließ mich mit den Worten: »Jetzt fahre ich zu meiner Oma und mache wieder ins Bett!« Häufige Rückfragen bei der Mutter ergaben aber, daß er nie mehr rückfällig geworden ist, »er konnte es nicht mehr«. In seinem Wesen hatte sich der Junge sehr zu seinem Vorteil verändert.

## Anwendung der Bindegewebsmassage in Frauenheilkunde und Geburtshilfe

Entsprechend den eingangs angedeuteten Möglichkeiten der Bindegewebsmassage lassen sich in der Frauenheilkunde und Geburtshilfe Indikationen und Kontraindikationen leicht finden.
An erster Stelle sei genannt die Ovarialinsuffizienz in ihren verschiedenen Formen und mit all ihren Folgen. Bei der vegetativen Insuffizienz ist zu denken an die Hypoplasie des Genitale, besonders des Uterus, und eine dadurch bedingte Dysmenorrhoe.
Hinsichtlich der generativen Insuffizienz sind vor allem von Bedeutung die Veränderungen des Zyklus. Diese reichen von der zu häufigen, oft auch zu starken Menstruation über die zu seltene, vielfach zu schwache Regelblutung bis zur Amenorrhoe. Schließlich sind noch zu erwähnen: Infertilität und Sterilität, soweit sie auf einer Ovarialinsuffizienz beruhen.
Grundsätzlich haben wir zu unterscheiden die primäre Ovarialinsuffizienz, also eine von Anfang an zu geringe oder fehlende Funktion der Ovarien, von der sekundären, bei der nach anfänglich normaler Tätigkeit erst später, im Laufe des Lebens, eine verminderte Leistung der Eierstöcke eintritt und sichtbar wird.
Diese Unterscheidung besitzt besondere Bedeutung bei der Amenorrhoe. Voraussetzung für die Behandlungsfähigkeit ist dabei natürlich, daß Eierstöcke und Gebärmutterschleimhaut vorhanden sind, keine Mißbildungen vorliegen. In Fällen von primärer Amenorrhoe läßt sich das nicht ohne weiteres unterstellen. Hier gilt es vielmehr, vor der Therapie sicher festzustellen, daß ein funktionsfähiges System besteht.
Gerade bei der Behandlung der Ovarialinsuffizienz spielt nicht nur die Wirkung der Bindegewebsmassage auf Organe selbst, also auf Uterus und Ovarien, eine Rolle, sondern auch die auf das Vegetativum. Die Störungen, welche Ausdruck finden in Veränderungen von Menstruation und Größe der Geschlechtsorgane, werden nicht ausschließlich und letztlich allein durch

eine mangelhafte Funktion der Eierstöcke verursacht. Hier sind noch die übergeordneten Zentren sehr wichtig, so Hypophyse und Zwischenhirn. Allgemein bekannt ist es, daß ungünstige Einflüsse auf das Vegetativum, wie Schreck, Schmerz, Krankheit oder seelische Belastungen, leicht zu Veränderungen des Zyklus führen können. Zwischen vegetativem Nervensystem und Endokrinium bestehen bestimmte, im einzelnen noch nicht genau geklärte Beziehungen, wahrscheinlich sogar Abhängigkeiten.

Des weiteren bedeutungsvoll ist das normalerweise abgewogene, nunmehr gestörte Wechselspiel aller Hormone untereinander. Die Zusammenhänge werden klar, wenn man daran denkt, daß nicht selten bei der Ovarialinsuffizienz die Störung anderer Hormonsysteme Ausdruck findet in teilweise erheblichen Veränderungen des Körpergewichtes.

Bei Entzündungen des inneren Genitale besteht gleichfalls eine Anzeige zur Durchführung der Bindegewebsmassage. Allerdings vornehmlich nur dann, wenn sich die Krankheit von außen nach innen ausbreitet, wenn es sich also um eine Aszension handelt; nicht hingegen bei Entzündungen, die auf anderem Wege entstehen und nicht selten spezifischer Natur sind.

Stets und am meisten betroffen sind die Eileiter; nur selten greift die Entzündung auf die Eierstöcke selbst über, häufiger auf das Bauchfell, vor allem im Bereich des kleinen Beckens.

Im akuten Zustand der Erkrankung würde die Bindegewebsmassage schaden und zu einer ungünstigen Ausbreitung der Erkrankung führen, ähnlich wie es zu dieser Zeit auch Wärme tut. Nach Abklingen der akuten Erscheinungen jedoch kann Bindegewebsmassage die Resorption der entzündlichen Exsudate fördern, der Entstehung ausgedehnter Narben und Verwachsungen vorbeugen und so die Heilung wesentlich unterstützen.

Einmal entstandene und irreparable Folgen einer Entzündung lassen sich natürlich mit keiner konservativen Behandlung beseitigen. Dagegen ist es durchaus möglich, Beschwerden infolge von Verwachsungen und Narben zu beseitigen oder auf ein erträgliches Maß zu vermindern; hierzu vermag Bindegewebsmassage dadurch beizutragen, daß sie die Durchblutung des Gewebes fördert und so eine Auflockerung und Steigerung der Elastizität bewirkt.

Gleiches gilt auch für Entzündungen im Genitalbereich, die sich außerhalb des Bauchfells abspielen, also im Beckenbindegewebe, und für deren Folgen wie parametrane Narben.

Konservativer Behandlung kommt bei Entzündungsfolgen oft große Bedeutung zu, weil man nicht selten eine operative Behandlung mit ihren Risiken, besonders auch hinsichtlich einer etwaigen Verstümmelung, überhaupt oder zeitweise vermeiden möchte.

Ähnlich wie bei Entzündungen dient die Bindegewebsmassage nach Operationen der Vorbeugung vor dem Entstehen von Verwachsungen und einer Förderung der Wundheilung.

Sie kann zur Linderung und Behebung solcher Beschwerden beitragen, die durch Adhäsionen oder atypische Narbenbildungen nach Operationen verursacht sind.

Mit Erfolg läßt sich Bindegewebsmassage anwenden bei Kreuzschmerzen der Frau und neurovegetativen Störungen des kleinen Beckens. Nicht selten sind hierbei trotz eingehender gynäkologischer und auch orthopädischer Untersuchung keine organischen Ursachen feststellbar.

Vornehmlich den Einfluß auf das vegetative Nervensystem macht man sich zunutze bei der Anwendung der Bindegewebsmassage zur Behandlung von Beschwerden infolge Regulationsstörungen während der Wechseljahre.

Obgleich hier nur die wichtigsten Indikationen aufgeführt werden können, zeigt sich doch, daß die Bindegewebsmassage in der Gynäkologie in vielen Fällen erfolgreich Anwendung finden kann.

Weit weniger häufig sind die Anzeigen für sie in der Geburtshilfe. Das liegt zum großen Teil an der Vorsicht, die man in der Schwangerschaft üben muß, um Irritationen des Uterus mit all ihren Konsequenzen zu vermeiden.

Unter der Geburt vermag Bindegewebsmassage zur Vermeidung und Beseitigung von Spasmen des Muttermundes beizutragen; damit dient sie einer Beschleunigung des Geburtsablaufes und einer Verminderung des Wehenschmerzes. Auch ohne Kenntnis der Zusammenhänge war eine derartige Wirkung seit alters her bekannt; in der Praxis fand und findet sie Anwendung und Bestätigung dadurch, daß die Hebamme mit ihrer Hand den Rücken der Kreißenden in der Kreuzbeingegend stützt oder reibt.

Analog zur Wärmeanwendung vermag Bindegewebsmassage den physiologischen Ablauf der Wehen zu fördern. Sie läßt sich also beim Vorliegen einer Wehenschwäche erfolgreich anwenden.

Außer den Anzeigen für die Bindegewebsmassage sollen auch ihre Kontraindikationen in der Frauenheilkunde und Geburtshilfe kurz besprochen werden.

Zunächst ist an die Erkrankungen zu denken, bei denen ein hyperämisierender, ein stimulierender Effekt schadet. Dazu gehören alle echten Geschwülste; ganz gleich, ob sie gutartig sind, wie Myome des Uterus oder einige Kystome der Eierstöcke, oder ob sie bösartig sind, wie Karzinome, Sarkome oder das Chorionepitheliom. Hierher gehören noch Tuberkulose, Endometriose und das akute Stadium der Entzündungen. In diesen Fällen ist jeglicher Reiz verboten, der Wachstum und Ausbreitung fördert.

Im Gegensatz zur Behandlung nicht mehr akuter Entzündungen der Eileiter liegt beim Ovarialabszeß und beim Pyovar eine Kontraindikation für jedwede konservative Therapie und damit auch für die Bindegewebsmassage vor; stets ist dabei die Operation erforderlich, nur sie kann helfen.

Wie schon erwähnt, sollte im allgemeinen Bindegewebsmassage während der Schwangerschaft unterbleiben; bei ihrer Anwendung in dieser Zeit besteht die Gefahr, Kontraktionen des Uterus und dadurch eine unzeitige Beendigung der Gravidität auszulösen.

In der Praxis kommt der Frage große Bedeutung zu, ob die Bindegewebsmassage allein angewandt werden soll oder im Rahmen anderer, vornehmlich physikalischer Heilverfahren. Will man hierzu Stellung nehmen, so muß berücksichtigt werden, daß in unserem Fachbereich fast immer sehr intensive, weitreichende und stark wirkende Reize erforderlich sind. Man wird daher von Anfang an zurückhaltend sein hinsichtlich der isolierten Benutzung nur einer physiotherapeutischen Möglichkeit.

Bei der Ovarialinsuffizienz sind außer der Bindegewebsmassage noch andere Formen der Leibesübungen, thermische Verfahren, diätetische Maßnahmen und die Beeinflussung des gesamten Lebensablaufes zu empfehlen. Meist, vor allem in schweren Fällen, gelingt es nur durch Ausnutzung aller sich ergänzenden und unterstützenden Möglichkeiten, einen wirklichen Erfolg zu erzielen.

Verständlicherweise kann eine so intensive Therapie nicht ambulant erfolgen. Sie erfordert die Herausnahme aus dem häuslichen Milieu, die stationäre Aufnahme oder die Verschickung an einen Kurort. Damit ist zwangsläufig aber auch eine zeitliche Begrenzung gegeben. War die intensive Physiotherapie erfolgreich, so gilt es, durch eine den häuslichen Verhältnissen, dem Lebensablauf und den normalen Belastungen angepaßte Nachbehandlung eine Dauerheilung zu sichern.

Im Rahmen dieser Nachbehandlung, die noch für 4–6 Monate nötig ist, stehen im Vordergrund häusliche Maßnahmen sowie ambulant zu verabfolgende Anwendungen, und in diesem Rahmen auch die Bindegewebsmassage.

Für schwere Formen von Entzündung der inneren Geschlechtsorgane oder des Beckenbindegewebes gilt ähnliches. Dabei ist oft ebenfalls im Anschluß an einen stationären Aufenthalt in Krankenhaus oder Klinik oder nach einer Kur im Badeort noch eine ambulante Behandlung ratsam. Außer im akuten Stadium wird die Bindegewebsmassage jederzeit neben anderen physiotherapeutischen Verfahren angewandt.

Zur Behandlung von Kreuzschmerzen der Frau und neurovegetativen Störungen des kleinen Beckens findet die Bindegewebsmassage eine vorteilhafte Ergänzung durch aktive Leibesübungen, vor allem Lockerungsübungen, und die Zufuhr von Wärme.

Ähnliches gilt für Therapie und Prophylaxe bezüglich Verwachsungen und Narben im Anschluß an Operationen und Entzündungen.

Bei der Behandlung von Regulationsstörungen in den Wechseljahren können sich Bindegewebsmassage und KNEIPPsche Anwendungen gegenseitig vorzüglich ergänzen.

Neben der Bindegewebsmassage ist Wärmezufuhr in der Lage, die Wehentätigkeit unter der Geburt zu verbessern; eine entsprechende Kombination wird daher manchmal erstrebenswert sein.

Bei der Schmerzlinderung und Verhütung von Spasmen des Muttermundes unter der Geburt ist Bindegewebsmassage neben der Entspannung das Mittel der Wahl aus der Gruppe physikalischer Heilverfahren.

Wegen der Besonderheiten in Frauenheilkunde und Geburtshilfe wird man nur selten ein Verfahren der Physiotherapie mehr oder weniger allein anwenden. Nicht selten muß ja auch die physikalische Therapie mit anderen Formen der Behandlung kombiniert werden. Hierdurch wird aber in keiner Weise die Bedeutung der verschiedenen Therapieformen geschmälert und auch nicht die der einzelnen Mittel.
Bei einer akuten Entzündung des inneren Genitale z. B. verzichtet man weder auf keimtötende Medikamente noch auf die Benutzung eines Eisbeutels. Beide Maßnahmen sind gleich wichtig und ergänzen sich gegenseitig.
Die Bindegewebsmassage stellt in unserem Fachgebiet ein bedeutungsvolles Behandlungsverfahren dar. Meist fügt sie sich als wichtiges Glied in die Kette physiotherapeutischer Maßnahmen ein. So ist sie ein Faktor, der wesentlichen Anteil am Erfolg der Gesamtbehandlung haben kann und den man nicht missen möchte.

## Erkrankungen der weiblichen Geschlechtsorgane

In der Landesfrauenklinik Wuppertal und in der gynäkologischen Klinik in Karlsruhe wurde uns Gelegenheit gegeben, bei erkrankten Frauen Untersuchungen auf den entsprechenden Gewebsbefund hin durchzuführen. Diagnosen wurden uns nicht angegeben, sie mußten vielmehr vom Rücken aus gestellt werden, ohne Untersuchung oder Ansehen des Bauches.
Folgende Befunde ließen sich erheben:
Akute Entzündung der inneren Geschlechtsorgane:
1. Maximalpunkt am Kreuzbein schmerzempfindlich auf Druck
2. Haut und Unterhaut über den Glutäen auf der erkrankten Seite in erhöhter Spannung (HEADsche Zone)

Chronische Entzündung der inneren Geschlechtsorgane:
1. Maximalpunkt am Kreuzbein schmerzempfindlich auf Druck
2. Starker Hypertonus der Glutäen auf der erkrankten Seite (MACKENZIEsche Zone)

Psychisch überlagerte Erkrankungen:
Allgemeine diffuse Spannungserhöhung des Gewebes
Hochsitzende Tumoren der inneren Geschlechtsorgane:
Gewebe im Bereich der Lendenwirbelsäule sowie zwischen Beckenkamm und Lendenwirbelsäule in erhöhter Spannung, kaudale Partien waren ohne Gewebsveränderungen.

# Ovarialinsuffizienz

**Amenorrhoe**

*Befund:*

Bei der Amenorrhoe unterscheiden wir vom Gewebsbefund her einen spastischen und einen atonischen Typ.
Beim spastischen Typ finden wir Einziehungen auf dem Kreuzbein und an den Kreuzbeinrändern sowie auf den Beckenschaufeln. Haut und Unterhaut sind schwer gegeneinander verschieblich. Der Winkel zwischen Beckenkamm und Wirbelsäule ist in erhöhtem Spannungsgrad. Der Bauch ist bretthart, der Unterbauch vorgewölbt. Druckempfindlichkeit der beiden Kreuzbeinpunkte.

*Behandlung:*

Der »Kleine Aufbau« (= Grundaufbau) ist hier die spezielle Behandlung. Vom Kreuzbein wirken wir lösend auf den Plexus lumbosacralis. Anschließend werden Reizgriffe eingeschaltet, ein Anhak- und Dehngriff am Tuber ischiadicum und ein Dehngriff in der Gegend des Trigonum lumbale (LEUBE). Die Krankengymnastin steht hinter der Patientin und dehnt am Tuber ischiadicum mit ausgestrecktem Arm 4–6mal jede Seite. Bei der zweiten Dehnung sitzt die Krankengymnastin und dehnt in weicher Form das Gewebe hinter dem M. latissimus dorsi in Richtung Beckenkamm. Es tritt rasch eine Entspannung der kaudalen Partien ein.
Sind keine Quellungen auf dem Kreuzbein, werden flächige Querstriche nach aufwärts gezogen.

*An dieser Stelle wird vor folgendem gewarnt:*

Die Strichführung darf nie von kaudal senkrecht auf dem Kreuzbein zur Wirbelsäule hochgezogen werden. Dadurch tritt leicht ein Krampf in der Uterusmuskulatur auf; der hervorgerufene Spasmus hält oft stundenlang an und läßt sich nur schwer lösen durch Anwendung der Beckenrandstriche. Aus diesem Grunde beginnen wir z. B. den diagnostischen Strich (s. S. 50, Abb. 22) stets in Höhe des 5. Lendenwirbels.
Die Patientin legt sich nun auf den Rücken. Wir ziehen vom Beckenkamm dicht an den Rändern des Bauches entlang zur Symphyse mit weicher Hand, die Fingerkuppen halten engen Kontakt mit den Rändern, achten darauf, daß wir nicht in den Leistenkanal abrutschen. An der Haargrenze beginnend, führen wir Querstriche von Beckenkamm zu Beckenkamm aus, bis zu den vorderen oberen Darmbeinstacheln. Der Bauch fällt nach einigen Strichführungen ein.
Wir behandeln 4–5 Tage hintereinander, Dauer 20 Minuten, und machen eine Pause von 10 Tagen. Oft tritt eine spontane Blutung ein, dann dei normale Menstruation. Wir wiederholen den Turnus mehrere Male, um einen Dauerzustand zu erreichen. Besonders hartnäckige Fälle behandeln wir

später 3mal wöchentlich, über den Zeitraum von zwei Zyklen, ohne Anwendung der Reizgriffe. In den meisten Fällen haben wir Dauererfolge.

*Zusammenfassung:*

im Sitzen:
Grundaufbau, mit Wiederholung
nach dem Durchziehen der unteren Brustkorbränder werden die Reizgriffe ausgeführt:
der Zug am Tuber ischiadicum (s. S. 55, Abb. 36)
der Zug am Trigonum lumbale (s. S. 56 unter »zusätzliche Strichführungen«)
anschließend die Ausgleichstriche auf den Mm. pectorales
zum Abschluß nur die kleine Ableitung (s. S. 55)
später – je nach Gewebsbefund – flächige Querstriche auf dem Kreuzbein (s. oben bei »Behandlung«)
in Rückenlage:
Beckenstriche nach ventral zur Symphyse (wie oben bei »Behandlung« beschrieben)
flächige Querstriche zu den Spinae iliacae ant. sup. (s. S. 57, Abb. 38).
Der dem Gewebsbefund nach atonische, in der Form weit ausladende Typ läßt sich schwerer beeinflussen. Es werden öfter Gewichtsabnahmen erzielt, doch brauchen wir gelegentlich zwei Monate, um die Menstruation in Gang zu bringen. Es muß weich dosiert werden. Da das gequollene Gewebe sehr schmerzhaft ist, empfiehlt es sich, erst später in die tieferen Schichten einzudringen und die unteren Rhombus-Striche und die »Fächer«-Strichführung dann mit steilgestellter Hand auszuführen (s. S. 52, 54, Abb. 26, 34). Die angegebenen Reizgriffe werden sofort angewandt.

*Aus der Praxis:*

Junge Frau, 28 Jahre alt, Mann im Feld, Periode hat seit einem halben Jahr ausgesetzt, keine Schwangerschaft.

*Befund:*

Typischer Befund: erhöhte Spannungszustände am Kreuzbein und Becken, stark gewölbter Bauch.

*Behandlung:*

Wie oben angegeben. Nach der 2. Sitzung Entspannung des Beckens, nach der 4. Behandlung Einsetzen der Periode, die von da ab normal verlief.

Kollegin, 32 Jahre alt, lange im Lager. Periode seit 10 Jahren ausgeblieben. Darmstörungen: Durchfälle wechselnd mit Obstipation waren nach 6 Wochen beseitigt. Es dauerte ein Vierteljahr, bis die Periode durch die Behandlung normalisiert war.

Kollegin, 28 Jahre alt, Flüchtling, lange im Lager. Menstruation seit 10 Jahren ausgeblieben.

*Befund:*

Auffallend geringe Veränderungen am Kreuzbein und Becken, allgemeiner Spasmus.

*Behandlung:*

Behandlungsturnus wie bei Amenorrhoe geschildert. Der Erfolg blieb zunächst aus. Erst nach Fortsetzung der Therapie über insgesamt ein Vierteljahr erhielt ich die Nachricht, daß die Periode einsetzte und in der Folge normal verlief. Bei beiden Patientinnen gingen lange Kuren mit Progynon voraus, jedoch ohne Erfolg.

Bei einer jungen, sehr korpulenten Kollegin, 22 Jahre alt, ist es uns gelungen, die Periode nach 3 Behandlungen in Gang zu bringen. Seit einem Jahr war die Menstruation ausgeblieben.

**Oligomenorrhoe**

Bei *Oligomenorrhoe,* zu selten vorkommender Regel – vielleicht nur alle 2–3 Monate –, wird in gleicher Weise wie bei Amenorrhoe beschrieben behandelt.

**Polymenorrhoe**

Bei dieser, zu häufigen Regelblutung – etwa alle 2–3 Wochen –, wird reguliert, starke Blutungen lassen nach.
Die Behandlung ist die gleiche wie bei Amenorrhoe, nur ohne die Reizgriffe.
Eine Behandlungsserie von etwa 15 Sitzungen (gegebenenfalls über den Ablauf von zwei Zyklen).

**Dysmenorrhoe**

*Befund:*

Je nach Typ finden wir Einziehungen oder Quellungen, Kreuzbein und Beckenschaufeln zeigen starke Spannungserhöhungen. Druckempfindlichkeit der beiden Kreuzbeinpunkte.

*Behandlung:*

Sie ist die gleiche wie bei Amenorrhoe, nur ohne die Reizgriffe. Wir behandeln 3mal wöchentlich 20 Minuten bis zum ersten Tag der eintretenden Periode. Die Krampfbereitschaft wird herabgesetzt. Bald tritt die Periode ohne Schmerzen ein. Etwa 15 Sitzungen sind nötig (gegebenenfalls eine Behandlungsserie über den Ablauf von zwei Zyklen). Es werden durchweg Dauererfolge erzielt.

*Zusammenfassung:*

im Sitzen:

Grundaufbau, mit Wiederholung
keine Reizgriffe
später, je nach Gewebsbefund, flächige Querstriche auf dem Kreuzbein (s. S. 233 unter »Behandlung«)
in Rückenlage:
Beckenstriche nach ventral zur Symphyse
Querstriche zu den Spinae iliacae ant. sup.
Nachruhe

In einer Reihe von Fällen von *Hypoplasie des Uterus* ist es gelungen, das Organ so zu kräftigen, daß eine Schwangerschaft eintrat, oft nach Jahren des Wartens.
Manche Frauen klagen über Schmerzen in der Brust vor dem Einsetzen der Periode; durch die Behandlung läßt sich die Stauung leicht beheben, sie ist die gleiche wie bei nicht ausreichender Laktation, s. S. 238, der sog. »Milchstrich« wird flächig zur Entstauung ausgeführt, s. S. 64, Abb. 51.)

*Aus der Praxis:*

Junge Frau, 28 Jahre alt, kommt zu mir wegen unerträglicher Rückenschmerzen nach einer Operation, die ein Jahr zuvor wegen Eierstockentzündung und Peritonitis durchgeführt worden war. Sieben Wochen Krankenhausaufenthalt; Drainbehandlung. Nach Angaben der Frauenärztin handelte es sich um schwere innere Verwachsungen.

*Befund:*

Stark erhöhte Spannungen am Kreuzbein und Becken. Schwellungen auf dem Kreuzbein. Winkel zwischen Beckenkamm und Wirbelsäule bretthart und schmerzempfindlich. Haltung gebeugt wie bei einer alten Frau. Die Bauchnarbe über der Symphyse war tief eingezogen, mit den tieferen Gewebsschichten verwachsen und sehr schmerzhaft. Periode setzte zu früh ein, meistens nach drei Wochen.

*Behandlung:*

In Bauchlage »Kleiner Aufbau« (= Grundaufbau) mit Auslassen der schmerzhaften Winkel zwischen Beckenkamm und Wirbelsäule. Sofortiges Einbeziehen der Oberschenkel. Tractus iliotibialis mit Trochanterpartie. Die Strichführung auf dem Bauch begann erst nach 3 Sitzungen: In Rückenlage flächiges Ausziehen der Beckenränder zur Symphyse. Nach 5 Sitzungen Nachlassen der Rückenschmerzen. Leichte Bearbeitung der Bauchnarbe; allmählich wurden die Narbenzüge mit Anhakstrichen in der Tiefe angegangen; die Narbe wurde frei verschieblich und lag jetzt im Niveau der Haut.
Nach 12 Behandlungen beschwerdefrei, aufrechte Haltung. Patientin konnte ihre Tätigkeit als Verkäuferin wieder aufnehmen. Behandelt wurde 3mal wöchentlich, dann 2mal, im ganzen 15 Sitzungen.

Nach einem Vierteljahr traten durch Überanstrengung im Beruf leichte Rückenschmerzen auf, die nach 6 Behandlungen behoben waren. Dauernd beschwerdefrei bei normaler Periode.

## Regulationsstörungen im Klimakterium

Frauen, die unter Regulationsstörungen im Klimakterium leiden, finden Erleichterung durch die Ausführung des »Kleinen Aufbaus« (= Grundaufbau). Die lästigen Hitzewallungen verschwinden durch Bearbeitung des Kreuzbeines und Beckens und im besonderen durch Ausziehen der unteren Brustkorbränder. Depressionen lassen sich in vielen Fällen günstig beeinflussen durch Einschaltung des Leberstriches (s. S. 60, Abb. 42).

*Befund:*

Bei schweren Stauungen sehen wir die typischen Schwellungen und Einziehungen auf dem Kreuzbein und Becken.

*Behandlung:*

Wie oben angegeben. 12-15 Sitzungen sind notwendig. Die Behandlungen müssen von Zeit zu Zeit wiederholt werden.

*Zusammenfassung:*

im Sitzen:
Grundaufbau, mit Wiederholung
untere Brustkorbränder betonen
anschließend die Ausgleichstriche auf den Mm. pectorales
untere Brustkorbränder wiederholen
kleine und große Ableitung
in Rückenlage
Beckenstriche nach ventral zur Symphyse
flächige Querstriche zu den Spinae iliacae ant. sup.
Bei Depressionen anschließend einige Male die Leberstrichführung (s. S. 60, Abb. 42), etwa ab 7./8. Behandlung
Nachruhe.

## Geburten

Landärzte wenden meine Behandlungsweise (den »Kleinen Aufbau« = Grundaufbau in Seitenlage) öfter bei Geburten an, die durch Krampfwehen oder Aufhören der Wehen zum Stillstand kommen.

## Laktation

Bei nicht ausreichender Laktation oder bei verschieden stark sezernierenden Brüsten wird am 5. Tag nach erfolgter Geburt die Behandlung des Kreuzbeines und Beckens in Seitenlage vorgenommen. Hier könnten die reflektorischen Vorgänge zwischen Brust und Uterus eine Rolle spielen, die umgekehrt beim Stillen durch Kontraktionen des Uterus nicht selten auch für die Frauen bemerkbar sind. Zusätzlich wird der sog. »Milchstrich« angewandt. Er verläuft vom Brustansatz am Schulterblattwinkel vorbei zum 7. Halswirbel, flächig ausgeführt (s. S. 64, Abb. 51). Der Milchstrich wird nur angewandt, wenn die Mütter sich auf die Seite legen können (falls sie noch nicht im Sitzen behandelt werden können). Die Bearbeitung des Kreuzbeines ist ausschlaggebend.
Im Krieg haben wir erlebt, daß durch Schreck oder Aufenthalt im Bunker die Milch der stillenden Mütter ausblieb. Durch die Behandlung des Kreuzbeines schoß die Milch manchmal so kräftig ein, daß die Frauen die Hände unter die Brust legen mußten.

*Zusammenfassung:*

in Seitenlage oder wenn möglich im Sitzen:
Grundaufbau, Kreuzbeinbehandlung steht im Vordergrund
(nach diesem muß die Behandlerin sich gut die Hände waschen, ehe sie in der weiteren Behandlung der Brust der Wöchnerin nahe kommt)
I. Aufbaufolge, beidseitig
nach den Interkostalstrichen der sog. »Milchstrich« (s. S. 64, Abb. 51)
je nach Fall auf einer oder auf beiden Seiten
anschließend die Ausgleichstriche auf den Mm. pectorales
und die Strichführung oberhalb der Claviculae
kleine bimanuelle Ableitung
in Rückenlage:
Beckenstriche nach ventral zur Symphyse
flächige Querstriche zu den Spinae iliacae ant. sup.

## Kreuzschmerzen der Frau

Ein großes Kapitel in unserer Praxis nehmen die Kreuzschmerzen der Frau ein, die organisch nicht ausreichend zu erklären sind. Viele Frauen leiden unter ziehenden, quälenden Schmerzen, gelegentlich ist eine leichte Lordose vorhanden. Wir finden häufig bei solchen Beschwerden einen asthenischen Typ.

*Befund:*

Er ist unterschiedlich. Leichte Schwellungen, gelegentlich auch Einziehungen über dem Kreuzbein. Das Gewebe im Bereich der Lendenwirbelsäule ist in Dauerspannung und schmerzempfindlich.

*Behandlung:*

Diese Patientinnen werden immer im Liegen behandelt, in Bauch- oder Seitenlage. Im Sitzen ist der Spannungszustand noch erhöht. Nach der Rückenbehandlung werden die Bauchstriche ausgeführt, um die durch die Bearbeitung hervorgerufenen vermehrten Schmerzen zu beheben. Der Erfolg tritt im allgemeinen schon nach 4 bis längstens 6 Behandlungen ein. Es genügen in der Regel 10 Sitzungen, um den Zustand zu beseitigen. Es empfiehlt sich, nach längerer Pause die Sitzungen zu wiederholen, da es sich meist um Frauen handelt, die entweder durch Geburten überanstrengt oder mit Hausarbeiten stark überlastet sind.

*Zusammenfassung:*

in Seiten- oder Bauchlage:
Grundaufbau (s. S. 56, 57, 59, Abb. 37, 38, 40)
weich dosieren
in Rückenlage:
Ausgleichstriche auf den Mm. pectorales
Beckenstriche nach ventral zur Symphyse
flächige Querstriche zu den Spinae iliacae ant. sup.
Nachruhe.

## Literaturverzeichnis


1. Asdonk, J.: Veränderungen des Bindegewebes als Ursache des vertebralen Syndroms. Hippokrates, 36, 937 (1965).

2. Bischoff-Seeberger, I.: Die Bindegewebsmassage. Der Deutsche Badebetrieb, 12, Heft 9 (1958).

3. Delmas, J., et A.: Voies et centres nerveux. Paris: Masson & Cie. Editeurs 1958.

4. Dicke, E.: Meine Bindegewebsmassage. Stuttgart: Hippokrates-Verlag 1956.

5. Eccles, Sir: La physiologie des Synapses. Conférence réferée par le Professeur Meulders. Rev. med. Louvain, 1965.

6. Fessard: Quelques propriétés des systèmes de neurones. Physique et Biologie, Préface Professeur L. de Broglie. Revue d'Optique Théorique, Paris 1954.

7. Gross, D., Zürich: Zur Indikation der Bindegewebsmassage bei Magenerkrankungen. Arch. phys. Ther. 13, Heft 3 (1961).

8. Gutzeit, K.: Der vertebrale Faktor im Krankheitsgeschehen. Anamnese der vertebragenen Erkrankungen. In: Die Wirbelsäule in Forschung und Praxis, Band 1 Stuttgart: Hippokrates-Verlag 1956.

9. Hansen, K., u. Schliack, H.: Segmentale Innervation. Ihre Bedeutung für Klinik und Praxis. Stuttgart: Georg Thieme Verlag 1962.

10. Hansen, K., u. Werner, M.: Lehrbuch der klinischen Allergie. Stuttgart: Georg Thieme Verlag 1962.

11. Hartmann, F.: Ordnung und Unordnung in den Bindegeweben des Menschen. Niedersächsisches Ärzteblatt 21, 4 (1966).

12. Hoepke, H.: Zentrales und vegetatives Nervensystem. Stuttgart: Gustav Fischer Verlag 1959.

13. Hüttemann, E.: Über Behandlungen mit Bindegewebsmassage in der Frauenheilkunde. Aus der Universitäts-Frauenklinik Heidelberg. Zbl. Gynäk. 72, Heft 13 (1950).

14. Junge-Hülsing: Untersuchungen zur Pathologie des Bindegewebes. Heidelberg–Mainz–Basel: Dr. Alfred Hüthig Verlag.

15. Klein, S.: Massage des zônes de réflexe dans le tissu conjonctiv. Scalpel 42 (1957).

16. Klein, S., u. Hendrickx, A.: Bindegewebsmassage – Massage réflexe du tissu conjonctiv. Vie méd. – Médecine et Thérapeutique, Vol. 2 (1965).

17. Klein, S., u. Hendrickx, A.: Die neural-theoretischen Grundlagen der Bindegewebsmassage nach E. Dicke. Med. Welt 17 (1966).

18. Kohlrausch, W.: Reflexzonenmassage in Muskulatur und Bindegewebe. 2. Auflage. Stuttgart: Hippokrates-Verlag 1959.

19. Kuhnke, E.: Zur Morphologie und Physiologie des Bindegewebes, Aufbau, Eigenschaften und Funktionen. Hippokrates, 36, 3–12 (1965).

20. Kunert, W.: Wirbelsäule, vegetatives Nervensystem und innere Medizin. Stuttgart: Ferdinand Enke Verlag 1963.

21. Laborit, H.: Physiologie humaine, cellulaire et organique. Paris: Masson & Cie. Editeurs 1957.

22. Leube, H., u. Dicke, E.: Massage reflektorischer Zonen im Bindegewebe bei rheumatischen und inneren Erkrankungen. Stuttgart: Gustav Fischer Verlag 1942.

23. Lhermitte, Fr.: Les douleurs viscérales. La douleur et les douleurs. Professeur Th. Alejouanine. Paris: Masson & Cie, Editeurs 1957.

24. Meier, M. S.: Unterwasser-Leberdouche, eine neuro-segmentale Therapie. Annalen der schweizerischen Gesellschaft für Balneologie und Klimatologie, Heft 44/45 (1955/1956).

25. Morin, G.: Physiologie du système nerveux central. Paris: Masson & Cie. Editeurs 1958.

26. Mutschler, H.-H.: Beseitigung von Stumpfkontrakturen durch die Bindegewebsmassage nach Dicke. Hippokrates, 21, 387–388 (1950).

27. Mutschler, H.-H.: Die moderne Therapie des sogenannten »Sudeckschen Syndroms«. Hippokrates, 22, 303–306 (1951).

28. Mutschler, H.-H.: Die Kompression der Halsnerven in den Wirbellöchern. Hippokrates, 24, 165–168 (1953).

29. Ory Lefin: Symptômes douloureux et troubles objectifs périphériques d'origine viscérale. J. belge Méd. phys. Rhum., Acta belgica Vol. 17, 4 (1962).

30. Ottensmeier, H.: Beitrag zur Theorie der Bindegewebsmassage. Med. Klin. 51, Heft 38 (1956).

31. Schliack, H.: Die anatomischen Grundlagen einer Segmenttherapie. Therapiewoche, 13, 1080ff. (1963).

32. Schliack, H.: Grundriß einer klinischen Segmentalpathologie. Hippokrates, 33, 741–745 (1962).

33. Schliack, H.: Les bases scientifiques du Bindegewebsmassage selon E. Dicke. Scalpel, 23 (1965).

34. Teirich-Leube, H.: Grundriß der Bindegewebsmassage. Stuttgart: Gustav Fischer Verlag 1960.

35. Voss, C.: Koxarthrose, »die temporäre Hängehüfte«. Münch. med. Wschr., 98, Heft 28 (1956).

36. Wolff, A.: Bindegewebsmassage, Beeinflussung Head'scher Zonen im Rahmen der Krankengymnastik am Kinde. Marburg: Wolff-Hohberg Verlag 1950 (z.Z. vergriffen).

37. Wünsche, G.: Über segmentale Veränderungen des Haut- und Unterhautgewebes bei Herdinfektion. Med. Klin. 44, Heft 25 (1949).

38. Wünsche, G.: Veränderungen des Wasser- und Mineralhaushaltes im Dermatom bei inneren Erkrankungen. Z. ges. exp. Med., Band 127, 16–176 (1956).

39. Wünsche, G.: Veränderungen des Wasser- und Mineralhaushaltes im Segment. Z. ges. exp. Med., Band 127, 177–187 (1956).

40. Schliack, H., Naaktgeboren, C., u. Munck, G.: Segment – ein Lehrfilm. Herstellung und Verleih: Firma Byk-Gulden in Konstanz.

# Verzeichnis der Mitarbeiter

Bruckmann, Emily: Krankengymnastin, 5483 Bad Neuenahr, Wohnstift Augustinum, Am Schwanenteich.

Hendrickx, A.: Krankengymnastin, 10, rue d'Idalie, Brüssel.

Klein, S.: Dr. med., 10, rue d'Idalie, Brüssel.

Langendörfer, Günter: Professor Dr. med., Chefarzt der geburtshilflich-gynäkologischen Abteilung des St.-Elisabeth-Krankenhauses, 53 Bonn 1, Marienstr. 10–20

Mutschler, Hans-Heinz: Dr. med., Facharzt für Orthopädie, 775 Konstanz a. B., Zähringer Platz 21.

Schliack, Hans: Professor, Dr. med., Leiter der Poliklinik der Neurologisch-Neurochirurgischen Universitätsklinik im Krankenhaus Westend, 1 Berlin 19, Spandauer Damm 130.

Walther, Georg: Dozent, Dr. med.†, ehemaliger Chefarzt des Kreiskrankenhauses Westerstede/Oldenburg.

Wolff, Annemarie: Krankengymnastin, 548 Remagen a. Rhein, Heineweg 25.

# Verzeichnis der Abbildungen

## 1. Grundlagen


| Abb. | | |
|---|---|---|
| 1a, b | Bindegewebsbefunde: Einziehungen, Quellungen | 12 |
| 2 | Muskulatur einer Schlange (schematisch) | 17 |
| 3 | Ein einheitlicher Muskelstreifen würde den Körper nach einer Seite biegen wie die Sehne den Bogen | 18 |
| 4a, b, c | Verschiedene Furchungsstadien | 18 |
| 5 | Urmundbildung | 19 |
| 6 | Gastrula | 19 |
| 7 | Ausstülpung des mittleren Keimblattes (Mesoderm) aus dem Urdarmdach | 19 |
| 8 | Urwirbelbildung | 19 |
| 9 | Auswanderung der Urwirbel, die jeweilig ihre Spinalnerven mit sich ziehen | 21 |
| 10 | Darstellung eines Segmentes | 22 |
| 11a, b | Dermatom-Schema | 24, 25 |
| 12 | Beispiel eines Kennmuskels: L 5 Großzehenstrecker | 26 |
| 13 | Lage von Dermatom und Myotom zueinander | 26 |
| 14 | Die aus zervikalen Segmenten versorgten Rumpfmuskeln | 27 |
| 15a, b | Vegetative Efferenzen | 29 |
| 16a | Schema der Nervenverbindungen zwischen inneren Organen, Muskeln und Haut-Unterhaut: die viszerogenen Spinalreflexe | 31 |
| 16b | Der umgekehrte Weg: Die Nervenverbindungen von Haut-Unterhaut zum Organ: die kutiviszerale Reflexverbindung | 31 |
| 17 | Schliack: Tabelle I: Segmentale Beziehungen paarig angelegter Organe | 32 |
| 18 | Schliack: Tabelle II: Rechtsseitige Reflexzonen unpaarig angelegter Organe | 32 |
| 19 | Schliack: Tabelle III: Linksseitige Reflexzonen unpaarig angelegter Organe | 32 |
| 20 | Klein: Tabelle der spinal-sympathischen Segmentkonvergenz | 36 |
| 21 | Walther: Tabelle: Bindegewebe, Zellen, Fasern, Interzellular- und Grundsubstanz | 40 |


## 2. Technik


| | | |
|---|---|---|
| 22 | Paravertebralstrich | 50 |
| 23 | Kleiner Aufbau-Grundaufbau, dorsal | 51 |
| 24 | Kleiner Aufbau-Grundaufbau, ventral | 52 |
| 25 | Rhombus, abwärts mit flach anliegender Hand | 52 |
| 26 | Rhombus, abwärts mit steil aufgestellter Hand | 52 |
| 27 | Rhombus, aufwärts zum 5. Lendenwirbel mit flach anliegender Hand | 52 |
| 28 | Oberer (erster) Beckenstrich | 53 |
| 29 | Anhakstrich zur Spina iliaca anterior superior | 53 |
| 30 | Mittlerer (zweiter) Beckenstrich | 53 |
| 31 | Unterer (dritter) Beckenstrich | 53 |
| 32 | Anhakstriche | 54 |
| 33 | »Fächer«-Strichführung, flächig | 54 |
| 34 | »Fächer«-Strichführung, steil | 54 |
| 35 | Durchziehen des unteren Brustkorbrandes | 54 |
| 36 | Anhak- und Dehngriff am Tuber ischiadicum | 55 |
| 37 | Grundaufbau in Seitenlage, dorsale Ansicht | 56 |
| 38 | Grundaufbau in Seitenlage, ventrale Ansicht | 57 |
| 39 | Grundaufbau in Seitenlage, zusätzliche Strichführungen | 58 |
| 40 | Grundaufbau in Bauchlage | 59 |
| 41 | Zusätzliche Strichführungen, ventral | 60 |
| 42 | Der Leberstrich | 60 |
| 43 | I. Aufbaufolge, dorsal | 61 |
| 44 | I. Aufbaufolge, ventral | 62 |
| 45 | Interkostalstrich | 62 |
| 46 | Ausgleichstriche auf dem M. pectoralis | 62 |
| 47 | Strichführung oberhalb der Clavicula | 62 |

| Abb. | | |
|---|---|---|
| 48 | Großer Aufbau = Grundaufbau + I. Aufbaufolge | 63 |
| 49 | I. Aufbaufolge, zusätzliche Strichführungen | 64 |
| 50 | Interkostalstriche, ventral | 64 |
| 51 | Großer Ausgleichstrich bzw. »Milchstrich« | 64 |
| 52 | II. Aufbaufolge, dorsal | 66 |
| 53 | II. Aufbaufolge, ventral | 66 |
| 54 | Anhakstriche zur Wirbelsäule, Einsatz | 67 |
| 55 | Anhakstriche zum Schulterblatt | 67 |
| 56 | Innere Schulterblattumrandung | 67 |
| 57 | Äußerer Schulterblattstrich | 67 |
| 58 | Strich über die Gräte des Schulterblattes | 67 |
| 59 | Zusätzliche Strichführungen, dorsal | 68 |
| 60 | Achseldehngriff am M. latissimus dorsi, kurze Dehnung abwärts | 69 |
| 61 | Bimanueller Achsel-Dehngriff | 69 |
| 62, 63, 64 | Achseldehnungen bei angehobenem Arm | 70 |
| 65 | Zusätzliche Strichführungen, ventral | 71 |
| 66 | Anhakstriche zu den Ansatzstellen der Rippen am Sternum | 72 |
| 67 | Arbeit am inneren Schlüsselbeinwinkel | 72 |
| 68, 69 | III. Aufbaufolge, dorsal | 73 |
| 70 | III. Aufbaufolge, Striche zum Hinterhaupt unter Zug | 74 |
| 71 | III. Aufbaufolge, ventral | 74 |
| 72 | Oberarmbehandlung, dorsale Ansicht | 75 |
| 73 | Oberarmbehandlung, ventrale Ansicht | 76 |
| 74 | Bizepsstrich mit Umrandung der Kapsel von vorn | 76 |
| 75 | Ausziehen des vorderen Deltarandes | 76 |
| 76 | Unterarmbehandlung, volar | 77 |
| 77 | Unterarmbehandlung, dorsal | 77 |
| 78 | Bizepsstrich in die Ellenbeuge | 78 |
| 79 | Dehnung der Ellenbeuge | 78 |
| 80 | Handbehandlung, volar | 78 |
| 81 | Handbehandlung, dorsal | 78 |
| 82 | Handgelenkstriche | 79 |
| 83 | Finger-Dehnung | 79 |
| 84 | Behandlung von Oberschenkel und Knie, Seitenansicht | 80 |
| 85 | Oberschenkelbehandlung, dorsale Ansicht | 80 |
| 86 | Strichführung vom Trochanter zum Knie | 80 |
| 87 | Umrandung des Trochanter | 80 |
| 88 | Kniekehlen-Dehnung | 80 |
| 89 | Varizenstrich, X-Beinstriche | 81 |
| 90 | Varizenstrich | 81 |
| 91 | Unterschenkel, dorsale Ansicht | 82 |
| 92 | Unterschenkel, ventrale Ansicht | 82 |
| 93 | Unterschenkel, Außenseite | 82 |
| 94 | Unterschenkel, Innenseite | 82 |
| 95 | Fuß, dorsale Ansicht | 83 |
| 96 | Fuß, Außenseite | 83 |
| 97 | Fuß, Innenseite | 83 |
| 98, 99 | Fuß, plantare Ansicht | 84 |
| 100 | Gesichtsbehandlung | 85 |
| 101 | Kleine Anhakstriche zum Haaransatz | 85 |
| 102 | Schläfenstriche zum Haaransatz | 85 |
| 103 | Strichführung oberhalb der Augenbrauen | 86 |
| 104 | Strich am unteren Augenhöhlenrand | 86 |
| 105 | Strich aus dem Augenwinkel über die Nasenwurzel | 86 |
| 106 | Dehnungen der Nase | 86 |
| 107 | Kopfschwartenbehandlung | 86 |


### 3. Spezielle Behandlungen


| | | |
|---|---|---|
| 108 | Bindegewebsbefunde und Maximalpunkte bei Ischialgie | 137 |
| 109 | bei Kopfschmerzen | 154, 155 |
| 110 | bei Herzerkrankungen | 178, 179 |
| 111 | bei Lungenerkrankungen, Asthma bronchiale | 190, 191 |
| 112 | bei Magenerkrankungen | 200, 201 |
| 113 | bei Obstipation | 208, 209 |
| 114 | bei Erkrankungen der Leber und Galle | 212, 213 |
| 115 | bei Erkrankungen der Nieren und Nierenbecken | 218, 219 |
| 116 | bei Blasenerkrankungen | 222, 223 |